Das
Augenzittern der Bergleute
und Verwandtes

Bericht, vorgelegt der von der preussischen Regierung zur Erforschung
des Augenzitterns der Bergleute eingesetzten Kommission

von

Dr. Joh. Ohm
Augenarzt in Bottrop (Westf.)

Mit Unterstützung der preussischen Regierung und der
rheinischen Gesellschaft für wissenschaftliche Forschung in Bonn

Mit 118 Figuren im Text

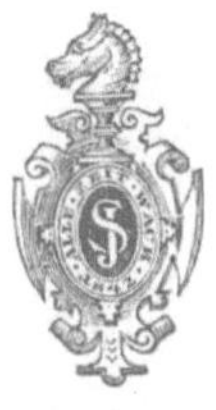

Springer-Verlag Berlin Heidelberg GmbH

1916

Erweiterter und verbesserter Sonderabdruck aus v. Graefe's Archiv
für Ophthalmologie 1915—1916.

Dem Vaterlande im Weltkriege!

ISBN 978-3-642-50547-8   ISBN 978-3-642-50857-8 (eBook)
DOI 10.1007/978-3-642-50857-8

Vorwort.

Abgesehen vom labyrinthären Augenzittern, dem durch Physiologen und Ohrenärzte und last not least den Augenarzt Bartels eine erfolgreiche Bearbeitung zuteil geworden ist, hat die Nystagmuslehre an den Fortschritten der übrigen Augenheilkunde nur geringen Anteil genommen. Sie ist auch jetzt noch eine rudis indigestaque moles, eine Sammlung von „Fällen" ohne Sichtung und Ordnung. Die Ursache dieser Rückständigkeit liegt hauptsächlich in dem Mangel an geeigneten, dem flüchtigen Ablauf der Erscheinungen sich anpassenden Untersuchungsmethoden.

Ein Teil der Nystagmuslehre, das Augenzittern der Bergleute, hat zwar seit 60 Jahren in vielen Kohlenrevieren Europas eine ausgiebige Erörterung hervorgerufen; da sie sich aber mehr auf die Ätiologie und Theorie als auf das Krankheitsbild erstreckt, ist sie ausserhalb nur wenig beachtet worden. In Lehr- und Handbüchern der Augenheilkunde wird das Augenzittern der Bergleute nur nebenbei erwähnt; in Darstellungen der Augeninnervation spielt es kaum eine Rolle, und die übrigen Fächer der Medizin übersehen es ganz.

Somit erschien mir bei Beginn meiner Tätigkeit im westfälischen Kohlenbecken (1908) das Augenzittern der Bergleute als jungfräulicher Boden, dessen Bearbeitung reiche Frucht erwarten liess.

Das Material bot sich mir in schier erdrückender Fülle. Da mir anfangs einwandsfreie Untersuchungsmethoden nicht zur Verfügung standen, war meine erste, 1912 erschienene Beschreibung des Leidens mehr eine Aufdeckung des Umfangs und der Schwierigkeiten des Problems als eine Lösung. Danach ging ich zunächst an die Ausgestaltung der Untersuchungstechnik und bearbeitete dann das weite Gebiet, Stück für Stück, und kann jetzt nach achtjähriger, fast täglicher Beschäftigung mit dem Gegenstand den Herren Fachgenossen eine neue, reifere Darstellung vorlegen.

Der Zweck des Buches ist, nach den oft recht unfruchtbaren Erörterungen der Vergangenheit zunächst Tatsachen zu bringen und daraus vorsichtige Schlüsse zu ziehen. Seine Mängel wird derjenige nachsichtig beurteilen, der weiss, dass es das Werk eines Praktikers ist, dessen Hauptaufgaben anderer Art sind. Über ihm liegt die Unruhe der Sprechstunde, in der es geschaffen ist, die mir nicht erlaubte, alle Untersuchungen mit der wünschenswerten Genauigkeit durchzuführen und die Darstellung entsprechend zu glätten.

Trotzdem glaube ich, dass dank den neuen objektiven Untersuchungsmethoden die Grundlagen des Augenzitterns der Bergleute in praktischer Hinsicht wesentlich geklärt und auch eine Fülle sicherer und ganz neuer theoretischer Erkenntnisse gewonnen sind, die nicht nur bei Augenärzten, sondern auch bei Physiologen, Ohren- und Nervenärzten Beachtung finden und ihm den Platz in der allgemeinen Heilkunde erobern werden, der ihm angesichts des unerschöpflichen Reichtums seiner Symptome und· seiner Beziehungen zu den feinsten Fragen der Nervenphysiologie gebührt.

Es ist meine Überzeugung, dass das Augenzittern der Bergleute in Verbindung mit dem Dunkelzittern der Tiere auf lange hinaus noch Neuland bleiben wird, das bei sachgemässer Bearbeitung in der Stille des Laboratoriums nach möglichster Verfeinerung des Untersuchungsverfahrens noch manche wichtige Erkenntnis hervorbringen wird. Während z. B. Lähmungen uns nur gewissermassen anatomische Aufklärungen geben, vermag das Augenzittern der Bergleute uns physiologische Gesetze zu lehren, die sich auf keine andere Weise gewinnen lassen. Alle unsere Versuche an der nervösen Substanz — sei es mittels der Exstirpations-, sei es mittels der Reizmethode — sind grob gegenüber dem intimen Reiz, der uns im Augenzittern der Bergleute entgegentritt.

Den Kern des vorliegenden Buches bilden fünf im v. Graefeschen Archiv für Ophthalmologie 1915—1916 veröffentlichte Aufsätze. Da zwischen der Abfassung des ersten und dem Erscheinen des letzten zwei Jahre liegen, und in der Zwischenzeit viel neues Material zutage gefördert wurde, so konnte die Darstellung an manchen Stellen vertieft und ergänzt werden. Wesentliche Erweiterung erfuhren das Krankheitsbild und die Theorie des Leidens. Ganz neu sind die Abschnitte über das familiäre Auftreten, die Ausmessung der Einzelzuckung, das Zitterfeld, Anfang und Ende des Anfalls, das Dunkelzittern der Tiere, das Pendelzittern bei Kindern und manches andere. Um die Entwicklung zu zeigen, blieb mancher Satz stehen, der sich später nicht als ganz richtig erwies oder doch besser formuliert werden konnte.

.Die preussische Regierung und die rheinische Gesellschaft für
wissenschaftliche Forschung in Bonn und in letzter Zeit auch Herr
Prälat Müller in Bottrop förderten meine Untersuchungen durch reiche
Zuwendungen zwecks Anschaffung der nötigen Hilfsapparate; Herr
Dr. Kunz, Oberlehrer am Bottroper Gymnasium, unterstützte mich
bei der Vergrösserung und Nachzeichnung meiner Kurven mit seinem
sachverständigen Rat und den Mitteln des physikalischen Kabinetts;
Herr Dr. Lübbers, Ohrenarzt in Gladbeck, führte die Operationen
an den Dunkeltieren aus. Ihnen allen sei hier der gebührende Dank
abgestattet. Nicht minder auch den Bergleuten für die Bereitwillig-
keit, mit .der sie sich den oft recht langwierigen und umständlichen
Untersuchungen unterzogen, und dem Herrn Verleger für die reiche
Ausstattung des Buches mit Abbildungen.

Möge das Werk den Bergleuten, in deren Familien das Augenzittern Sorge und Entbehrung hineinträgt, Nutzen bringen!

Entstanden im Weltkriege, sei es dem Vaterlande zur Mehrung
seines wissenschaftlichen Gutes gewidmet!

Bottrop, im Mai 1916.

Dr. J. Ohm, Augenarzt.

Inhaltsübersicht.

IV. Praktisches.

I. Das Augenzittern der Bergleute.

EINLEITUNG.

Das Augenzittern der Bergleute ist das klassische Beispiel einer
Berufskrankheit, von der ein mehr oder minder grosser Teil der
Arbeiter in Kohlengruben[1]), — nach Nieden (79, S. 43) 5,7%, nach
Dransart (184, S. 5) 12—20%, nach Libert (145, S. 102) 19,2%
— nach verschieden langer Arbeitszeit befallen wird. Es geht somit
aus zwei Ursachen hervor, den Arbeitsbedingungen und den indivi-
duellen Verhältnissen (Veranlagung). Wenn alle Forscher auch in
diesem Satze übereinstimmen, so gehen die Ansichten über die Natur
dieser Ursachen noch weit auseinander. Daraus ergibt sich, dass sie
sehr verwickelter Art sein müssen. Die Prüfung aller in Betracht
kommender Fragen stellt Anforderungen an Kraft und Zeit, die einem
Einzelnen, besonders einem Praktiker, nicht zu Gebote stehen. Während die Feststellung der Arbeitsbedingungen mehr die Sachverständigen des Bergbaues angeht, wird es Aufgabe der Ärzte sein, das
Krankheitsbild und die Veranlagung zu ergründen.

Meine Untersuchungen erstreckten sich daher zunächst auf diese
beiden Punkte. Ihre sorgfältige Bestimmung wird ohne Zweifel unsere
Aufmerksamkeit auf die Arbeitsbedingungen lenken, denen das Augenzittern seine Entstehung verdankt, wie umgekehrt die Erforschung
der Arbeitsbedingungen auf den nervösen Mechanismus hinweisen muss,
durch dessen Störung sich das Augenzittern entwickelt. Es liegt nicht
im Plane dieser Abhandlung, die Arbeitsbedingungen ausgiebig zu
erörtern.

Das Augenzittern der Bergleute hat in deutschen Lehr- und
Handbüchern der Augenheilkunde nur geringe Beachtung gefunden,

---

[1]) Stassen in Lüttich hat einige leichte Fälle auch in Erzgruben beobachtet, was noch anderweitiger Nachprüfung bedarf. Vgl. auch Llewellyn
(174, S. 52).

die weder seiner praktischen Wichtigkeit in sozialer und finanzieller[1]) Hinsicht, noch seiner theoretischen Bedeutung für Physiologie, Augen- und Nervenheilkunde entspricht.

Die Verhandlungen des Reichstags zum Etat des Reichsversicherungsamts vom 5. Februar 1913 und des Landtags zum Bergwerksetat vom 1. März 1913, die sich mit dem Antrag des Gewerkvereins christlicher Bergarbeiter, das Augenzittern der Bergleute der Unfallversicherung zu unterstellen, beschäftigten, haben die Erforschung dieses Leidens neu belebt. Soll ihr Ergebnis auch ausserhalb der Kohlenbecken Beachtung finden, so muss sie mit besseren, besonders objektiven Methoden arbeiten und mehr ins Einzelne gehen.

Die Darstellung des Augenzitterns der Bergleute ist schwierig, weil es an Reichtum der Symptome wohl alle übrigen Krankheitsbilder der Augenheilkunde übertrifft. Wer ein halbes Tausend Fälle beobachtet hat, wird noch immer durch neue Züge überrascht. Man muss sich aber hüten, aus wenigen Beobachtungen weitgehende Schlüsse zu ziehen. Denn es ist angesichts der überwältigenden Fülle der Eigenschaften schwer, das Wesentliche festzustellen. Vorderhand wird darum die häufige Einflechtung von Einzelbefunden noch nicht zu entbehren sein.

Übersicht über die Zahl der Fälle.

Meine augenärztliche Tätigkeit bei der Bochumer Knappschaft begann Mitte 1908. Die meisten Fälle beobachtete ich 1909. Seitdem sinkt die Zahl allmählich. Die Kranken wohnen zum grössten Teil in Bottrop (Schächte der Arenbergschen Aktiengesellschaft und des Fiskus) zum kleineren Teil in Borbeck (Schächte Christian Levin, Neucöln, Carolus Magnus des Essener Bergwerkvereins) und Osterfeld (Schächte der Gute-Hoffnungs-Hütte). Die Berechnung des Verhältnisses der Kranken zu der Belegschaft unter Zugrundelegung meines Beobachtungsmaterials würde noch kein genaues Bild der Häufigkeit des Augenzitterns ergeben, weil die Belegschaft obiger Zechen sich auf mehrere Augenärzte verteilt. Eine nicht unbeträchtliche Zahl kam nicht wegen des Augenzitterns, sondern aus andern Gründen, z. B. wegen einer Brille oder Entzündung oder Verletzung zu mir.

Die Zahl der beobachteten Fälle von Augenzittern betrug:

---

[1]) Llewellyn (174) schätzt die in England durch das Augenzittern jährlich verursachten Kosten auf zwei Millionen Mark.

1907	1
1908	100
1909	162
1910	154
1911	134
1912	77
1913	62
1914	126
1915	66
Summa	882

Es ist klar, dass nicht jeder einzelne nach allen in Betracht kommenden Gesichtspunkten untersucht werden konnte, denn eine eingehende Untersuchung erfordert mehrere Stunden.

Die Veranlagung.

Der grösste Teil der Bergleute bleibt auch bei jahrzehntelanger Fortsetzung der Grubenarbeit dauernd frei von Augenzittern. Andere werden schon sehr frühzeitig befallen. Die kürzeste Inkubationszeit, die ich bis jetzt beobachtete, betrug $2^3/_4$ Jahre. Ungefähr die Hälfte aller Augenzitterer erkrankt vor Ablauf von fünfzehn Jahren der Grubenarbeit (169, S. 56). Die früh von stärkerem Augenzittern befallenen Bergleute befinden sich in einer üblen Lage. Unterbrechung der Grubenarbeit für ein bis zwei Jahre hat zwar Genesung zur Folge. Aber nach Rückkehr unter die alten Bedingungen lässt der Rückfall in der Regel nicht lange auf sich warten. Es ist daher sehr wünschenswert, die zu frühzeitigem Augenzittern neigenden Menschen erkennen zu können, um sie vor dem bergmännischen Beruf zu bewahren. Nur eine sorgfältige körperliche Untersuchung und kritische Betrachtung kann über diesen vielumstrittenen Punkt Klarheit schaffen. Folgende Punkte wurden von mir bis jetzt berücksichtigt.

1. Die Nationalität.

Der stets sich steigernde Bedarf an Arbeitskräften hat im Ruhr-Lippe-Kohlenbecken eine starke Einwanderung gezeitigt. Die meisten stammen aus den slawischen Bezirken im Osten Preussens, andere aus Österreich, Holland, Italien. Nach den Hausnamen zu urteilen, waren von meinen Kranken:

1.	342	Deutsche	45,7 % ,
2.	400	Slawen (hauptsächlich Polen)	53,5 % ,
3.	3	Holländer	0,4 % ,
4.	2	Italiener	0,3 % .
	747		

Da in Bottrop das Verhältnis der Deutschen zu den Polen gleich 3 : 1 ist, so überwiegen unter den Augenzitterern die Polen in hohem Grade.

2. Der Allgemeinzustand.

Auf Grund einer eingehenden körperlichen Untersuchung werden nur gesunde, arbeitsfähige Leute zur Grubenarbeit zugelassen. Bei den Augenzitterern findet man verschiedene körperliche Beschaffenheit: schwächliche, mittelstarke und auch viele ausserordentlich kräftige Menschen.

Der Meinung mancher Ärzte, das Augenzittern sei eine Folge von Blutarmut oder einer allgemeinen Neurose (Rutten, 142), kann ich mich nicht anschliessen. Natürlich ist nicht jeder Augenzitternkranke im übrigen kerngesund; aber ich meine, dass bei den meisten sich andere Krankheitszeichen nicht nachweisen lassen, und dass sie sich selbst auch für vollständig gesund halten. Ob im Gefolge von schwächenden Allgemeinkrankheiten sich eher Augenzittern entwickelt oder bestehendes verschlimmert, lässt sich nicht auf Grund weniger Einzelbeobachtungen oder der Aussagen der Kranken, sondern nur an einem grossen Krankenhausmaterial entscheiden. Mir fehlen für diesen Punkt die nötigen Unterlagen.

3. Die Körpergrösse.

Die geringe Höhe der Kohlenflötze und Querschläge muss uns nötigen, auch die Körpergrösse, die zugleich auch ein Anhaltspunkt für die körperliche Kraft ist, in Betracht zu ziehen. Ich habe zuerst (169, S. 77) eine Statistik über die Grösse von 101 Bergleuten mit Augenzittern gebracht und will sie in folgendem erweitern.

Die Körpergrösse, ohne Schuhe gemessen, betrug:

1.		151—155 cm einschliesslich	bei	7	Bergleuten	=	2,3 %,
2.	über	155—160 „	„	„ 30	„	=	9,5 %,
3.	„	160—165 „	„	„ 63	„	=	19,9 %,
4.	„	165—170 „	„	„ 98	„	=	31,0 %,
5.	„	170—175 „	„	„ 67	„	=	21,2 %,
6.	„	175—180 „	„	„ 39	„	=	12,0 %,
7.	„	180—185 „	„	„ 11	„	=	3,5 %,
8.	„	185 „	„	„ 1	„	=	0,3 %.

316

Der Kleinste war 151, der Grösste 187,5, der Durchschnitt 168,3 cm. Diese Ziffern enthalten starke Gegensätze, die erst in Gemeinschaft mit andern Zeichen besprochen werden sollen. Bei der Schilderung der Symptome des Augenzitterns werden feine Beziehungen zwischen Grösse und einzelnen Eigenschaften des Augenzitterns nachgewiesen werden.

4. Alkoholismus.

Von den Revierärzten, welche die Bergleute aus grösserer Nähe in ihren persönlichen und häuslichen Verhältnissen beobachten können, als wir Augenärzte, haben mir einige, z. B. Herr Dr. Heger in Bottrop, die Meinung ausgesprochen, dass übermässiger Alkoholgenuss bei der Entstehung des Augenzitterns eine wichtige Rolle spielt. Die Mehrzahl der Augenzitterer geniesst regelmässig Schnaps oder Bier. Im Laufe einer längeren Beobachtung kann man genügend Beweise dafür sammeln. Auch kommen uns oft. Klagen der Ehefrau oder sonstigen Umgebung des Kranken zu Ohren. Es scheint mir auf Grund meiner persönlichen Erfahrung ziemlich aussichtslos, durch Befragen die verbrauchte Alkoholmenge ermitteln zu wollen. Sicher ist aber, dass besonders unter den älteren Augenzitterern manche Trinker sind, weshalb ich in meiner ersten Abhandlung das Zittern des Kopfes, der Hände und des übrigen Körpers, an dem manche Augenzitterer leiden, auf den Alkoholismus zurückgeführt habe. Butler (182) hat dies bestritten; doch glaube ich, diese Behauptung auch jetzt noch für viele Fälle aufrecht halten zu dürfen, wenn auch nicht zu leugnen ist, dass gewisse Kopfbewegungen einen näheren Zusammenhang mit dem Augenzittern haben. Der Alkohol scheint mir aber doch keine conditio sine qua non unter den Ursachen des Augenzitterns zu sein, denn ich fand unter den Augenzitterern auch einzelne Abstinenten und viele offenbar mässige Leute. Es wird später erörtert werden, welche Teile des Nervenmuskelapparates der Alkohol angreift.

5. Familiäres Auftreten des Augenzitterns.

Dieser Abschnitt enthält nur einige mehr zufällige Beobachtungen von Augenzittern der Bergleute bei mehreren Gliedern einer Familie.

1. Drei Brüder.

a) Fall 110. Bei mir 1909. 24 Jahre alt. Seit 8 Jahren in der Grube; seit einem Jahr Augenzittern; deswegen vom Militär befreit. 167 cm. R. u. L. = $^5/_5$ f. Stärkstes senkrechtes Zittern auch bei starker Senkung des Blickes.

b) Fall 215. Bei mir 1909. 33 Jahre alt. Seit 16 Jahren in der Grube; seit 2—3 Jahren Augenzittern. 170,5 cm. R. u. L. + 0,5 = $^4/_4$. Bei etwas erhobenem Blick mässig schnelles senkrechtes Zittern.

c) Fall 538. Bei mir 1911. 31 Jahre alt. Seit 15 Jahren in der

Grube; seit 2 Jahren Augenzittern. 167 cm. Lichtsinn 23 500. Senkrechtes Zittern.

Die Zuckungsbahn ist somit bei allen senkrecht.

2. Drei Brüder.

a) Fall 105. Bei mir 1909. 40 Jahre alt. Seit 25 Jahre in der Grube; seit 9 Jahren Augenzittern. 159 cm. Bis 1915 $3 \times$ gefeiert und invalidisiert. Beiderseits Raddrehung bei tiefster Senkung. R. u. L. — 1,0 D cyl. $\bigcirc + 0,5\,D$ cyl. $= {}^6/_6$.

b) Fall 604. Bei mir 1912. 38 Jahre alt. Seit 22 Jahren in der Grube; seit 2 Jahren Augenzittern. 166,5 cm. R. $+ 1,0\,D$ sphaer. $= {}^4/_{11}$. L. $+ 0,5\,D$ sphaer. comb. $+ 0,5\,D$ cyl. $= {}^4/_6$. Zittern R. $>$ L.; R. schräg mit leichter Rotation mit Uhrzeiger; L. unbestimmt. Lichtsinn 850 R. E.

c) Der dritte Bruder, der es auch haben soll, war nicht bei mir.

3. Onkel und Neffe.

a) Fall 168. Bei mir 1909. 44 Jahre alt. Seit 15 Jahren in der Grube; seit 4 Jahren Augenzittern. R. u. L. $+ 0,5$ sphaer. $= {}^5/_5$. Heftiges Augenzittern bei tiefer Senkung des Blickes; bds. Raddrehung.

b) Fall 767. Bei mir 1914. 36 Jahre alt. 176 cm. Zittern beiderseits schräg nach links oben.

4. Zwei Brüder.

a) Fall 267. Bei mir 1910. 37 Jahre alt. Seit 20 Jahren in der Grube; seit 2—3 Jahren Augenzittern. R. $— 0,5\,D$ sphaer. comb. $— 4,0\,D$ zylind. ${}^6/_{15}$—${}^6/_{10}$. L. $— 0,5\,D$ sphaer. comb. $— 4,5\,D$ zylind. ${}^6/_{15}$—${}^6/_{10}$. Zittern wagerecht bei Blick geradeaus, manchmal mit Rotation gegen Uhrzeiger.

b) Fall 575. Bei mir 1912. 42 Jahre alt. Seit 26 Jahren in der Grube; seit 8 Jahren Augenzittern. 165 cm. R. u. L. $+ 0,5\,D = {}^4/_5$. Zittern kreisförmig gegen Uhrzeiger.

5. Drei Brüder.

a) Fall 412. Bei mir 1910. 33 Jahre alt. Seit 17 Jahren in der Grube; seit 3 Jahren Augenzittern. 178 cm. R. $— 0,75\,D = {}^4/_4$; L. $— 0,5\,D$ sphaer. comb. $— 0,5\,D$ cyl. $= {}^4/_4$. Starkes Zittern, R. schräg, L. wagerecht bei geradem Blick.

b) Fall 746. Bei mir 1914. 31 Jahre alt. Seit 15 Jahren in der Grube, seit 6 Jahren Augenzittern. 174 cm. R. u. L. $= {}^4/_4\,E$. Lichtsinn 46 000.

c) Ein dritter Bruder, nicht bei mir, 45 Jahre alt, ist schon $2 \times$ wegen Augenzitterns Invalide gewesen.

6. Zwei Brüder.

a) Fall 808. Bei mir 1914. 31 Jahre alt. Seit 14 Jahren in der Grube, seit ${}^1/_2$ Jahr Augenzittern. 161 cm. R. $= {}^4/_4\,E$. L. $+ 0,5\,D = {}^4/_4$. Lichtsinnprüfung wegen heftigen Zitterns nicht möglich. Zittern im Dunkeln masslos schlimm, R. schräg ellipsenförmig mit Uhrzeiger; L. kreisförmig mit Uhrzeiger. $276 \times$ in einer Minute.

b) Fall 821. Bei mir 1915. 25 Jahre alt. Seit 7 Jahren in der Grube, seit einem Jahr Zittern. 157 cm. Lichtsinn 12 500. Zittern R. schräg, L. Raddrehung, auch bei Senkung des Blickes, 265 $\times$ in einer Minute.

7. Zwei Brüder.

a) Fall 698. Bei mir 1914. Seit 27 Jahren in der Grube, seit 5 Jahren Augenzittern. 161 cm. R. $+ 1{,}0 D = {}^6/_{10}$; L. $+ 1{,}0 D = {}^6/_6$. Lichtsinn 6850. Heftiger Lidkrampf und Augenzittern, bds. diagonal nach oben aussen.

b) Fall 416. Bei mir 1910. 36 Jahre alt. Seit $^1/_2$ Jahre Zittern. 158 cm. R. u. L. $^5/_5 E$. Zittern bei geradem Blick R. unklar, L. schräg nach oben aussen. Lichtsinn. 1916 $= 11\,111$ R. E.

8. Zwei Brüder.

a) Fall 373. Bei mir 1910. 34 Jahre alt. Seit 16 Jahren in der Grube; seit $1^1/_2$ Jahren Augenzittern. 177 cm. R. $- 2{,}0 D$ cyl. $= {}^4/_4$. L. $- 3{,}0 D$ cyl. $= {}^4/_5$. Lichtsinn 38 000. Zittern sehr regelmässig, Raddrehung mit anderer Innervation 186 $\times$ in einer Minute. Seine Kurve (Fig. 25 u. 26) ist wegen ihrer Sattelform eine grosse Seltenheit.

b) Fall 879. Bei mir 1915. 31 Jahre alt. 172 cm. Macht den Eindruck eines Trinkers, während sein Bruder ein ganz nüchterner Mann ist. Lichtsinn nur 20 000.

Die Zuckungsbahn des Zitterns, das auch bei etwas gesenktem Blick besteht, ist nicht ganz klar zu bestimmen, wahrscheinlich aber auch Raddrehung. 248 $\times$ in einer Minute. Bemerkenswert ist, dass seine Zitterkurve an vielen Stellen, nicht überall, auch die Sattelform zeigt, wie die seines Bruders.

Zusatz. 9. Vater und Sohn.

a) Fall 787. 48 Jahre alt, leidet seit 15 Jahren an Augenzittern; hochgradige Übersichtigkeit. Grösse 170,2 cm. Lichtsinn 5750. Lebhaftes Augenzittern.

b) Sein Sohn, 18 Jahre alt, seit $1^1/_2$ Jahren in der Grube, noch Schlepper, leidet noch nicht an Augenzittern, hat aber einen sehr niedrigen Lichtsinn — 11 800 R. E.

10. Vater und Sohn.

a) Fall 126. Bei mir 1909. 41 Jahre alt. 182 cm. Lichtsinn 17 500. Zittern anfallsweise lebhaft.

b) Sein Sohn, bei mir 1914, 14 Jahre alt, noch nicht in der Grube, hat einen Lichtsinn von 25 000 R. E.

Aus diesen noch lückenhaften Untersuchungen scheint hervorzugehen, dass es Familien mit minderwertigem Lichtsinn gibt, die deshalb besonders zum Augenzittern neigen. Mitunter wurde bei Verwandten auch bemerkenswerte Übereinstimmung in bezug auf die Bahn, Zahl und Kurve des Augenzitterns beobachtet.

6. Der Augenbefund.

Naturgemäss haben die Ärzte auf der Suche nach der Ursache des Augenzitterns von jeher ihre Aufmerksamkeit auf den Zustand der Augen gerichtet. Trotz mehr als fünzigjähriger Aussprache ist aber bis jetzt eine leidliche Übereinstimmung in der Bewertung der verschiedenen Augenfehler nicht erzielt worden. Ich will deshalb auf diesen Punkt jetzt ausführlicher als in meiner ersten Arbeit eingehen.

a) Äussere und innere Augenkrankheiten.

Die ärztliche Untersuchung, der sich die angehenden Bergleute zu unterziehen haben, erstreckt sich im allgemeinen nur auf das Äussere der Augen. Leute mit akuten und chronischen Entzündungen und solche, die sich auf Befragen als sehschwach bezeichnen, werden abgelehnt. Einäugigkeit und Schielen bilden keinen Grund für die Zurückweisung. So kommt es, dass der grösste Teil der Bergleute über gute Augen verfügt, wenn auch hier und da mal einer mit schlechteren Augen durchschlüpft.

Die bergmännische Arbeit, besonders die der Pferdetreiber, Schlepper, Kohlenhauer, scheint mir keine erheblichen Anforderungen an die Sehkraft zu stellen. Ich habe nicht selten Leute beobachtet, die bei ganz mangelhaften Augen jahrzehntelang den Dienst in der Grube versehen haben. Einer z. B. mit einer Kurzsichtigkeit des rechten Auges von $18\,D$, des linken von $22\,D$, war 19 Jahre lang Kohlenhauer, und zwar ohne je eine Brille getragen zu haben, womit natürlich nicht gesagt sein soll, dass derartig sehschwache Leute in die Grube gehören. Eher setzt noch die Tätigkeit der Zimmerhauer oder Reparaturhauer oder Wettermänner gute Augen voraus.

An äusseren Augenkrankheiten beobachtete ich bei den Augenzitterern ein- oder beiderseitige Maculae corneae (ganz feine Flecken sind nicht in Betracht gezogen) 11 mal, Leucoma adhaerens 5 mal (1 mal mit guter, 1 mal mit herabgesetzter Sehschärfe, 3 mal mit Blindheit) Trachom 7 mal, Dystrophia corneae 1 mal, Keratitis parench. luet. 1 mal. Fälle von angeborenem Augenzittern und Schielen werden später berücksichtigt.

Von inneren Krankheiten fand sich grauer Star 3 mal (1 mal ohne Lichtschein, 1 mal mit Projektion, 1 mal mit Fingerzählen), Schichtstar 1 mal, Trübung der hinteren Kapsel 1 mal (beide mit mangelhafter Sehschärfe), Synchysis scintillans (bei guter Sehschärfe), Glaskörpertrübung und Sehnervenveränderungen ($S =$ Handbewegung)

1 mal, Chorioretinitis beiderseits 2 mal (mit schlechter Sehschärfe) und einseitig 1 mal ($S =$ Finger in 1 m), Stauungspapille 1 mal.

Die Unfallverletzungen werden später gesondert behandelt.

Berücksichtigt man, dass diese Fälle die gesamte Ausbeute unter einem Material von 747 Fällen von Augenzittern darstellen, und dass bei manchen die Entstehung des Augenzitterns dem Auftreten des genannten Augenleidens noch voran ging, z. B. bei den Fällen von grauem Star, Stauungspapille, einer beiderseitigen Chorioretinitis, so muss man den Schluss ziehen: Innere und äussere Krankheiten der Augen kommen nur bei einem so kleinen Bruchteil der Fälle vor, dass ihnen unter den Ursachen des Augenzitterns keine erhebliche Bedeutung beizumessen ist.

b) Unfälle.

Zu den Ursachen des Augenzitterns gehört nach Dransart (108) auch der Unfall, und zwar nicht nur ein solcher allgemeiner Art, besonders des Schädels, sondern auch die leichten, alltäglichen Verletzungen der Bindehaut und der Hornhaut. Dransart stellt sich den Zusammenhang nicht so vor, dass Augenzittern wirklich dadurch erzeugt werde, sondern so, dass manifestes Zittern verschlimmert und latentes (ganz geringes Zittern ohne subjektive Beschwerden) in manifestes umgewandelt wird. Er glaubt, auch den einseitigen Nystagmus durch Verletzung dieses Auges erklären zu können. Nuel (108) und Llewellyn (174) schlossen sich ihm an, Romiée (145) widersprach. Llewellyn führt Verletzungen der Hornhaut, des Schädels, des Rückens, eine Fingeramputation und einen Beinbruch als auslösende Ursache an.

Die Beweisführung stützt sich einzig auf die Angabe der Kranken. Wenn aber irgendwo, so genügt sie in dieser, in jeder Beziehung dunklen Sache nicht. Auch der Umstand, dass der Kranke erst beim Arzt auf seinen Nystagmus aufmerksam wird, reicht nicht hin. Ich habe z. B. gelegentlich einer Brillenbestimmung manchen deutlichen Nystagmus festgestellt, von dem der Betreffende keine Ahnung haben wollte. Ein Bergmann, der arbeiten will, gibt nicht gern zu, dass er an Augenzittern leidet, oder er stellt es als harmlos hin. Die Frage, ob Augenverletzungen Nystagmus hervorrufen können, habe ich vor kurzem auf Grund eines Materials von 1197 Augenverletzungen ausführlich behandelt (206, S. 47—49) und will hier nur das Ergebnis mitteilen. Man darf sich nicht darauf beschränken, bei einem Nystagmus nach einem früheren Unfall zu fahnden, sondern man muss auch den andern Weg gehen, nämlich das Schicksal der Unfallverletzten dahin zu verfolgen, ob sich bei ihnen später Nystagmus entwickelt. Ein positives Resultat dieser Nachforschungen würde eine viel kräftigere Stütze für die Dransartsche Behauptung sein, als die Angaben der Kranken. Deshalb schrieb ich (206, S. 48):

„Wenn es wahr wäre, dass latentes Zittern durch so geringfügige Unfälle in manifestes umgewandelt und letzteres verschlimmert würde, so dass also diese Bergleute gezwungen würden, die Arbeit aufzugeben, so müsste man erwarten, dass ein grösserer Teil der Bergleute, die mit Verletzungen unsere Hilfe nachsuchen, später mit Augenzittern zu uns zurückkehrten. Man müsste ferner erwarten, dass dies entweder während der Heilung der Unfallfolgen oder doch bald nachher geschähe. Denn es wäre nicht einzusehen, warum eine so kleine Veränderung, wie sie z. B. ein Hornhautfremdkörper am Auge nach Monaten oder Jahren zurücklässt, ein so tief in alle Innervationsverhältnisse des Auges eingreifendes Leiden wie das Augenzittern nach sich ziehen sollte. Diese Probe aufs Exempel versagt völlig. Von den 1197 Unfallverletzten, die ich in diesen 5 Jahren (1908—1913) behandelt habe, und die infolge ihrer Arbeitsbedingungen zum grössten Teil dem Augenzittern ausgesetzt waren, kamen nur zwei später wieder mit Augenzittern zu mir."

Das ist sogar weniger, als man hätte erwarten sollen, auch wenn der Nystagmus nichts mit Unfällen zu tun hat.

Einseitiges Zittern lässt sich schon gar nicht durch Augenunfälle begründen, weder statistisch, noch theoretisch. Darüber später.

Die Frage, ob schwere Schädelverletzungen an der Entstehung des Augenzitterns der Bergleute Anteil haben, muss ich noch unentschieden lassen. Auch hier beweist ein einzelner Fall gar nichts. Solange die Lösung des Augenzitternproblems noch nicht weiter gediehen ist, als jetzt, kann diese Frage nur durch die statistische Methode geklärt werden, und zwar so, dass man an einem grösseren Krankenhaus alle schweren Verletzungen auf die Entstehung des Augenzitterns längere Zeit verfolgt.

Wer den Abschnitt über den Einfluss des Lichtes auf das Augenzittern [S. 123] durchgelesen hat, wird es verstehen, wenn ich hier noch etwas hinzufüge. Es wäre möglich, dass bei Bergleuten mit Entzündung oder Verletzung der Augen, die längere Zeit vom Licht ausgeschlossen werden, infolge der unheilvollen Wirkung der Dunkelheit latentes Zittern manifest oder manifestes verschlimmert wird. Das ist die einzige Beziehung zwischen Augenunfällen und Augenzittern, die ich mir a priori denken kann. Von Dransart ist sie übrigens nicht erwähnt worden. Dieses Zugeständnis an die Hypothese Dransarts ist aber bisher ein rein theoretisches. Statistische Beweise fehlen dafür, wie gesagt. Doch ist es zweifellos richtig, bei der Behandlung kranker Augenzitterer von Dunkelkuren abzusehen.

c) Die Sehschärfe der Augenzitterer.

Nach Llewellyn, der ein grosses Material gut durchgearbeitet hat (174, S. 91—92), ist die Sehschärfe selten normal bei einem, der viele Jahre untertage zugebracht hat. Bei Nystagmus soll sie deutlich vermindert sein. Er hält geradezu die Sehschärfe für ein Mittel, die Schwere des Augenzitterns abzuschätzen. Unter 499 Fällen fand er nur 64 mal normale Sehschärfe und 255 mal $\frac{1}{3}$ und weniger.

Bei der Prüfung der Sehschärfe der Augenzitterer ist streng zu unterscheiden zwischen der Sehschärfe zurzeit des Zitterns und der Ruhe. Während des Zitterns ist die Sehschärfe immer herabgesetzt, und in verschiedenem Masse, entsprechend der Art des Zitterns (Schwingungsrichtung, Amplitude, Zahl). Sie wird uns später beschäftigen. Hier kommt es zunächst auf die Sehschärfe während der Ruhe an, die auch Llewellyn gemessen hat. Selbst bei den schlimmsten Fällen von Augenzittern gelingt es meistens, durch Rückwärtsbeugung des Kopfes und starke Senkung des Blickes die Augen zum Stehen zu bringen. In andern Fällen wurde die Sehschärfe im Stadium der Genesung, bei einzelnen auch später ermittelt.

Folgende Tabelle gibt die Sehschärfe des besten Auges auf Zimmerlänge während der Augenruhe, ohne Glas, wie sie bei der Arbeit in Betracht kommt.

1. Von	$1—\frac{5}{6}$ $(\frac{4}{5})$	bei	372	Fällen	=	71,1 %,
2. unter	$\frac{5}{6}$ $(\frac{4}{5})—\frac{1}{2}$	„	72	„	=	13,7 %,
3. „	$\frac{1}{2}—\frac{1}{10}$	„	54	„	=	10,3 %,
4. „	$\frac{1}{10}$	„	25	„	=	4,8 %.

Summa 523 Fälle.

Die Sehschärfe der Augenzitterer ist demnach eine durchaus gute. Nur 15 % haben weniger als halbe Sehschärfe. Ich kann mich also den Ärzten (Dransart, Nuel), die den Augenzitterern im allgemeinen eine gute Sehschärfe zusprechen, durchaus anschliessen.

d) Die Refraktion.

Browne und Ross Mackenzie (166, 1912), die 100 Fälle statistisch verwerteten und dabei 90 % Refraktionsfehler fanden (darunter 48 % mit myopischem, hypermetropischem oder gemischtem Astigmatismus, 27 % mit Hypermetropie, 15 % mit Myopie) halten Refraktionsfehler für eine der Ursachen des Augenzitterns. Ich fand bei 532 Augenzitterern:

1. Emmetropie — bei 137 Fällen = 25,7 %,
2. Hypermetropie, bzw. Astigmatismus — „ 240 „ = 45,1 %,
   darunter: a) bis 0,5 D — bei 92 Fällen = 17,3 %,
          b) $>$ 0,5—1,0 D „ 75 „ = 14,1 %,
          c) $>$ 1,0—2,0 „ „ 37 „ = 6,9 %,
          d) $>$ 2,0—3,0 „ „ 15 „ = 2,8 %,
          e) $>$ 3,0—5,0 „ „ 16 „ = 3,0 %,
          f) $>$ 5,0—7,0 „ „ 5 „ = 0,9 %.
3. Myopie bzw. Astigmatismus — bei 82 Fällen = 15,4 %,
   darunter: a) bis 0,5 D — bei 8 Fällen = 1,5 %,
          b) $>$ 0,5— 1,0 D „ 15 „ = 2,8 %,
          c) $>$ 1,0— 2,0 „ „ 23 „ = 4,3 %,
          d) $>$ 2,0— 3,0 „ „ 4 „ = 0,8 %,
          e) $>$ 3,0— 5,0 „ „ 7 „ = 1,3 %,
          f) $>$ 5,0—10,0 „ „ 15 „ = 2,8 %,
          g) $>$ 10,0—15,0 „ „ 7 „ = 1,3 %,
          h) $>$ 15,0—22,0 „ „ 3 „ = 0,6 %.
4. Anisometropie — bei 73 Fällen = 13,7 %.

Zur Erläuterung sei bemerkt, dass unter 2. und 3. sowohl die sphärische als die astigmatische Ametropie verzeichnet ist. Kamen beide an einem Auge zusammen vor (Astigmat. compos.), so habe ich die Dioptrienzahl beider addiert. Waren beide Augen im bezug auf die Ametropie der gleichen Art verschieden, so wurde jedesmal das schlimmere Auge in die Statistik eingesetzt. Unter 4. sind die Fälle von Kombination von 1. bis 3. eingereiht.

Aus dieser Statistik geht zunächst hervor, dass die Zahl der Ametropen (fast 75%) die der Emmetropen (25%) weit übertrifft. Ob Refraktionsfehler bei der Erzeugung des Augenzitterns positiv mitwirken, ist damit aber noch nicht bewiesen. Denn es fragt sich zunächst, wie die Refraktionsstatistik der Bergleute im allgemeinen aussieht, worüber bis jetzt noch keine Erhebungen angestellt sind. Nach der Herrnheiserschen Tabelle (siehe Hess, Die Anomalien der Refraktion und Akkommodation des Auges) sind von 30 Jahre alten Menschen 28% emmetrop, 57% hypermetrop, 15% myop. Die Anisometropie ist dabei nicht berücksichtigt. Meine Statistik entfernt sich also nicht weit von der Herrnheiserschen.

Streng genommen, würde die Frage nach der ursächlichen Bedeutung der Brechungsfehler in der Pathologie des Augenzitterns folgendermassen lauten: Wieviele Augenzitterer sind unter 100 Emmetropen und unter 100 Ametropen der gleichen Art unter sonst gleichen Bedingungen (was ja auch für die übrigen

Fehler gilt)? Die Bearbeitung in dieser Hinsicht würde sich nur an einer nach Tausenden zählenden Belegschaft verwirklichen lassen.

Aus obiger Statistik ergibt sich aber als sicher, dass die Zahl der Emmetropen gross genug ist, um die Frage nahe zu legen: Woher rührt denn bei ihnen das Augenzittern? Ferner sind bei den Ametropien die geringen Grade vorherrschend. Hypermetropie und Myopie bis zu 1 D können in Anbetracht der groben Grubenarbeit kaum eine Rolle spielen, und grössere Fehler über 3 D sind mit 53 (= 10 %) ganz in der Minderheit.

Es lässt sich auch keine Beziehung der Refraktion und Sehschärfe zu der Schwere, Schwingungsrichtung, Zahl usw. des Augenzitterns feststellen. Ebenso wie es unter den Emmetropen ganz schlimme Fälle von Augenzittern gibt, sind unter den hohen Graden von Hypermetropie (über 5—7 D) und Myopie (10—22 D) ganz leichte.

Ergebnis: Die durchschnittlichen Sehwerte und Refraktionsverhältnisse der Augenzitterer liegen zu günstig, als dass sie einen wichtigen Platz unter den Ursachen des Augenzitterns beanspruchen können. Ob eine Herabsetzung der Sehschärfe auf $\frac{1}{10}$ und weniger die Entstehung des Zitterns begünstigte, lasse ich noch dahin gestellt[1]). Ich komme bei anderer Gelegenheit noch darauf zurück. Jedenfalls ist die Forderung Llewellyns [zitiert bei Court(176)]: „no man with error of refraction should work underground", weder praktisch durchführbar, noch theoretisch begründet.

e) Die Akkommodation.

Das Akkommodationsvermögen der Augenzitterer hält sich in normalen Grenzen. Die Tätigkeit des Hauers vollzieht sich auch in hinlänglicher Entfernung, um an die Akkommodation keine besonderen Anforderungen zu stellen, so dass sie für die Entstehung des Augenzitterns nicht in Frage kommt.

f) Der Lichtsinn.

Eine fast regelmässig wiederkehrende Klage des Bergmanns mit Augenzittern bezieht sich auf die Minderwertigkeit seines Sehens im Dunkel der Grube, in der Dämmerung und selbst bei nebeligem Wetter. Dadurch wurde die Aufmerksamkeit der Forscher schon früh auf den Lichtsinn gelenkt, und Nieden(5) ist der erste gewesen, der

---

[1]) Derartige Leute sind auch aus sonstigen Gründen nicht zur Grubenarbeit zuzulassen.

schon 1872 den Nystagmus der Bergleute mit Hemeralopie in Verbindung gebracht hat.

Später haben die Autoren ihr Vorkommen z. T. bejaht, z. T. verneint. Einwandsfreie Untersuchungen fehlten aber bis in die jüngste Zeit, was verwunderlich ist, da gerade das Problem des Lichtsinns den zahlreichen Ärzten, die den Nystagmus einzig und allein auf die mangelhafte Grubenbeleuchtung zurückführen, besonders nahe hätte liegen sollen. Es ist das Verdienst von Weekers (135), diese Frage mit Hilfe des Nagelschen Adaptometers im Laboratorium der Lütticher Universität in Angriff genommen zu haben (1910). Er kommt zu dem Ergebnis, dass in gewissen Fällen von gutartigem Nystagmus die Adaptation sich in normalen Grenzen hält, dass aber in der Mehrzahl der Fälle eine Störung des Lichtsinns vorhanden ist. Die Adaptationskurve kriecht, anstatt sich während der ersten 10 Minuten zu erheben, 20—25 Minuten an der Abszisse, um dann regelmässig und progressiv zu steigen und normale oder fast normale Höhe zu erreichen. In andern Fällen steigt die Kurve 30 oder 40 Minuten langsam, um dann plötzlich auf grosse Höhe zu gelangen. In den schlimmsten Fällen vollzieht sich die Hebung zögernd, und es wird nur ein niedriges Niveau erklommen.

Der niedrigste Wert liegt bei Weekers bei 36000 reduzierten Empfindlichkeitswerten. Weekers hat keinen Parallelismus zwischen Intensität der Zuckungen und Störungen der Adaptation gefunden, aber wohl häufig Beziehungen zwischen letzterer und den Klagen der Kranken. Die mangelhafte Adaptation kann unter Umständen das Krankheitsbild beherrschen und lebhafte Klagen hervorrufen. Weekers vermag auf die Frage nach dem Zusammenhang zwischen Adaptationsstörung und Augenzittern keine Antwort zu geben.

Da die Untersuchungen von Weekers bisher die einzigen geblieben sind, die mit exakter Methode unternommen wurden, so wird es nötig sein, ausführlich auf diesen Punkt einzugehen. Bevor ich aber meine Resultate mitteile, muss ich den modernen Stand der Lehre des Lichtsinns, soweit er für die Pathologie des Augenzitterns von Wichtigkeit ist, kurz darlegen.

Allgemeines über den Lichtsinn. Der doppelten anatomischen Gliederung der Empfangsapparate der Netzhaut in Zapfen und Stäbchen entspricht nach der Duplizitätstheorie eine verschiedene physiologische Funktion. Die Zapfen dienen dem Sehen im hellen Tageslicht (Hellapparat), die Stäbchen dem Sehen bei herabgesetzter Beleuchtung (Dämmerungsapparat). Ihre Tätigkeit vollzieht sich nach Behr (138) zeitlich getrennt. Die Zapfen empfinden qualitative (Farben) und quantitative, die Stäbchen nur quantitative Unterschiede (farbenblind). Beide sind fähig, sich an wechselnde Lichtmengen anzupassen (Adaptation), die Stäbchen in viel höherem Grade als die Zapfen. Die Adaptation der Stäbchen ist an die Gegenwart von Sehpurpur gebunden. Sie verläuft nach regelmässigen Gesetzen. Nach guter Helladaptation steigt die Empfindlichkeit der Zapfen bei Dunkelaufenthalt gemäss den Untersuchungen von Nagel und Schäfer bis

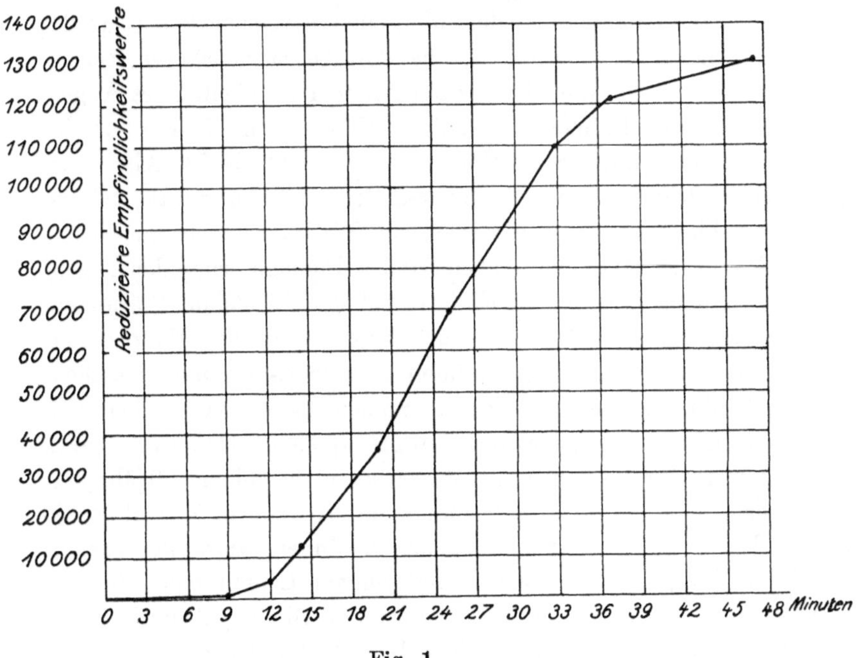

Fig. 1.

zur 6. Minute auf das 16 fache, nach Behr (138) auf das 200 fache des Anfangswertes.

Die genaue Erforschung der Adaptation der Stäbchen ist das Werk Piepers. Nach Helladaptation ist die Steigerung ihrer Empfindlichkeit in den ersten 10 Minuten ganz gering, um in den nächsten 30—40 Minuten ganz gewaltig (8000 $\times$ und mehr) zu wachsen und dann die erreichte Höhe beizubehalten.

Fig. 1 gibt eine mit dem Nagelschen Apparat aufgenommene normale Adaptationskurve (143).

Die binokulare Adaptation ist nach Piper fast doppelt so gross wie die monokulare, ein Unterschied, der sich aber erst nach einem Dunkelaufenthalt von etwa 30 Minuten herausbildet. (Gesetz der binokularen Reizaddition.)

Das Maximum der Empfindlichkeitszunahme im Dunkeln liegt nicht in der Fovea, sondern in einem sie umgebenden, 15—20° breiten Ring, so dass dieser in der Dunkelheit die beste Sehschärfe besitzt. Die Adaptationskurve ist bei derselben Person, gute Helladaptation vorausgesetzt, ziemlich konstant. Wichtig ist aber, dass grosse physiologische individuelle Unterschiede vorkommen, was die Schnelligkeit und Höhe der Adaptation angeht. Nach Stargardt (117), dem ich jetzt folge, ist die Adaptation jedem Menschen in verschiedenem Grade angeboren. Andere Eigenschaften, die die Adaptationskurve beeinflussen, sind: das Lebensalter, Refraktionsfehler, Krankheiten des Auges und seiner nervösen Bahnen im Gehirn. Während die Kurve sich in der Jugend schnell auf grosse Höhe hebt, erreicht sie im Alter nur zögernd ein niedriges Niveau (Weekers, Piper, Tschermak, Stargardt). Die Altersunterschiede werden von Wölfflin geleugnet. Emmetropie, Hypermetropie selbst hohen Grades, Pigmentierung der Augen haben nach Stargardt keinen Einfluss auf den Lichtsinn. Störungen der Dunkeladaptation finden sich nach Stargardt bei Myopie mit Hintergrundsveränderungen, gemischtem Astigmatismus und manchen andern Augenkrankheiten, die ich übergehen kann, da sie bei den Augenzitterern keine nennenswerte Rolle spielen. Horn (99) teilt einen Fall von sehr niedriger Adaptationskurve bei einem 59 jährigen Alkoholiker mit (nach 60 Minuten ungefähr 10 reduzierte Einheiten).

Bei dieser Gelegenheit möchte ich erwähnen, dass in hiesiger Gegend im Frühjahr bei Kindern und jungen Leuten eine Störung der Adaptation in Verbindung mit Xerose der Bindehaut (darin zahlreiche Xerosebazillen) in wechselnder Häufigkeit auftritt.

Der Lichtsinn der Augenzitterer. Wenn ein Bergmann aus dem hellen Tageslicht mit einer Lampe von 1,5 Kerzenstärke in das Dunkel der Grube, deren Wände nur einen kleinen Teil des Lichtes zurückwerfen, hinabsteigt, so finden in seinem Sehorgan folgende Vorgänge statt: Zu Anfang völlige oder fast völlige Unempfindlichkeit gegen das diffus reflektierte Licht der Wände usw.; in den ersten 5 Minuten Steigen der Empfindlichkeit der Zapfen um das 200 fache; nach 10 Minuten Beginn der Empfindlichkeitszunahme der Stäbchen, die nach 30—40 Minuten sehr beträchtlich wird und dann ziemlich gleich bleibt. Die Fovea centralis ist für die meisten Lichtreize, abgesehen von der Flamme und dem von hellen Gegenständen, z. B. Körperteilen, kommenden oder von den Kohlefazetten gespiegelten Licht unterschwellig. Das Maximum der Sehschärfe für das übrige Licht liegt in der Umgebung der Fovea. Hinzu kommt noch die Unempfindlichkeit gegen Farben und eventuell eine Störung der Fusion infolge der geringen Helligkeit der Netzhautbilder, die bis jetzt meines Wissens noch nicht erforscht ist. Alle diese Dinge verdienen unsere Aufmerksamkeit. Ich untersuchte zunächst den Lichtsinn der Augenzitterer.

Untersuchungsmethode.

Benutzt wurde das Adaptometer von Nagel (143). Da es hier auf Massenuntersuchungen ankommt, so war es nicht möglich, Zeit und Personen so zu wählen, dass zu Beginn der Untersuchung immer volle Helladaptation vorhanden war. Die Prüfung geschah vielmehr ohne Rücksicht auf die Tages- und Jahreszeit, so wie die Leute in die Sprechstunde kamen. Die Anfangsschwelle kann daher von Fall zu Fall, weil unter verschiedenen Bedingungen gemessen, nicht verglichen werden. Da aber nach Piper und Nagel (143, S. 15) ohne Rücksicht auf die vorhergehende Belichtung nach 30—45 Minuten ein konstanter Wert erreicht wird, so wurde zum Vergleich die Kurvenhöhe gewählt, die nach 60 Minuten im Dunkelaufenthalt erzielt war. Die Kurve wird in relativen Empfindlichkeitswerten R. E. (Nagel) ausgedrückt. Das Verhältnis der relativen zu den von Weekers und andern verwandten reduzierten Empfindlichkeitswerten ist fast gleich 2:1. Die Prüfung geschah immer binokular in 57 cm Entfernung. Die beleuchtete Milchglasscheibe lag etwas unterhalb der Horizontalen, weil dabei am ersten Ruhe der Augen gewährleistet wird. Manche litten auch während der Untersuchungen an Zittern. Was die Frage angeht, ob der Nystagmus das Ergebnis der Prüfung ungünstig beeinflusst, so ist daran zu erinnern, dass die Netzhaut für bewegte Reize empfindlicher ist als für stehende. Starkes Zittern wird aber wohl ungünstig auf die Aufmerksamkeit wirken, wurde deshalb von der Prüfung ausgeschlossen. Auch ist es häufig mit Lidbewegungen verbunden, die die Beobachtung stören müssen. Etwas oberhalb der Milchglasplatte war die rote Nagelsche Fixiermarke angebracht. Manche wurden dadurch jedoch, besonders wenn die Lichtreize ganz schwach wurden, eher behindert. Bei der Bestimmung der Reizschwelle ging ich so vor, dass ich die Beleuchtung der Milchglasplatte allmählich verringerte, bis nichts mehr gesehen wurde („dunkel"). Dann verstärkte ich das Licht wieder, bis „hell" gesagt wurde. Dieser letztere Wert wurde gemäss dem Beispiel Stargardts vermerkt, nachdem ich mich mehrere Male durch Ab- und Zudecken der Milchglasplatte mit der

Tabelle 1.

Der Lichtsinn von 100 Augenzitterern, geordnet nach dem Ergebnis der 1. Prüfung.

Laufende Nr.	Liste der Augen-zitterer	Alter in Jahren	Dauer der Gruben-arbeit (in Jahren)[1]	1. Prüfung R. E.	2. Prüfung R. E.	3. Prüfung R. E.	4. Prüfung R. E.
1	307	53	31	50	400	1900	4700
2	708	49	37	550	170	180	320
3	570	34	17	780	5500	57000	91000
4	604	40	24	850	430		
5	739	36	18	860			
6	752	29	8	1250	5000	8400	11300
7	533	43	25	2150	13850		
8	729	40	26	1667	3000	15600	22500
9	723	44	30	2250	25000	33750	
10	748	51	35	2800	12500		
11	481	42	25	3200	5000	12500	14400
12	611	47	30	3400	1075		
13	757	29	?	3600	4800	28571	30000
14	276	48	24	4500	14600	8200	
15	755	40	25	5000	6400		
16	681	51	35	5000			
17	552	48	18	5000	8400	7250	
18	678	36	13	5150	12300	10000	
19	578	52	37	5400			
20	719	49	33	5750	10900	14000	
21	712	50	28	5900			
22	735	45	31	6450			
23	591	47	25	6500			
24	214	38	?	6600	10500		
25	698	43	27	6850	6750	13250	
26	377	44	27	7000			
27	692	49	32	7000			
28	727	49	34	7500			
29	705	41	26	9700	13800		
30	685	46	27	10000	14000	5300	13000
31	680	34	21	10000	12500	17900	24250
32	721	40	23	10000			
33	36	33	17	10500	14200		
34	709	46	30	10500	29500		
35	758	52	32	10500			
36	691	47	27	10750	7850		
37	736	42	17	11000			
38	777	62	31	11700	10600		
39	694	39	?	11800			
40	436	41	23	11800	13300	25000	20000
41	718	50	30	12000			
42	715	46	17	12500			
43	273	56	32	12700	19400	26000	
44	728	45	25	13900			
45	703	28	12	14200	25000	32200	
46	682	49	23	14250	19400	26000	
47	525	31	10	14300			

[1] Die Dauer der Grubenarbeit ist berechnet vom Beginn derselben bis zur ersten Lichtsinnprüfung.

Laufende Nr.	Liste der Augenzitterer	Alter in Jahren	Dauer der Grubenarbeit in Jahren	1. Prüfung R. E.	2. Prüfung R. E.	3. Prüfung R. E.	4. Prüfung R. E.
48	337	50	31	15300			
49	771	44	25	15800			
50	724	44	20	17250			
51	754	36	21	17250	13200		
52	126	46	30	17500	32600	15800	
53	184	38	21	17500	20600	55000	
54	756	47	32	17500	24000		
55	725	40	22	17850	23600		
56	741	30	14	18600	26780	25800	
57	469	42	16	19000	20600		
58	619	35	14	19000			
59	720	46	32	19250			
60	560	36	19	20000	34100		
61	33	41	18	20300	15500		
62	319	52	26	20400	20600		
63	714	46	22	20500	37000	51000	
64	742	24	9	21111			
65	369	36	21	21700	34400	40000	
66	726	52	39	21900			
67	538	34	18	23500	37500	66500	
68	778	46	28	23900	11300	13800	
69	745	40	17	24000	25750		
70	743	41	25	24200	15100		
71	716	49	26	24600	33150		
72	350	42	22	25000	26200		
73	81	40	21	25000	53000		
74	381	43	25	25200	26500		
75	707	24	8	26500			
76	751	31	15	28250			
77	512	36	16	28500	44000	38000	
78	645	46	21	28500			
79	711	34	10	29000			
80	740	35	27	29000	19500	40000	
81	625	46	25	30000	51000	28500	18300
82	676	47	31	31400	33000	36300	54500
83	226	35	18	31750			
84	730	22	6	34300	37700	90300	71000
85	762	26	9	36000	35000		
86	737	54	38	36300			
87	695	40	22	37400			
88	373	39	20	38000	93340		
89	750	27	11	40000	50000		
90	779	51	36	44500			
91	722	40	22	45000			
92	746	31	15	46000	54000	65500	
93	734	32	15	50000	61000		
94	713	33	16	51500	42500		
95	780	38	12	56000	46250		
96	679	32	13	58000	41600	50000	
97	358	32	15	60000			
98	653	40	25	82000	48000		
99	738	32	14	82500			
100	744	50	34	103000	86000	91000	

Hand von der Zuverlässigkeit der Angaben überzeugt hatte, was unbedingt erforderlich ist. In der Stunde fanden 4—5 Messungen statt.

Die gefundenen Werte sind niedriger als die früherer Forscher. Die Lichtsinnprüfung scheint mir besonders für ungeübte Beobachter nicht leicht zu sein, und der Genauigkeit unserer sonstigen Methoden zu entbehren. Von der Schwierigkeit der Lichtsinnprüfung kann man sich nur durch Selbstbeobachtung einen Begriff machen. Der sich nach einem gewissen Dunkelaufenthalt bildende Lichtnebel, die Folge der chemischen Veränderungen in der Netzhaut, macht bei den ganz schwachen Lichtreizen ein präzises Urteil ziemlich schwierig, auch für geschulte Beobachter. Das Ergebnis der Prüfung hängt ab von der Intelligenz, der Aufmerksamkeit, dem guten Willen des Untersuchten und der Ausdauer des Arztes, weshalb es nicht ganz konstant ist. Bei Wiederholung der Prüfung sind die späteren Werte in der Regel höher als die ersten, eine Folge der Übung. Die Befunde eines Beobachters werden sich ohne weiteres miteinander vergleichen und zu Schlüssen benutzen lassen.

Durchschnittswert des Lichtsinns nach einstündigem Dunkelaufenthalt.

I. Probe 100 Fälle 20506 relative Empfindlichkeitswerte,
II. „ 65 „ 24623 „ „ ,
III. „ 34 „ 30897 „ „ ,
IV. „ 13 „ 28866 „ „ .

Der Durchschnitt aller 212 Proben ergab 23947 R. E. Der niedrigste Wert betrug 50 (Fall 307. Fig. 2), der höchste 103000 (Fig. 6) relative Empfindlichkeitswerte. Die Zahl im Scheitelpunkt gibt die Anfangsschwelle an. Manchmal steigt die Kurve in gerader Linie. manchmal mit Stufen auf ihre endgültige Höhe. Einzelne Kurven weisen auch starke Remissionen auf. (Aufmerksamkeitsschwankungen?)

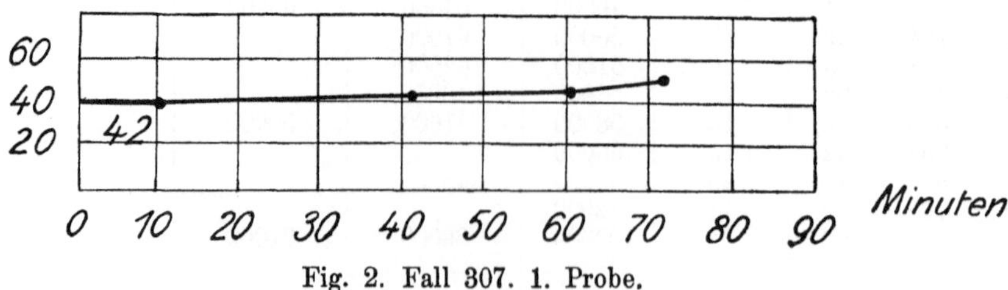

Fig. 2. Fall 307. 1. Probe.

Das Ergebnis wiederholter Prüfungen ist selten ganz beständig. In der Regel wird bei späterer Untersuchung ein höherer Wert erreicht, was wohl als Folge der Übung anzusehen ist, wenn sich die

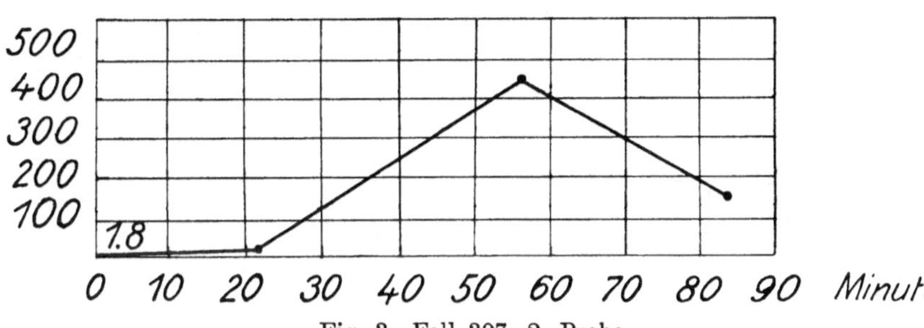

Fig. 3. Fall 307. 2. Probe.

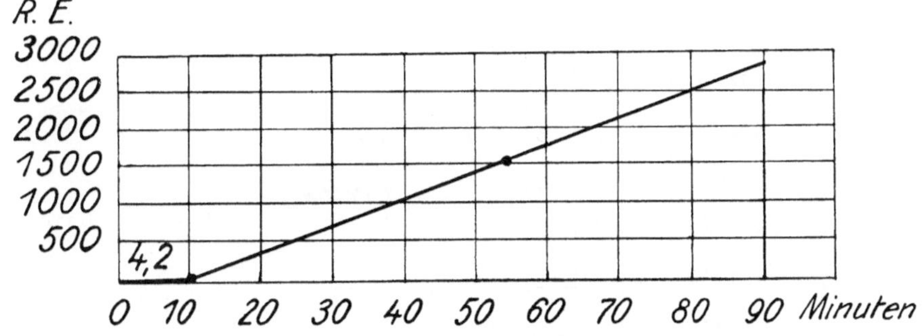

Fig. 4. Fall 307. 3. Probe.

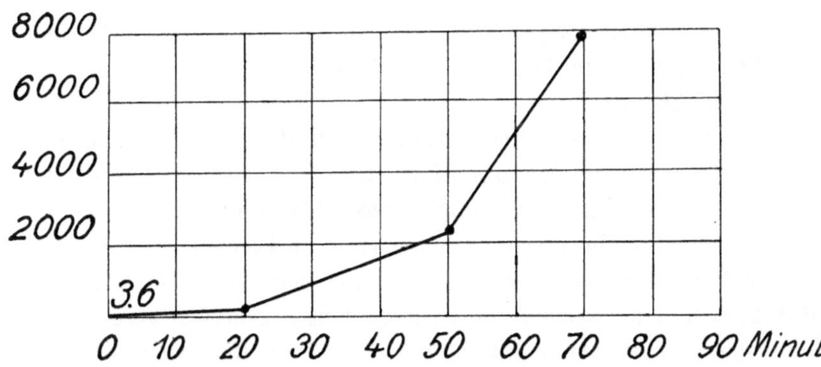

Fig. 5. Fall 307. 4. Probe.

Unterschiede in mässigen Grenzen halten. Für so gewaltige Verschiedenheiten wie bei Nr. 3 (570) (Fig. 7) fehlt mir die Erklärung. 18 mal ergab nicht die erste, sondern eine spätere Probe den niedrigsten Lichtsinnwert. Der erste Eindruck obiger Statistik ist der, dass der Lichtsinn der Augenzitterer sich weit unter der normalen Höhe hält, da er nach etwa 45 Minuten bereits bei 250 000 R. E. liegen soll. Ich muss allerdings gestehen, dass es mir bis jetzt, auch bei Gesunden, nie ge-

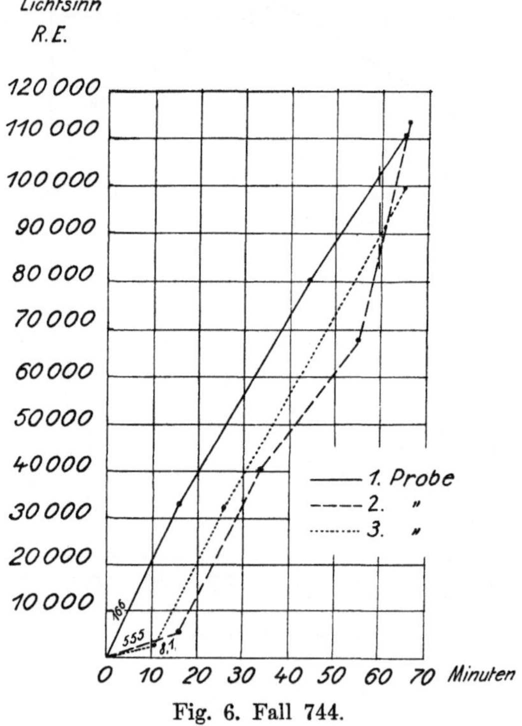

Fig. 6. Fall 744.

lungen ist, letzteren Wert zu erreichen. 63 Augenzitterer blieben bei der ersten Probe unter dem Durchschnitt (20 506). Wie erklärt sich dieser niedrige Lichtsinn?

Manche Forscher haben eine Abstumpfung des Lichtsinns im Laufe der Grubenarbeit infolge des plötzlichen Wechsels von tiefer Dunkelheit und Tageshelle angenommen, was aber schwer verständlich ist. Näher liegt es, die grossen Unterschiede im Lichtsinn für angeboren zu halten. Um das festzustellen, untersuchte ich Jünglinge unter 16 Jahren, die noch nicht zur Grubenarbeit zugelassen werden, und andere, die weniger als 3 Jahre unter Tage arbeiten, also noch nicht von Augenzittern befallen werden konnten. (Siehe Tabelle 2.)

Aus dieser Statistik geht hervor, dass der Lichtsinn bei jugendlichen Arbeitern, die den Schädlichkeiten der Grubenarbeit noch nicht
oder erst kurze Zeit ausgesetzt sind, von sehr verschiedener Schärfe
ist. Es muss sich also um angeborene Unterschiede handeln. Bei allen

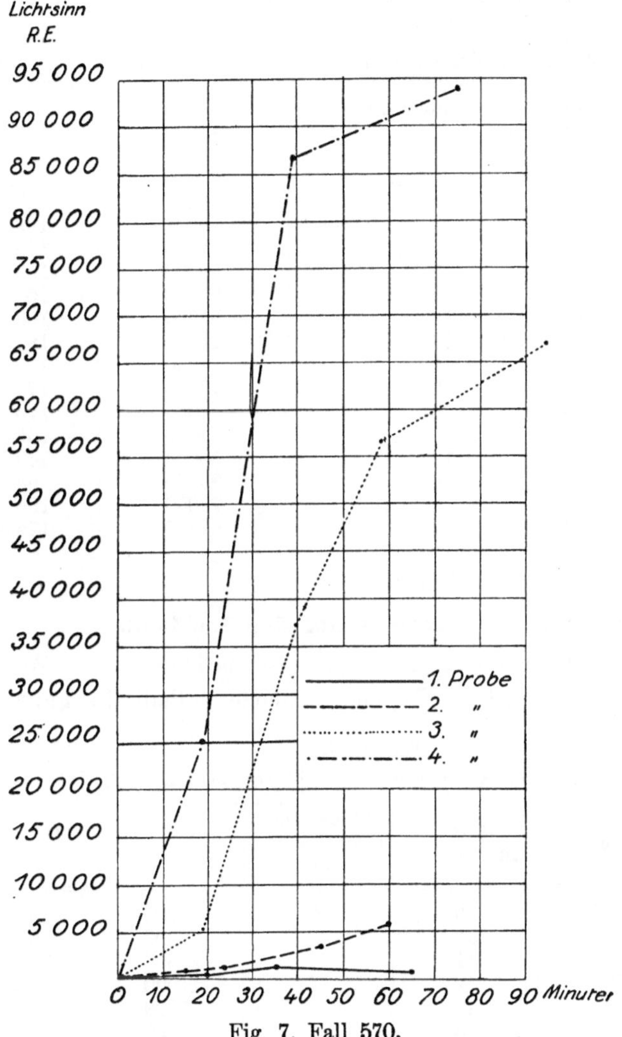

Fig. 7. Fall 570.

waren die Augen, abgesehen von einzelnen geringen Refraktionsfehlern,
normal und von guter Sehkraft.

Bemerkenswert ist, dass Nr. 11, der einen sehr niedrigen Lichtsinn hat und bereits über schlechtes Sehen in der Grube klagt, besonders
wenn er mittags einfährt, der Sohn eines Augenzitterers ist.

Letzterer (787), jetzt 48 Jahre alt, leidet seit 15 Jahren an Augenzittern; hochgradige Übersichtigkeit; Grösse 170,2; Lichtsinn 5750 R. E.; Zittern lebhaft, R. horizontal, L. schräg.

Tabelle 2.
Der Lichtsinn jugendlicher Arbeiter ohne Augenzittern.

Nr.	Alter in Jahren	Dauer der Grubenarbeit	Lichtsinn	Grösse in cm
1	15	über Tage	10526	155,5
2	15	„	21000	146,1
3	15	„	46000	?
4	15	„	65000	155,7
5	15	„	66667	149
6	15	„	78000	166,3
7	17	„	24000	138,5
8	17	5 Monate	52000	159
9	17	9 „	55000	159
10	17	12 „	55000	169
11	18	18 „	11800	168
12	18	4 „	14250	163
13	19	8 „	10150	171
14	19	8 „	38000	175,5
15	20	5 „	33000	166
16	21	12 „	50000	169,5
17	22	6 „	93500	168
18	22	6 „	73000	163
19	32	2 „	67500	175,3

Ferner scheint ein schädlicher

Einfluss des Alkohols auf den Lichtsinn

zu bestehen. Abgesehen von Horn (99) ist darüber meines Wissens nichts veröffentlicht worden. Folgende Tabelle enthält 14 Fälle von

Tabelle 3.
Lichtsinn und Grösse bei Alkoholikern mit Augenzittern.

Nr.	Listen-Nr.	Alter in Jahren	Dauer der Grubenarbeit in Jahren	Lichtsinn R. E.	Grösse in cm
1	757	29	?	3600	161,3
2	214	38	?	6600	157
3	436	41	?	11800	183
4	736	42	17	11000	162,3
5	205	43	?	7900	?
6	307	53	31	50 !	168
7	535	45	29	19800	157,5
8	591	47	25	6500	166,5
9	250	48	26	19200	163,5
10	719	49	33	5750	161
11	727	49	34	7500	153,5
12	299	49	31	26200	165,3
13	337	50	31	15300	168
14	726	52	39	21900	168,5

Augenzittern bei Alkoholikern. Sie ist klein, aber in bezug auf die Diagnose des Alkoholmissbrauches, die ja oft schwer zu präzisieren ist, ziemlich sicher. Die Fälle 2, 4, 6 (Fig. 2—5), 8, 10, 11, 12, 13 sind starke Trinker, was festgestellt ist durch Mitteilung der Verwandten, der Knappschaftsältesten oder meine eigenen Beobachtungen. Fall 1, der jüngste, gab an, täglich 1—2 Flaschen Bier und Sonntags einen Schnaps zu trinken. Bei 3, 5, 7, 9, 14 habe ich gelegentlich öfterer Konsultationen stärkeren Alkoholgenuss an seiner Wirkung auf das Augenzittern, worüber später die Rede sein wird, beobachtet. Bei Nr. 8 ist das rechte Auge geschrumpft. Er gehört zu den wenigen Fällen von Einäugigkeit mit Augenzittern, die ich gesehen habe. Beide Augen zittern heftig. Alle übrigen haben, abgesehen von einigen mässigen Refraktionsfehlern, normale Augen.

Der Lichtsinn dieser Fälle ist teilweise ausserordentlich schlecht, z. B. bei 6 (Fig. 2—5). Der Durchschnittswert beträgt nur 11292 R. E., also kaum die Hälfte des Gesamtdurchschnitts (20506). Nur zwei (12 und 14) übertreffen ihn.

Der Beachtung empfehle ich noch die Grösse dieser Leute. Die meisten sind klein. Nur zwei (3 und 14) haben mehr als Durchschnittsgrösse (168,3).

Die 100 Fälle der 1. Tabelle sind in der 4. Tabelle nach 5jährigen Perioden geordnet, und in jeder Periode ist die Reihenfolge nach der Grösse bestimmt. Der Lichtsinndurchschnitt zeigt mit steigendem Alter von der III. Gruppe an bis zum Schluss ein allmähliches Sinken,

Tabelle 4.

Beziehungen zwischen Alter, Grösse und Lichtsinn bei Augenzitterern geordnet nach dem Alter.

Periode in Jahren	Laufende Nr.	Listen-Nr.	Alter in Jahren	Grösse in cm	1. Lichtsinn R. E.	Durchschnitt R. E.
			Gruppe I.			
20—24	1	742	24	163	21111	
	2	730	22	165,5	34300	27303
	3	707	24	165,5	26500	
			Gruppe II.			
25—29	1	762	26	158,1	36000	
	2	703	28	160,5	14200	
	3	757	29	161,3	3600	19010
	4	752	29	166,5	1250	
	5	750	27	168	40000	

Periode in Jahren	Laufende Nr.	Listen-Nr.	Alter in Jahren	Grösse in cm	1. Lichtsinn R. E.	Durchschnitt R. E.
			Gruppe III.			
30—34	1	734	32	154	50000	
	2	525	31	165,3	14300	
	3	751	31	165,5	28250	
	4	738	32	166	82500	
	5	538	34	167	23500	
	6	711	34	167,5	29000	
	7	570	34	168	780	
	8	680	34	168	10000	34495
	9	679	32	171	58000	
	10	36	33	171	10500	
	11	746	31	174	46000	
	12	358	32	174,3	60000	
	13	741	30	175,1	18600	
	14	713	33	176	51500	
			Gruppe IV.			
35—39	1	678	36	156	5150	
	2	694	39	156	11800	
	3	214	38	157	6600	
	4	740	35	159,7	29000	
	5	369	36	167,5	21700	
	6	184	38	168	17500	
	7	619	35	169	19000	21650
	8	780	38	174	56000	
	9	226	35	179	31750	
	10	739	36	174,3	860	
	11	754	36	175,8	17250	
	12	560	36	177	20000	
	13	512	36	177	28500	
	14	373	39	177	38000	
			Gruppe V.			
40—44	1	724	44	158,5	17250	
	2	723	44	158,2	2250	
	3	725	40	159,3	17850	
	4	698	43	161	6850	
	5	736	42	162,3	11000	
	6	743	41	163	24200	
	7	481	42	164	3200	
	8	377	44	164	7000	
	9	350	42	164,5	25000	
	10	771	44	165,2	15800	
	11	604	40	166,5	850	
	12	381	43	166,5	25200	
	13	81	40	168	25000	17727
	14	469	42	169	19000	
	15	533	43	169,5	2150	
	16	722	40	170,2	45000	
	17	729	40	170,5	1667	
	18	705	41	171	9700	
	19	33	41	171	20300	
	20	721	40	172	10000	
	21	755	40	174,5	5000	
	22	695	40	176,5	37400	
	23	653	40	181,5	82000	
	24	436	41	183	11800	

Periode in Jahren	Laufende Nr.	Listen-Nr.	Alter in Jahren	Grösse in cm	1. Lichtsinn R. E.	Durchschnitt R. E.
			Gruppe VI.			
45—49	1	727	49	153,5	7500	
	2	756	47	154	17500	
	3	692	49	161	7000	
	4	719	49	161	5750	
	5	709	46	162	10500	
	6	735	45	162,5	6450	
	7	682	49	163,5	14250	
	8	611	47	165	3400	
	9	276	48	166,25	4500	
	10	720	46	166,25	19200	
	11	591	47	166,5	6500	
	12	691	47	169	10750	
	13	645	46	169	28500	14228
	14	625	46	169	30000	
	15	552	48	170	5000	
	16	714	46	170,5	20500	
	17	745	40	170,5	24000	
	18	728	45	171	13900	
	19	778	46	172	23900	
	20	676	47	172	31400	
	21	716	49	172	24600	
	22	715	46	172,25	12500	
	23	685	46	173	10000	
	24	708	49	174,5	550	
	25	126	46	182	17500	
			Gruppe VII.			
50—54	1	758	52	160,1	10500	
	2	712	50	161	5900	
	3	718	50	163,6	12000	
	4	681	51	164	5000	
	5	737	54	164	36300	
	6	578	52	165,2	5400	
	7	748	51	166	2800	21773
	8	307	53	168	50	
	9	337	50	168	15300	
	10	779	51	168	44500	
	11	726	52	168,5	21900	
	12	319	52	172	20400	
	13	744	50	172	103000	
			Gruppe VIII.			
55—59	1	273	56	169,75	12700	12700
			Gruppe IX.			
60—64	1	777	62	172	11700	11700

wobei nur die Gruppe VII aus dem Rahmen herausspringt. Die Gruppe I und besonders II haben auffallend niedrigen Lichtsinn.

Ein kurzer Vergleich der Fälle in jeder Gruppe lehrt, dass sich niedriger Lichtsinn mehr bei kleinen als bei grossen Leuten findet, weshalb alle Fälle nochmals nach der Grösse geordnet wurden (Tab. 5).

In der Tabelle 5 steigt der Lichtsinn von der III. Gruppe regelmässig an. Der Lichtsinnwert der Leute von 180—185 cm ist über dreimal so gross, als bei Leuten von 160—165 cm. Die beiden ersten Gruppen passen wieder nicht vollständig in das andere Schema. Dass der Lichtsinn an sich mit der Körpergrösse etwas zu tun hat, ist natürlich ausgeschlossen.

Tabelle 5.

Beziehungen zwischen Lichtsinn und Grösse bei Augenzitterern geordnet nach der Grösse.

	Laufende Nr.	Listen-Nr.	Alter in Jahren	Grösse in cm	Lichtsinn R. E.	Durchschnitt R. E.
			Gruppe I.			
151—155 cm	1	727	49	153,5	7500	
	2	756	47	154	17500	} 25000
	3	743	32	154	50000	
			Gruppe II.			
155—160 cm	4	678	36	156	5150	
	5	694	39	156	11800	
	6	214	38	157	6600	
	7	762	26	158,1	36000	
	8	724	44	158,2	17250	} 15737
	9	723	44	158,5	2250	
	10	725	40	159,3	17850	
	11	740	35	159,7	29000	
			Gruppe III.			
160—165 cm	12	758	52	160,1	10500	
	13	703	28	160,5	14200	
	14	719	49	161	5750	
	15	712	50	161	5900	
	16	698	43	161	6850	
	17	692	49	161	7000	
	18	757	29	161,3	3600	
	19	709	46	162	10500	
	20	736	42	162,3	11000	
	21	735	45	162,5	6450	
	22	742	24	163	21111	} 11660,5
	23	743	41	163	24200	
	24	682	49	163,5	14250	
	25	718	50	163,6	12000	
	26	481	42	164	3200	
	27	681	51	164	5000	
	28	377	44	164	7000	
	29	737	54	164	36300	
	30	350	42	164,5	25000	
	31	611	47	165	3400	

	Lau-fende Nr.	Listen-Nr.	Alter in Jahren	Grösse in cm	Lichtsinn R. E.	Durchschnitt R. E.
			Gruppe IV.			
165—170 cm	32	578	52	165,2	5400	
	33	771	44	165,2	15800	
	34	525	31	165,3	14300	
	35	707	24	165,5	26500	
	36	751	31	165,5	28250	
	37	730	22	165,5	34300	
	38	748	51	166	2800	
	39	738	32	166	82500	
	40	276	48	166,25	4500	
	41	720	46	166,25	19250	
	42	604	40	166,5	850	
	43	752	29	166,5	1250	
	44	591	47	166,5	6500	
	45	381	43	166,5	25200	
	46	538	34	167	23500	
	47	369	36	167,5	21700	
	48	711	34	167,5	29000	
	49	307	53	168	50	18933
	50	570	34	168	780	
	51	680	34	168	10000	
	52	337	50	168	15300	
	53	184	38	168	17500	
	54	81	40	168	25000	
	55	750	27	168	40000	
	56	779	51	168	44500	
	57	726	52	168,5	21900	
	58	691	47	169	10750	
	59	619	35	169	19000	
	60	469	42	169	19000	
	61	645	46	169	28500	
	62	625	46	169	30000	
	63	533	43	169,5	2150	
	64	273	56	169,75	12700	
	65	552	48	170	5000	
			Gruppe V.			
170—175 cm	66	722	40	170,2	45000	
	67	729	40	170,5	1667	
	68	714	46	170,5	20500	
	69	745	40	170,5	24000	
	70	705	41	171	9700	
	71	36	33	171	10500	
	72	728	45	171	13900	
	73	33	41	171	20300	
	74	679	32	171	58000	
	75	721	40	172	10000	
	76	777	62	172	11700	
	77	319	52	172	20400	26049
	78	778	46	172	23900	
	79	716	49	172	24600	
	80	676	47	172	31400	
	81	744	50	172	103000	
	82	715	46	172,25	12500	
	83	685	46	173	10000	

	Lau- fende Nr.	Listen-Nr.	Alter in Jahren	Grösse in cm	Lichtsinn R. E.	Durchschnitt R. E.
	84	226	35	174	31750	
	85	746	31	174	46000	
	86	780	38	174	56000	
	87	358	32	174,3	60000	
	88	708	49	174,5	550	
	89	739	36	174,5	860	
	90	755	40	174,5	50000	

Gruppe VI.

	Lau- fende Nr.	Listen-Nr.	Alter in Jahren	Grösse in cm	Lichtsinn R. E.	Durchschnitt R. E.
175—180 cm	91	741	30	175,1	18600	
	92	754	36	175,8	17250	
	93	713	33	176	51500	
	94	695	40	176,5	37400	30177
	95	560	36	177	20000	
	96	512	36	177	28500	
	97	373	39	177	38000	

Gruppe VII.

	Lau- fende Nr.	Listen-Nr.	Alter in Jahren	Grösse in cm	Lichtsinn R. E.	Durchschnitt R. E.
180—185 cm	98	653	40	181,5	82000	
	99	126	46	182	17500	37100
	100	436	41	183	11800	

Das Ergebnis obiger Untersuchungen scheint aber zu sein, dass
verschiedene Faktoren bei der Entstehung des Augenzitterns mitwirken,
zuerst der Lichtsinn, dann die Grösse. Je schlechter der Lichtsinn,
und je grösser der Körper, desto grösser die Gefahr des Augenzitterns.
Hoher Lichtsinn und kleine Gestalt bieten einen relativen Schutz,
unter sonst gleichen Umständen.

Befund bei Steigern.

Nach der Ansicht aller Autoren ist die Augenzitterngefahr für
die einzelnen Klassen der Grubenarbeiter verschieden gross. Am
grössten ist sie für die Hauer, geringer für die Reparatur- und Zimmerhauer, noch geringer für Schlepper und Steiger. Wenn also z. B.
letztere weniger unter der Einwirkung der äusseren Ursachen des
Augenzitterns (Arbeitsbedingungen) stehen und trotzdem von Augenzittern befallen werden, so darf man erwarten, dass bei ihnen die
inneren Ursachen (Veranlagung) mehr hervortreten werden, als bei
dem Durchschnitt der Hauer. Ich gebe unter diesem Gesichtspunkt
den Befund von 4 Steigern (Tab. 6).

Tabelle 6.

Nr.	Nystagmus-liste	Alter in Jahren	Dauer der Grubenarbeit in Jahren	Grösse in cm	Lichtsinn R. E.
1	36	33	17	171	10500
2	791	34	16	172	9000
3	721	40	23	172	10000
4	126	46	30	182	17500

1. (36) 4. VIII. 1911. Bis 1906 vor der Kohle. Seitdem Steiger. Seit einem Jahr will er an Augenzittern leiden. Befund negativ. R. und L. — $4 D = {}^4|_4$. Mit Maddox auf 50 cm $3^1|_2{}^0$, auf 30 cm 5^0 Diverg., keine Höhenablenkung. Adaptationskurve Fig. 8.

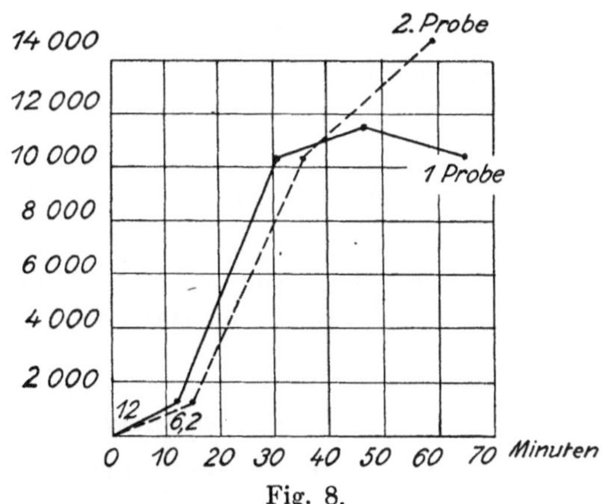

Fig. 8.

18. I. 1912. Klagt wieder über Springen der Lichter, wenn er in gebückter Haltung durch den Querschlag geht. Jetzt ist mit dem Augenspiegel Zittern zu finden, aber nur zeitweise bei starker Blickhebung, und ganz leise, kaum eine Venenbreite, vertikal, R. > L. Bis 27. VI. 1914 immer in der Grube. Zittern ganz gering. vertikal.

2. (791) Bis 1910 vor der Kohle; dann Steiger. Augenzittern seit 2—3 Monaten. Rechtes Auge immer schwach.

13. X. 1914· R. Finger: 4 m; — 1,25 $D = {}^4|_{36}$; L. $= {}^4|_{11}$; — 1,5 $D = {}^4|_5$. Heftiges Zittern bei tiefer Senkung des Blickes, R. rotierend mit Uhrzeiger, L. Raddrehung. Adaptationskurve siehe Fig. 9.

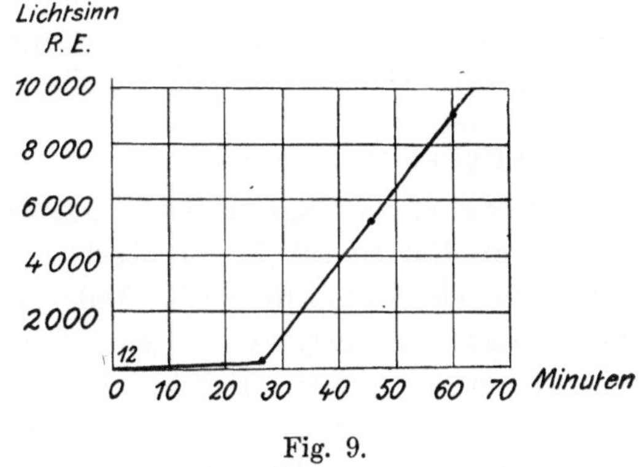

Fig. 9.

3. (721) 23 Jahre in der Grube, 2 Jahre Schlepper, 7 Jahre Hauer, dann Steiger. Das Augenzittern begann in der Lehrhauerzeit, wurde in der Hauerzeit schlimmer, in der Steigerzeit wieder besser.

12. III. 1914. R. u. L. $+ 0,5 = {}^4|_4$. 2 u. $3^1|_2{}^0$ Diverg. R. $^1|_4{}^0$ höher.

Zittern schwer zu sehen. Nach Bücken gelingt es, zuerst links, dann auch rechts Zittern nachzuweisen; vertikal; Amplitude L. > R.

4. (126) Seit 1884 in der Grube; von 1887—1902 Hauer, dann Steiger. Zittern trat auf in der Hauerzeit. Später verschlimmert.

2. II. 1909. R. $^5/_{10}$ — 1,0 cyl. $= {}^5/_5$; L. $= {}^5/_6$ — 0,5 D cyl. $= {}^5/_5$. Ganz geringes, vertikales Zittern bei stärkster Blickhebung. $1—1^1/_2{}^0$ latente Diverg. Rechtes Auge Spur höher.

25. V. 1914. Bis jetzt in der Grube. Lebhafte Klagen über Zittern. Trotzdem weder im Hellen, noch im Dunkeln nach Bücken nachweisbar. Dann sagt er: Das Zittern entstehe bei Bewegungen. Er geht einige Male im Dunkelzimmer hin und her. Dabei tritt in der Tat Zittern bei geradem und gesenktem Blick auf, besonders bei mittlerer Linkswendung, lebhaft, vertikal; aber der Anfall ist kurz.

Bemerkenswert ist, dass der Lichtsinn dieser 4 Steiger weit unter, die Grösse über dem Durchschnittswert der übrigen Augenzitterer liegt. Auch hier hat der grösste (4) trotz höheren Alters den besten Lichtsinn. Weiter ist hervorzuheben, dass alle früh, z. T. sehr früh befallen wurden, was ja auch zu erwarten ist, wenn die Veranlagung besonders ungünstig liegt. Endlich ist noch darauf hinzuweisen, dass, abgesehen vom 2. Fall, das Augenzittern bei diesen Steigern ganz gering oder intermittierend war.

Schlussergebnis.

Der Lichtsinn der Augenzitterer ist im allgemeinen als schlecht zu bezeichnen. Die Annahme, dass eine Herabsetzung des Lichtsinns unter den Ursachen des Augenzitterns eine wichtige Rolle spielt, ist durch die vorhergehenden Statistiken wohl begründet. Es ist aber schon jetzt zu betonen, dass sie keineswegs proportional ist der Schwere, Schwingungsrichtung und Zahl des Augenzitterns. Sie ist vielmehr nur ein Glied in der Kette der Ursachen.

g) Beweglichkeitsstörungen.

a) Lähmungen. Sie kommen für die Ätiologie des Augenzitterns nicht in Betracht. Nur einmal (777) beobachtete ich bei einem 62 jährigen Bergmann mit Augenzittern eine Abduzens- und Fazialisparese nach Schädelbruch. Das Augenzittern war offenbar viel älter.

b) Concomit. Schielen. Darüber habe ich schon in meiner ersten Abhandlung (169, S. 79) auf Grund von 195 Fällen berichtet, die ich kurz erwähnen will. Darunter war:

I. 1 Fall von manifestem Auswärtsschielen von 30^0 bei hochgradiger Myopie (= 0,5 $^0/_0$).

II. 93 Fälle von latenter Divergenz = 47,7 %. Die Untersuchung fand statt auf 50 und 30 cm, weil die Hauer- und Reparaturhauerarbeit in mässiger Entfernung geschieht. Die Abweichung lag:

bei 50 cm Objektdistanz zwischen 0 und 13 Winkelgraden,

„ 30 „ „ „ 1 „ 23 „ .

III. 94 Fälle mit Horizontal- und Vertikaldivergenz = 48,2 %, und zwar:

1. 55 mit positiver Vertikaldivergenz (rechte Gesichtslinie höher) (= 28,2 %).

2. 39 mit negativer Vertikaldivergenz (rechte Gesichtslinie tiefer) (= 20 %).

Die Vertikalablenkung lag bei 50 cm Objektdistanz zwischen einer „Spur" und $2\frac{1}{2}$ Winkelgraden.

IV. 7 Fälle von Konvergenz = 3,6 %.

a) Manifest 3 Fälle = 1,6 %. Darunter 1 Fall von periodischem, akkommodativem Schielen wechselnder Grösse, 1 Fall von geringem und 1 Fall von starkem manifesten Schielen.

b) Latent 4 Fälle = 2,0 %. Es handelte sich um ganz geringen Grad. Wenigstens 3 waren mit Höhenschielen verbunden. Die Prüfung des binokularen Sehaktes ist damals leider nicht ausgeführt. Nach dem Befund ist anzunehmen, dass er sicher in 3 Fällen von manifestem Schielen fehlte.

Unter meinem neuen Material sind 3 weitere Fälle von manifestem Schielen (ohne binokularen Sehakt).

a) Fall 711, geb. 13. IX. 1880. Seit 1905 in der Grube. Seit Sept. 1913 wackeln die Grubenlampen. S R. = $^{4}/_{4}$: L. = $^{4}/_{4}$ + 0,5 D. Grösse 167,5. Lichtsinn 29 000. Dissoziiertes Auswärtsschielen von 30—34°. Das nicht fixierende Auge schielt nach aussen und oben. Ferner ist gleichsinniger Rucknystagmus nach links vorhanden, beiderseits schräg nach oben aussen. Amplitude links grösser als rechts. Zahl ungefähr 57 × in der Minute. Amplitude und Schwingungsintervall wechseln. Wenn das rechte Auge einen fernen Punkt ansieht, besteht im allgemeinen kein Rucknystagmus; aber das linke Auge macht dabei langsame Vertikalbewegungen von fast 1 mm Grösse, bei Verdunklung nach oben, bei Belichtung nach unten. Fixiert das linke Auge, so tritt der oben geschilderte Rucknystagmus auf, auch bei gesenktem Blick. Bei gehobenem Blick, besonders im Dunkeln und bei vornübergebeugtem Kopf gesellt sich dazu typisches, kleinschlägiges, bald vorübergehendes Augenzittern der Bergleute, rechts rotierend gegen den Uhrzeiger, links schräg.

b) Fall 863. Fahrsteiger, geb. 30. IV. 1859. 38 Jahre in der Grube. 7—8 Jahre vor der Kohle, dann Beamter. Seit einem Jahr Zittern der Lampen.

3. VI. 1911. R. $+$ 0,5 sph. $\supset$ $+$ 1,75 cyl. $= {}^4/_7$.
L. $+$ 1,0 sph. $\supset$ $+$ 2,5 cyl. $= {}^4/_7$.

Im Tageslicht bei erhobenem Blick Zittern R. $>$ L. Rechts schräg nach oben aussen, links unbestimmt.

Bei Rechtsfixation auf 50 cm mit Maddox 3—4° Konverg. Keine Höhenabweichung, keine Fusionsbewegung.

c) Fall 768, geb. 16. V. 1876. Seit 1893 in der Grube, vor der Kohle bis 1903, dann am Verbauen, seit einem Jahr Gesteinshauer, Augenzittern seit 7—8 Jahren.

29. VIII. 1914. Bei starker Senkung des Blickes R. $=$ Finger 4 m, L. $= {}^4/_5 + 1 D$. Grösse 162 cm. R. geringer Strabismus convergens. Fallprobe nicht bestanden bei ruhigen Augen.

Heftiges Augenzittern der Bergleute, R. horizontal, L. Raddrehung.

Da diese 7 Fälle von manifestem Schielen die ganze Ausbeute unter fast 800 Bergleuten mit Augenzittern darstellen, so erscheint es sicher, dass manifestes Schielen mit Aufhebung des binokularen Sehakts unter den Ursachen des Augenzitterns ohne Belang ist.

Ausserordentlich häufig ist dagegen latentes Auswärtsschielen mit und ohne Vertikalablenkung.

Die ausserordentliche Häufigkeit dieser Lageabweichung hat mich damals zu wichtigen Schlüssen veranlasst. Ich fasste das Augenzittern der Bergleute als eine Ermüdung der gegensinnigen Innervation, der Divergenz-Konvergenz (horizontales Zittern) und der Höhenequilibrierung (vertikales Zittern) auf. Die übrigen Formen betrachtete ich als Variationen oder Kombinationen obiger Grundformen. Das Auftreten des Augenzitterns bei erhobenem Blick und die Ruhe bei gesenktem Blick glaubte ich mit der Tatsache erklären zu können, dass die Divergenz und damit die leichtere Ermüdbarkeit mit der Augenhebung wächst[1]). Einseitiges Zittern führte ich auf einseitigen Ausgleich einer derartigen Stellungsanomalie zurück.

Dransart, der in seinen früheren Arbeiten nur die Parese der Interni erwähnt hat, verbreitet sich dann später (184 und 185) über den Zustand der ganzen Augenmuskulatur. Er misst nicht die Stellungsanomalie, sondern das Fusionsvermögen an der Überwindung verschieden gerichteter Prismen. Er fand nur einige Fälle von Nystagmus mit übernormalem Fusionsvermögen. Bei der Mehrzahl war es geschwächt. Die Methode ist brauchbar, wenn auch die Ausführungen

---

[1]) Dransart macht sich obige Erklärung auf einen Einwand von Coppez zu eigen, ohne zu erwähnen, dass ich diese Antwort vor ihm schon gegeben hatte. Man vergleiche 169, S. 82—87, 183, S. 196; 184, S. 28—31 und 185.

Dransarts über die Fusionskraft der Recti sup. et infer. theoretisch unhaltbar sind.

Meine erste Statistik über die latenten Lageanomalien ist gross genug, so dass ich das spätere, ganz ähnliche Ergebnis hier übergehen kann. Zu bemerken ist aber, dass es, wenn auch selten, Fälle von Nystagmus mit Ortophorie gibt, z. B. ein in Nr. 214 erwähnter Bergmann, bei dem weder bei geradem, noch bei gesenktem und gehobenem Blick eine latente horizontale Abweichung vorhanden war. Mein jetziges Urteil über die Bedeutung der latenten Schielablenkungen für die Entstehung des Augenzitterns kann ich erst weiter unten abgeben.

c) Angeborener Nystagmus. Eine Kombination von Nystagmus der Bergleute mit angeborenem Zittern ist sehr selten, wenn man von dem Nystagmus, der bei peripheren Blickrichtungen auftritt, absieht. Ausser dem S. 33 mitgeteilten kann ich nur noch folgenden Fall anführen.

Fall 522, geb. 14. XII. 1872. Seit 1902 in der Grube, vor der Kohle seit 1904. Augenzittern seit $1^1/_2$ Jahren.

Myopie R. 13 *D*, L. 5 *D*. Beiderseits Trübung der hinteren Linsenkapsel.

Bei gesenktem Blick besteht feines angeborenes Ruckzittern in Form von Raddrehung. Bei Blick nach rechts ist die schnelle Phase nach rechts, bei Blick nach links ist sie nach links gerichtet. In der Horizontalen bei geradem Blick tritt dazu Augenzittern der Bergleute, das viel schneller und von gleichmässigem Ablauf ist. Die Kombination von angeborenem und beruflichem Augenzittern ergibt eine schwer zu definierende Bewegung. Bei mittlerer horizontaler Linkswendung relative Ruhe des Ruckzitterns. Hier erscheint das Augenzittern der Bergleute rechts als Raddrehung, links vielleicht auch, vielleicht auch etwas schräg von oben aussen nach unten innen.

h) Der binokulare Sehakt.

Bis jetzt ist mir ein Fall von Augenzittern bei Einäugigkeit nach Enukleation nicht zu Gesicht gekommen[1]. Roger (145) beobachtete unter 60 Einäugigen (nach Enukleation) keinen einzigen Augenzitterer, während er sonst 17,5% mit Augenzittern behaftet fand. Man kann also fragen: Schützt Einäugigkeit oder Verlust des binokularen Sehaktes vor Augenzittern? Sicher ist, dass sich Augenzittern bei Bergleuten entwickeln kann, deren binokularer Sehakt schon vorher oder

---

[1] Erst 1916 beobachtete ich einen solchen Fall. Nr. 884. 44 Jahre alt. Seit 1894 in der Grube; seit 1899 Steiger. R. A. 1889 durch Eisensplitter verletzt und 1906 enukleiert. Das Augenzittern ist auch im Dunkeln ganz gering (Raddrehung). Angeblich spürt er nichts davon.

zeitlebens aufgehoben waren. Dahin gehören z. B. die S. 32—33 erwähnten 6 Fälle von manifestem Schielen. Ferner 6 Fälle mit einseitiger Blindheit oder so hochgradiger Schwachsichtigkeit, dass an binokulares Sehen nicht zu denken war, die ich (169, S. 22—23) mitgeteilt habe.

Dazu kommen noch folgende Fälle:

a) Fall 591, geb. 2. XI. 1867. Seit 1889 in der Grube. R. A. 1904 nach Schlägerei erblindet. Danach ein Jahr über Tage. Später wieder in der Grube als Hauer.

23. IV. 1912 bei mir. Augenzittern angeblich seit $^{1}/_{2}$ Jahr. Alkoholiker; allgemeiner Tremor. Grösse 166,5 cm. Lichtsinn 6500.

R. Hornhaut abgeflacht, narbig. Auge geschrumpft. Der Stumpf begleitet alle Bewegungen des linken Auges und macht sogar Konvergenzbewegungen. Beide Augen zittern lebhaft bei mittlerer Blicksenkung. Ob das Zittern hier erst nach der Erblindung des rechten Auges aufgetreten ist, erscheint mir trotz der Angabe des Patienten fraglich. Jedenfalls besteht es weiter.

b) Fall 696, geb. 6. XII. 1878. 21 Jahre in der Grube. L. Auge immer schlecht.

R. $= {}^{4}/_{5}$; $- 0,5$ cyl. $= {}^{4}/_{4}$. L. $=$ Finger: $3^{1}/_{2}$ m $- 2,0$ cyl. $= {}^{4}/_{36}$. Die Fallprobe wird nicht bestanden.

L. Maculae corneae und Leucoma adhaer. Im Dunkeln starker Lidkrampf. R. ist nach Bücken kein sicheres Zittern nachweisbar. L. spontan deutliches horizontales Zittern bei geradem und gehobenem Blick.

c) Fall 708 geb. 21. VIII. 1865. 37 Jahre in der Grube. Seit 5 Jahren Sehstörung.

R. Finger in 4 m, $+ 4 D$ etwas besser.

L. $+ 0,5 = {}^{4}/_{5}$. Grösse 174,7. Lichtsinn 550. Fallprobe bei ruhigen Augen nicht bestanden. Bei starker Hebung geringes Zittern. Nach Bücken viel stärker, diskontinuierlich, beiderseits schräg von oben rechts nach unten links mit Rotation mit dem Uhrzeiger.

d) Fall 717, geb. 25. II. 1876. 18 Jahre in der Grube, keine Klagen. Grösse 171 cm.

R. $=$ Finger in 2 m; $- 12 D = {}^{4}/_{24}$; L. $= {}^{4}/_{4}$ E. Fallprobe wird auch mit Brille nicht bestanden.

Zittern auch bei gesenktem Blick; R. von wechselnder Schwingungsrichtung, rotierend mit Uhrzeiger, vertikal, schräg. L. geringer, schräg.

Ausser diesen machte ich noch bei 45 Augenzitterern die Fallprobe. Sie bestanden sämtlich.

Es ergibt sich somit, dass Mangel an binokularem Sehen bei Augenzittern ziemlich selten ist. Eine Ursache des Augenzitterns liegt also sicher nicht darin.

Zu bemerken ist noch, dass bei den Fällen von einseitiger Blindheit das Zittern manchmal ganz gering, kaum wahrnehmbar, manchmal auch heftig ist. Das blinde Auge zittert auch, bald stärker, bald weniger als das gute.

Der Befund bei Bergleuten ohne Augenzittern.

Die Nystagmusforschung in bezug auf die Veranlagung steht auf einem Bein, wenn sie nicht auch augenzitternfreie Bergleute berücksichtigt. Erst der Vergleich der Gesunden mit den Kranken wird uns die richtige Bedeutung der einzelnen Abweichungen erkennen lassen und dem heutigen Wirrwarr der Ansichten ein Ende machen.

Diese Seite der Frage ist bisher sehr vernachlässigt worden. Llewellyn (174) hat einige Kontrolluntersuchungen bezüglich des Alters, der Sehschärfe, Refraktion und Farbe der Augen und der Haare angestellt.

Ich habe in früheren Jahren bei manchem Manne mit hohen Refraktionsfehlern, schlechter Sehschärfe, Maculae corneae, Schielen usw. das Augenzittern vermisst, ohne damals das Material zu sammeln. Mein jetziges Vergleichsmaterial an Gesunden steht dem Augenzitternmaterial an Umfang weit nach, doch glaube ich, dass es schon gewisse Unterschiede deutlich hervortreten lässt und der weiteren Forschung den richtigen Weg weist.

Ich habe bei meinen Fällen die Diagnose „frei von Augenzittern" gestellt, wenn sie auf Befragen keine Klagen äusserten und die Untersuchung im Hellen und im Dunkeln nach zehnmaligem schnellen Bücken kein Zittern erkennen liess. Da ist es natürlich nicht ausgeschlossen, dass in dem einen oder andern Fall ganz geringes Zittern im ersten Stadium übersehen wurde, oder dass es durch Alkoholgenuss (siehe später) zeitweilig aufgehoben war, oder dass es in der Anlage schon vorhanden, erst bei weiterer Fortsetzung der Grubenarbeit zur Entwicklung kommt.

Ausgeschlossen von den folgenden Statistiken sind alle Leute, die weniger als 3 Jahre unter Tage arbeiteten, weil die kürzeste von mir beobachtete Inkubationszeit $2^3/_4$ Jahre beträgt.

Es wurden 61 gesunde Leute untersucht, von denen aber nicht jeder einzelne in allen Rubriken zu finden ist. Was die Herkunft des Materials angeht, so befinden sich darunter manche, die wegen einer Altersbrille zu mir kamen. Einen andern Teil liess ich mir aus dem hiesigen Krankenhaus schicken. Die Schwester erhielt nur die eine Weisung, Leute mit schwächenden Allgemeinkrankheiten auszuschliessen,

weil diese möglicherweise das Resultat der Lichtsinnprüfung beeinflussen. Die meisten waren dort wegen Verletzungen der oberen oder
unteren Extremitäten[1]).

1. Alter der Gesunden.

Beginn des 20. Jahres bis Ende des 24. Jahres 6 Fälle,
„ „ 25. „ „ „ „ 29. „ 8 „ ,
„ „ 30. „ „ „ „ 34. „ 6 „ ,
„ „ 35. „ „ „ „ 39. „ 9 „ ,
„ „ 40. „ „ „ „ 44. „ 9 „ ,
„ „ 45. „ „ „ „ 49. „ 10 „ ,
„ „ 50. „ „ „ „ 54. „ 10 „ ,
„ „ 55. „ „ „ „ 59. „ 3 „ ,

61 Fälle.

2. Dauer der Grubenarbeit der Gesunden.

Über 3 Jahre bis Ende des 4. Jahres 4 Fälle,
Beginn des 5. Jahres „ „ „ 9. „ 7 „ ,
„ „ 10. „ „ „ „ 14. „ 10 „ ,
„ „ 15. „ „ „ „ 19. „ 10 „ ,
„ „ 20. „ „ „ „ 24. „ 7 „ ,
„ „ 25. „ „ „ „ 29. „ 13 „ ,
„ „ 30. „ „ „ „ 34. „ 4 „ ,
„ „ 35. „ „ „ „ 39. „ 4 „ ,
„ „ 40. „ „ „ „ 43. „ 2 „ ,

61 Fälle.

3. Beschäftigungsart zurzeit der Untersuchung.

Bremser	1	Gesteinshauer	4	Fahrhauer	1
Schlosser unter Tage	1	Zimmerhauer	18	Schiessmeister	1
Kohlenhauer	29	Förderaufseher	1	nicht ermittelt	5

61

1—3 sollen dartun, dass die untersuchten gesunden Bergleute
nach Alter, Dauer der Grubenarbeit und Beschäftigungsart der Gefahr des Augenzitterns ausgesetzt waren. Bei den Zimmerhauern, För-
deraufsehern, Fahrhauern und Schiessmeistern handelt es sich in der
Regel um ältere Bergleute, die in früheren Jahren Hauerarbeit ver-
richtet haben.

Nationalität der Gesunden.

1. 31 Deutsche 50,8 %,
2. 29 Slawen 47,5 %,
3. 1 Holländer 1,6 %.

61

[1]) Das Fehlen des Augenzitterns bei diesen letzteren hat vom Standpunkt
der Hypothese Dransarts (vgl. S. 9) eine gewisse Bedeutung.

Hier überwiegen also die Deutschen, aber nicht entsprechend ihrem Anteil an der Bevölkerung.

Die Körpergrösse der Gesunden.

1.   153—155 cm einschliesslich   1 Fall =   1,9 %,
2. über 155—160 „   „   9 Fälle = 17,0 %,
3.   „   160—165 „   „   5 „   =   9,4 %,
4.   „   165—170 „   „   12 „   = 22,6 %,
5.   „   170—175 „   „   16 „   = 30,2 %,
6.   „   175—180 „   „   8 „   = 15,1 %,
7.   „   180—185 „   „   1 Fall =   1,9 %,
8.   „   190 cm   „   1 „   =   1,9 %,

53 Fälle.

Der Kleinste war 153, der Grösste 192,5, der Durchschnitt 168,87 cm.

Der Augenbefund der Gesunden.

a) Äussere und innere Augenkrankheiten.

Dichter alter Hornhautfleck 1 mal, grosse traumatische Hornhautnarbe 1 mal, Erblindung infolge von Leucoma adhaer. 1 mal, einseitiges Trachom mit dichtem Pannus und schwerer traumatischer Kieferzertrümmerung 1 mal, Amotio retinae seit $5\frac{1}{2}$ Jahren 1 mal, traumatische Aphakie seit 4 Jahren 1 mal, Katarakt (R. Finger: 30 cm. L. $\frac{4}{12}$) 1 mal, Rotgrünblindheit 1 mal.

b) Die Sehschärfe ohne Glas auf dem besten Auge:

1. Von $1-\frac{5}{6}$ $(\frac{4}{5})$ bei 35 Fällen = 60,3 %,
2. unter $\frac{5}{6}$ $(\frac{4}{5})-\frac{1}{2}$ „ 10   „   = 17,2 %,
3.   „ $\frac{1}{2}-\frac{1}{10}$ „ 10   „   = 17,2 %,
4.   „ $\frac{1}{10}$ „   3   „   =   5,2 %,

Summa 58.

c) Die Refraktion.

1. Emmetropie   bei 8 Fällen = 14,8 %,
2. Hypermetropie, bzw. Astigmatismus   „ 24   „   = 44,4 %,
darunter:

a) bis   0,5 D bei 11 Fällen = 20,4 %,
b) grösser als 0,5—1,0 D „   6   „   = 11,1 %,
c)   „   „   1,0—2,0 „   „   1 Falle =   1,8 %,
d)   „   „   2,0—3,0 „   „   2 Fällen =   3,7 %,
e)   „   „   3,0—5,0 „   „   4   „   =   7,4 %.

3. Myopie, bzw. Astigmatismus   bei 9 Fällen = 16,6 %,
darunter:

a) grösser als 0,5 — 1,0 D bei 1 Falle = 1,8 %,
b) „   „ 1,0 — 2,0 „ „ 3 Fällen = 5,5 %,
c) „   „ 5,0 — 10,0 „ „ 3   „   = 5,5 %,
d) „   „ 10,0 — 15,0 „ „ 2   „   = 3,7 %.

4. Anisometropie   bei 13 Fällen = 24,0 %,

Summa 54 Fälle.

Tabelle 7. Der Lichtsinn der Gesunden, geordnet nach dem Lichtsinn.

Laufende Nr.	Alter in Jahren	Dauer der Gruben-arbeit in Jahren	Lichtsinnwerte bei der 1. Prüfung in R. E.
1	51	36	5000
2	43	25	6250
3	28		6500
4	30		10000
5	52	26	10000
6	35	20	10500
7	51	32	10526
8	41	25	12500
9	20	4	13250
10	44	22	13500
11	45	28	14200
12	50	30	15500
13	54	36	16664
14	53	39	16664
15	26	9	17000
16	46	12	18250
17	49	27	20000
18	58	29	20000
19	31		20800
20	41	25	21600
21	32		21800
22	45	28	22222
23	39	16	23500
24	50	38	23750
25	39	10	26800
26	37	16	27000
27	52	22	28000
28	50		28500
29	39	21	28571
30	37	15	31000
31	43	27	31000
32	34	18	34200
33	38	21	38600
34	22	5	40000
35	32		40000
36	49	23	40000
37	50	23	45000
38	34		46000
39	29	11	50000
40	37	21	50000
41	25	7	58000
42	35	8	58000
43	24	7	62000
44	45	28	66500

Laufende Nr.	Alter in Jahren	Dauer der Gruben-arbeit in Jahren	Lichtsinnwerte bei der 1. Prüfung in R. E.
45	40		66667
46	42	14	87000
47	20	$3^3/_4$	95000
48	28		100000
49	24	7	105000
50	25	6	120000
51	20	$3^3/_4$	122500

Ich beschränke mich bei den Gesunden auf eine Prüfung. Ihr Durchschnittswert beträgt 38163 R. E. Es musste mit dem Resultat der ersten Prüfung der Augenzitterer verglichen werden. Es ist anzunehmen, dass das Ergebnis wiederholter Proben ein entsprechend höheres sein würde.

Tabelle 8.

Beziehungen zwischen Alter, Grösse und Lichtsinn bei Gesunden, geordnet nach dem Alter.

Periode in Jahren	Lauf. Nr.	Alter in Jahren	Dauer der Grubenarbeit in Jahren	Grösse in cm	Lichtsinn	Durchschnitt
20—24	1	20	$3^3/_4$	155,5	122500	
	2	24	7	159,5	62000	
	3	20	$3^3/_4$	168,3	95000	
	4	24	7	173	105000	72958
	5	22	5	178,3	40000	
	6	20	4	192,5	13250	
25—29	1	25	6	168	120000	
	2	28		168,3	100000	
	3	26	9	172	17000	
	4	25	7	173,3	58000	58583
	5	28		174	6500	
	6	29	11	180,5	50000	
30—34	1	34	18	?	34200	
	2	32		168	40000	
	3	31		168,5	20800	
	4	30		170,1	10000	28800
	5	34		175,5	46000	
	6	32		179	21800	
35—39	1	39	16	153	23500	
	2	37	21	157	50000	
	3	38	21	158,2	38600	
	4	37	16	162	27000	
	5	39	21	164,7	28571	32663
	6	35	8	166,5	58000	
	7	37	15	172	31000	
	8	35	20	174,7	10500	
	9	39	10	176	26800	

Periode in Jahren	Lauf. Nr.	Alter in Jahren	Dauer der Gruben- arbeit in Jahren	Grösse in cm	Lichtsinn	Durchschnitt
40—44	1	41	25	156	12500	
	2	42	14	159,5	87000	
	3	44	22	168	13500	
	4	41	25	173	21600	34073
	5	43	27	175,5	31000	
	6	43	25	177	6250	
	7	40		179,5	66667	
45—49	1	49	27	?	20000	
	2	46	12	?	18250	
	3	45	28	164,7	22222	30195
	4	45	28	173	14200	
	5	45	28	175	66500	
	6	49	23	176	40000	
50—54	1	50	30	?	15500	
	2	51	32	155,8	10526	
	3	54	36	164	16664	
	4	52	22	165,2	28000	
	5	52	26	165,5	10000	19960
	6	51	36	169	5000	
	7	50	38	171	23750	
	8	50	23	171,5	45000	
	9	53	39	172	16664	
	10	50		173	28500	
55—59	1	58	29	158,5	20000	20000

In dieser Statistik ist die Neigung des Lichtsinns, mit steigendem Lebensalter zu fallen, unverkennbar.

Tabelle 9.
Beziehungen zwischen Lichtsinn und Grösse bei Gesunden, geordnet nach der Grösse.

cm	Lauf. Nr.	Alter in Jahren	Dauer der Gruben- arbeit in Jahren	Grösse in cm	Lichtsinn	Durchschnitt
151—155	1	39	16	153	23500	23500
155—160	2	20	$3^3/_4$	155,5	122500	
	3	50	30	155,8	10526	
	4	41	25	156	12500	
	5	37	21	157	50000	
	6	38	21	158,2	38600	50390
	7	58	29	158,5	20000	
	8	42	7	159,5	62000	
	9	42	14	159,5	87000	

cm	Lauf. Nr.	Alter in Jahren	Daner der Gruben-arbeit in Jahren	Grösse in cm	Lichtsinn	Durchschnitt
160—165	10	37	16	162	27000	
	11	54	36	164	16664	23614
	12	45	28	164,7	22222	
	13	39	21	164,7	28571	
165—170	14	52	22	165,2	28000	
	15	52	26	165,5	10000	
	16	35	8	166,5	58000	
	17	44	22	168	13500	
	18	32		168	40000	49030
	19	25	6	168	120000	
	20	20	$3^3/_4$	168,3	95000	
	21	28		168,3	100000	
	22	31		168,5	20800	
	23	51	36	169	5000	
170—175	24	30		170,1	10000	
	25	50	38	171	23750	
	26	50	23	171,5	45000	
	27	53	39	172	16664	
	28	26	9	172	17000	
	29	37	15	172	31000	
	30	45	28	173	14200	
	31	41	25	173	21600	32443
	32	50		173	28500	
	33	24	7	173	105000	
	34	25	7	173,3	58000	
	35	28		174	6500	
	36	35	20	174,7	10500	
	37	45	28	175	66500	
175—180	38	43	27	175,5	31000	
	39	34		175,5	46000	
	40	39	10	176	26800	
	41	49	23	176	40000	
	42	43	25	177	6250	34814
	43	22	5	178,3	40000	
	44	32		179	21800	
	45	40		179,5	66667	
180—185	46	29	11	180,5	50000	50000
190—195	47	20	4	192,5	13250	13250

Beweglichkeitsstörungen bei Gesunden.

Konkomitierendes Schielen.

1. Horizontaldivergenz.

a) Manifest 2 Fälle.

b) Latent 12 „ , und zwar:

Abstand in Prismen-graden	Objektdistanz 50 cm Zahl der Fälle	Objektdistanz 30 cm Zahl der Fälle
$^1/_2$	2	
1		1
3	2	
4	4	3
5		2
6	1	
7	2	2
8		2
9		1
11		1

2. Horizontal- und Vertikaldivergenz.

a) Positive Vertikaldivergenz 13 Fälle,

b) Negative   „   15   „   , und zwar:

Abstand in Prismengrad.	Objektdist. 50 cm Zahl der Fälle	Objektdist. 30 cm Zahl der Fälle	Abstand in Prismengrad.	Objektdist. 50 cm Zahl der Fälle
	Horizontaldivergenz		Positive Vertikaldivergenz	
2	2	1	Spur	2
3	2	1	$^1/_2$	7
4	2		1	2
5		1	$1^1/_2$	1
6	2	1	2	1
7	2	1		
8	2	—		
9		2		
10	1	2		
11		1		
12		1		
14		1		
	Horizontaldivergenz		negative Vertikaldivergenz	
0	1	—		
$^1/_2$	2	—	Spur	2
1	—	2	$^1/_2$	8
2	1	1	1	4
3	3	—	$1^1/_2$	1
4	—	1		
5	—	1		
6	2	2		
7	4	1		
8	—	2		
9	2	1		
10	—	1		
11	—	1		
15	—	2		

3. Horizontalkonvergenz.

a) Manifest (mit rotat. Rucknystagmus) 1 Fall,

b) Latent   3 Fälle.

   (Auf 50 cm $^1/_2$—3 Prismengrade.)

4. Horizontalkonvergenz und negative Vertikaldivergenz 2 Fälle. Höhenablenkung 1 mal eine Spur, 1 mal 1⁰.

Der binokulare Sehakt.

Er war 8 mal aufgehoben wegen Pannus trachomatosus, Leucoma adhaerens (2 mal), Katarakt, Aphakie, Strabismus divergens (2 mal), Strabismus convergens. Weiter wurde bei 21 Mann die Fallprobe gemacht. Sie bestanden sämtlich.

Rückblick.

Der Vergleich der Kranken und Gesunden hat zwar bemerkenswerte Unterschiede ergeben, aber sie sind nicht derart, dass man einem bestimmten körperlichen Fehler ausschliesslich die Entstehung des Augenzitterns zur Last legen könnte. Wir stossen fast in jeder Statistik auf starke Gegensätze, z. B. gute und schlechte Sehschärfe, hohen und niedrigen Lichtsinn, grosses und kleines Körpermass. Es liegt also die Vermutung nahe, dass die Veranlagung zum Augenzittern durch eine Vereinigung von körperlichen Mängeln gebildet wird.

Was äussere und innere Augenkrankheiten, Sehschärfe und Refraktion angeht, so haben meine Untersuchungen an einer hinreichend grossen Zahl von Augenzitterern gezeigt, dass es sich da nicht um ein minderwertiges Augenmaterial handelt. Die Augenzitterer stehen in diesen Punkten teilweise noch günstiger da, als die Gesunden. Ich

Höhe der Adaptationskurve nach Dunkelaufenthalt von 60 Min. bei der ersten Prüfung. R. E.	Augenzitterer Fälle in %	Gesunde Fälle in %
1. Unter 100	1	
2. Über 500— 1000	4	
3. „ 1000— 3000	5	
4. „ 3000— 5000	7	1,96
5. „ 5000— 7500	11	3,92
6. „ 7500— 10000	4	3,92
7. „ 10000— 15000	15	11,76
8. „ 15000— 20000	13	13,72
9. „ 20000— 25000	13	11,76
10. „ 25000— 30000	8	9,8
11. „ 30000— 40000	8	13,72
12. „ 40000— 50000	4	7,82
13. „ 50000— 60000	4	3,92
14. „ 60000— 70000	—	5,8
15. „ 80000— 90000	2	1,96
16. „ 90000—100000	—	3,92
17. „ 100000—110000	1	1,96
18. „ 110000 —120000	—	1,96
19. „ 120000—130000	—	1,96
Zahl der Fälle	100	51
Durchschnitt des Lichtsinns	20506	38163

glaube also, dass die obigen Mängel für die Erklärung des Augenzitterns nicht viel ergeben.

Ganz anders ist es beim Lichtsinn, weshalb es zweckmässig
ist, die Ergebnisse einander gegenüber zu stellen.

Die ganz niedrigen Kurvenwerte unter 3000, die bei Augenzittern
$10^0/_0$ der Gesamtheit ausmachen, kommen bei Gesunden nicht vor.
Während bei den Werten unter 15000 R. E. die Augenzitterer
stärker vertreten sind, überwiegen bei den höheren die Gesunden, so
dass der Durchschnittswert bei letzteren fast doppelt so gross ist, als
bei den Kranken. Die Gegenüberstellung der Lichtsinnkurven in den
verschiedenen Lebensaltern gibt folgendes Bild:

Lebensalter in Jahren	Augenzitterer		Gesunde	
	Zahl der Fälle	Durchschnitt des Lichtsinns	Zahl der Fälle	Durchschnitt des Lichtsinns
20—24	3	27303	6	72958
25—29	5	19010	6	58583
30—34	14	34495	6	28800
35—39	14	21650	9	32663
40—44	24	17727	7	34073
45—49	25	14228	6	30195
50—54	13	21773	10	19960
55—59	1	12700	1	20000
60—64	1	11700	—	—

Die hieraus abgeleitete Kurve (Fig. 10) zeigt, dass der Lichtsinn
mit dem Lebensalter bei Augenzitterern (1) und Gesunden (2) beträchtlich
sinkt. Die Kurve der Augenzitterer ist aber durchschnittlich bedeu-

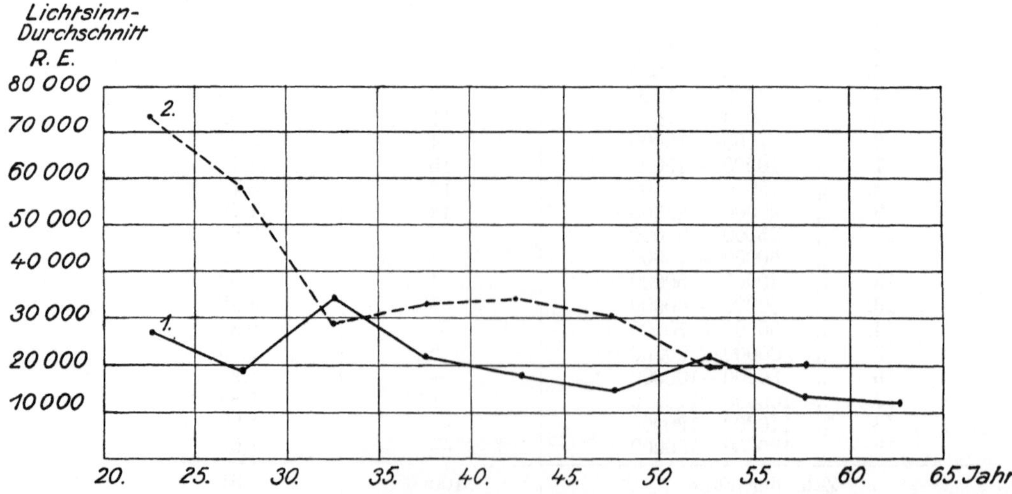

Fig. 10. Beziehungen zwischen Lichtsinn und Lebensalter bei Augenzitterern (1) und Gesunden (2).

tend niedriger. Am grössten ist der Unterschied zwischen 20 und 30 Jahren. Wenn Bergleute in diesem frühen Alter bereits von Augenzittern befallen werden, so muss ihre Veranlagung besonders stark sein. Da nun ihr Lichtsinn so tief unter dem ihrer gesunden Altersgenossen liegt, so ist man berechtigt, diesem die Schuld beizumessen. Zweimal sinkt die Kurve der Gesunden unter die der Augenzitterer. In der Periode von 30—34 Jahren finden sich unter den Gesunden 2 Fälle mit niedrigem Lichtsinn (Tab. 8, Nr. 3 und 4) bei Auswärtsschielen, das meines Erachtens nicht zu Augenzittern neigt (siehe unten). Ferner liegen die Kurven jenseits des 50. Jahres nahe beieinander. In dieser Zeit kann sich die Wirkung der Veranlagung weniger offenbaren, weil die Leute die Hauarbeit mit der leichteren Zimmerarbeit zu vertauschen pflegen. Die Bedeutung des Lichtsinns wird auch durch einen kurzen Hinweis auf die Arbeitsbedingungen verständlich. In England, wo man Gruben mit Kerzen, Fackeln und Sicherheitslampen vergleichen kann, haben sich die Augenärzte 1912 in Oxford einstimmig dahin geäussert, dass schlechte Beleuchtung die Ursache des Augenzitterns sei. Dr. Court hatte bereits 1891 folgende Statistik veröffentlicht:

Unter 524 Bergleuten, die mit Sicherheitslampen arbeiteten, waren
160 Fälle von Augenzittern,
„ 231 „ , „ „ Fackeln arbeiteten, waren
0 Fälle von Augenzittern,
„ 342 „ , „ „ Kerzen arbeiteten, waren
3 Fälle von Augenzittern.

Die Leuchtkraft einer Sicherheitslampe ist nach Llewellyn (174, S. 55) selten grösser als 0,5 Kerzenstärke. Unter Berücksichtigung aller Umstände muss man die Beleuchtung in einem Bergwerk mit Kerzen 5—10 mal höher schätzen, als in einem solchen mit Sicherheitslampen (174, S. 88). Wenn in diesem, relativ zwar grossem, absolut aber geringen Unterschied der Beleuchtung die äussere Ursache des Augenzitterns enthalten ist, so muss es erlaubt sein, die innere Ursache des Augenzitterns im Lichtsinn zu suchen. Die persönlichen Schwankungen des Lichtsinns entsprechen den Verschiedenheiten der Beleuchtung der Grube mit Sicherheitslampen und Kerzen.

Wer den Einfluss der Grubenbeleuchtung auf das Sehorgan richtig würdigen will, muss nicht das Licht der Flamme, sondern das von der bearbeiteten Kohlenstelle zurückgeworfene Licht in Betracht ziehen. Da nach Llewellyn die Kohle 86—97 $^0/_0$ des auffallenden Lichtes verschluckt, so muss sich der Bergmann bei der Arbeit mit

— 48 —

einem äusserst geringen Bruchteil einer Kerzenstärke begnügen. Im Nagelschen Adaptometer ist die grösstmögliche Beleuchtungsstärke der Milchglasplatte = 1,45 Meterkerze. Wer also einen relativen Empfindlichkeitswert von 100 000 erreicht, vermag noch $\frac{1}{8000} \cdot \frac{1}{1000}$ oder den 8 Mill. Teil von 1,45 Meterkerzen wahrzunehmen. Ein Mann mit schlechtem Lichtsinn steht aber viel ungünstiger da.

Das Körpermass. Wer der Flötzhöhe einen Einfluss auf die Entstehung beimisst, kann an der Körpergrösse nicht achtlos vorbeigehen. Die Grössenstatistik der Kranken und Gesunden lässt keinen deutlichen Unterschied erkennen. Die Durchschnittsgrösse der Gesunden übertrifft die der Kranken sogar noch um $1/_2$ cm. Trotzdem messe ich der Grösse eine gewisse, wenn auch untergeordnete Bedeutung bei, aus folgenden Gründen:

Stellt man Lichtsinn und Grösse in Beziehung zueinander, so erhält man nachstehende Gruppierung:

Körpermass in cm	Augenzitterer		Gesunde	
	Zahl der Fälle	Durchschnitt des Lichtsinns. R. E.	Zahl der Fälle	Durchschnitt des Lichtsinns. R. E.
151—155	3	25000	1	23500
Über 155—160	8	15737	8	50390
„ 160—165	20	11660	4	23614
„ 165—170	34	18933	10	49030
„ 170—175	25	26049	14	32443
„ 175—180	7	30177	8	34814
„ 180—185	3	37100	1	50000
„ 190—192,5	—	—	1	13250

Das Ergebnis ist noch besser aus Kurve 11 zu ersehen. Bei den Augenzitterern (1) über 160 cm steigt die Lichtsinnkurve bis zum Ende regelmässig an. Die Kurve der Gesunden (2) ist fast überall beträchtlich höher, aber von unregelmässigem Verlauf. Ihr Endpunkt wird durch

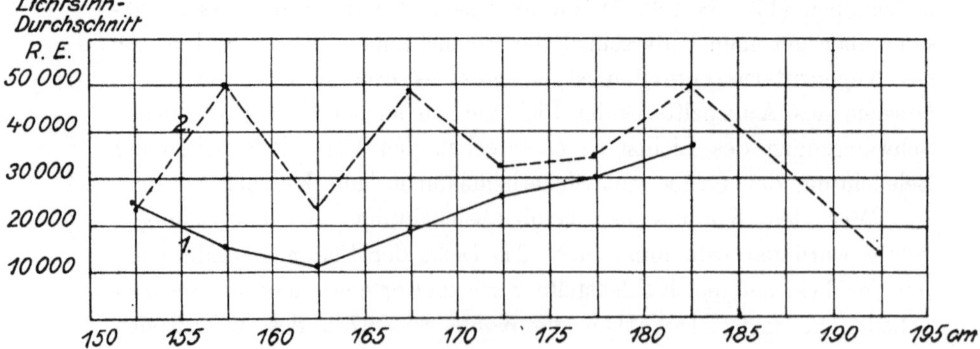

Fig. 11. Beziehungen zwischen Lichtsinn u. Körpergrösse bei Augenzitterern (1) u. Gesunden (2).

einen aussergewöhnlich grossen Arbeiter mit niedrigem Lichtsinn gebildet, der erst im 20. Lebensjahr und im 4. Jahr der Grubenarbeit stand, also Augenzittern kaum erwerben konnte.

Endlich ist es mir gelungen, gewisse Beziehungen der Grösse zum Krankheitsbild des Augenzitterns nachzuweisen, wovon später die Rede sein wird.

Die Bedeutung der Grösse in der Veranlagung ist aber viel geringer als die des Lichtsinns. Das lehrt z. B. auch die Betrachtung der jugendlichen Augenzitterer in der Tab. 4.

Das Körpermass der Fälle unter 30 Jahren liegt unter dem Durchschnitt, aber sie haben einen schlechten Lichtsinn.

Beweglichkeitsstörungen. Folgende Zusammenstellung enthält die Ergebnisse von S. 32 und S. 43.

| | 195 Augenzitterer | | | | 48 Gesunde | | | |
	Zahl der Fälle	$^0/_0$	Abweichung in Prismengraden auf 50 cm	auf 30 cm	Zahl der Fälle	$^0/_0$	Abweichung in Prismengraden auf 50 cm	auf 30 cm
1. Horizontaldivergenz								
a) manifest	1	0,5			2	4,1		
b) latent	93	47,7	0—13°	1—23°	12	25	$^1/_2$—7°	1—11°
2. a) Horizontal- u. positive Vertikaldivergenz	55	28,2			13	27		
Horizontaldivergenz			0—13°	1—17°			2—10°	2—14°
pos. Vertikaldivergenz			Spur—5°				Spur—2°	
b) Horizontal- u. negative Vertikaldivergenz	39	20,0			15	31,2		
Horizontaldivergenz			2—13°	2—25°			0—9°	1—15°
negat. Vertikaldiverg.			Spur—5°				Spur—1¹/₂	
3. Konvergenz								
a) manifest	3	1,6			1	2,1		
b) latent	4	2,0	2—7°		5	10,4	$^1/_2$—3°	
kombin. mit negativer Vertikaldivergenz	wenigstens 3		$^1/_2$—2°		2		Spur—1°	

Diese Statistik zeigt keine scharf ausgeprägten Unterschiede zwischen Augenzitterern und Gesunden in bezug auf die Schielablenkungen. Günstiger stehen die Augenzitterer da, was manifestes Schielen, sowohl nach innen als nach aussen, angeht. Derartige Fälle machen unter der Gesamtzahl von fast 800 Mann noch nicht 1 $^0/_0$ aus. Anders liegt die Sache beim latenten Schielen. Prozentual schwächer sind die Augenzitterer vertreten mit Horizontal $+$ negativer Vertikaldivergenz und latenter Konvergenz, viel stärker aber mit latenter Horizontaldivergenz, fast gleich mit Horizontal- und positiver Vertikaldivergenz. Bei allen Abweichungen haben aber die Augenzitterer den Vorrang, was die Grösse der Schielablenkung angeht.

Meine frühere Annahme, dass latente Horizontaldivergenz und Vertikalablenkungen die Entstehung des Augenzitterns begünstigen, ist also bestätigt worden.

Binokularer Sehakt. Derselbe ist weder bei allen Augenzitterern, noch bei allen Gesunden geprüft. Sicher aufgehoben war er unter fast 800 Augenzitterern 16 mal ($= 2^0/_0$), unter 61 Gesunden 8 mal ($= 13^0/_0$). Vorhandensein des binokularen Sehens scheint mir unter sonst gleichen Bedingungen eher zu Augenzittern zu führen, als sein Fehlen.

Schlussbetrachtung.

Mit einer Vereinigung obiger Fehler ist die Veranlagung zum Augenzittern noch nicht erschöpft. Denn wir finden einerseits unter den Augenzitterern kleine Leute mit gutem Lichtsinn, die relativ früh erkranken (z. B. Nr. 93 in der Tab. 1), anderseits unter den Gesunden grosse Menschen mit schlechtem Lichtsinn. Da gibt es zwei Möglichkeiten:

1. Die zu Augenzittern veranlagten Leute waren den Arbeitsschädlichkeiten (äussere Ursachen des Augenzitterns) nicht oder noch nicht lange genug ausgesetzt. Es wird also zweckmässig sein, sie unter Aufsicht zu halten, z. B. Nr. 47 in der Tab. 9.

2. Es kommt zu obigen Fehlern noch ein bis jetzt nicht genannter hinzu. Für letzteren, den ich mit X bezeichnen will, besitze ich bis jetzt erst gewisse Anhaltspunkte, die bei Erörterung des Krankheitsbildes besprochen werden sollen.

Die Formel der Veranlagung $= V$, die aus den bis jetzt bekannten Einflüssen Lichtsinn $= L$, Alkoholismus $= A$, Schielablenkungen $= S$, Grösse $= G$ und dem noch dunklen Faktor X besteht, lautet also:

$$V = \frac{A \cdot S \cdot G \cdot X}{L}.$$

Wir können die Kenntnis der Veranlagung noch weiter fördern, wenn wir möglichst solche Augenzitterer untersuchen, bei denen das Schwergewicht nicht auf den Arbeitsbedingungen liegt. Dazu gehören alle jugendlichen Kranken, besonders solche unter 20 Jahren, die mir in letzter Zeit nicht zur Verfügung standen. Weiter alle Beamten, soweit sie bereits jahrelang die grobe bergmännische Arbeit hinter sich haben. Endlich alle hartnäckigen Fälle, die ihr Augenzittern jahrelang über Tage noch behalten.

Das Krankheitsbild.

Die Darstellung des Augenzitterns der Bergleute ist schwierig wegen der Fülle der Eigenschaften, der grossen Verschiedenheiten von Fall zu Fall und des flüchtigen Ablaufs der Erscheinungen. Im folgenden soll nicht nur das Ergebnis meiner Untersuchungen, sondern auch das quellenmässige Material zur Nachprüfung vorgelegt werden. Seine Zuverlässigkeit ist abhängig von der Untersuchungsmethode, mittels der es gewonnen wurde. Der Leitgedanke war der Grundsatz Galileis:

„Messe alles, was messbar ist, und mache das nicht Messbare messbar."

Untersuchungsmethoden.

Die äussere Betrachtung unterrichtet uns im allgemeinen über die Schwere der Krankheit, ihre Ausdehnung über das Blickfeld und bei genügendem Ausschlag über die Zuckungsbahn.

Die Augenspiegelung ist besser geeignet, in zweifelhaften Fällen, bei kleinstem Ausschlag, und wenn das Zittern nur bei stärkster Blickhebung auftritt, das Augenzittern der Bergleute von anders gearteter Unruhe der Augen sicher zu unterscheiden. Richtung, Ablauf der Zuckungen und etwaige Änderungen lassen sich am Sehnerven wegen seines scharfen Umrisses und der Vergrösserung leichter erkennen, als an einem Punkt der Augapfeloberfläche. Doch muss man bei der Deutung mancher Befunde Vorsicht beobachten.

Der von mir angegebene Doppelaugenspiegel (169) dient der gleichzeitigen Beobachtung beider Sehnerven zwecks Feststellung der binokularen Beziehungen. Die ursprüngliche Form wird von Zeiss in Jena durch eine bessere ersetzt, die noch der Fertigstellung harrt.

Die Betastung der Augen vermag im Dunkeln das Vorhandensein der Zuckungen bei schlimmen Fällen festzustellen.

Gewisse Einzelheiten, z. B. Zuckungsablauf, Geschwindigkeit und anderes, lassen sich nur mit Hilfe von objektiven Methoden ermitteln. Der erste brauchbare Apparat rührt von Buys (124) her. Er besteht aus einer mit einer Gummihaut überspannten Kapsel, die auf

4*

das geschlossene Auge gesetzt wird, dessen Bewegungen mittels Gummischlauch und Schreibhebel auf eine berusste Platte übertragen werden. Dieser Apparat, der für die Erforschung des labyrinthären Augenzitterns bisher schon Grosses geleistet hat, ist von Coppez (130 u. 183), Stassen und Benoit (116, 137 u. 158) auch zur Erforschung des Augenzitterns der Bergleute herangezogen, hat aber bei letzterem, abgesehen von der Feststellung des Schwingungscharakters, bisher nicht zur Aufdeckung irgend eines Grundgesetzes geführt. Ganz ähnlich, nur leichter und auch am offenen Auge verwendbar, ist die Vorrichtung von Schackwitz (195), die auf einem Brillengestell ange-

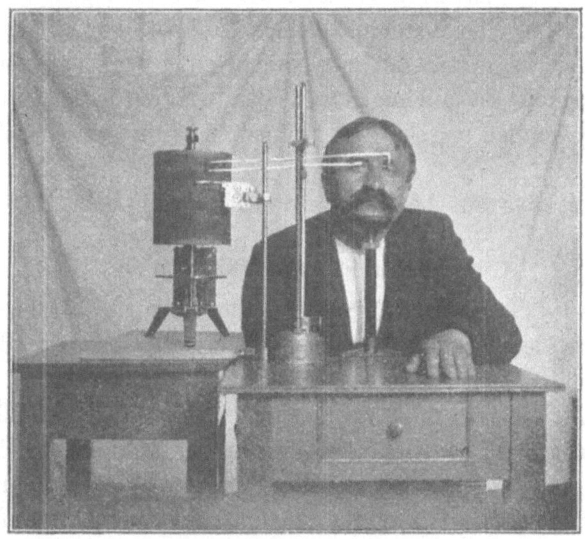

Fig. 12. Registriervorrichtung.

bracht ist. Ich habe jedoch mit ihr keine brauchbaren Kurven erzielen können.

Eine Methode der unmittelbaren Hebelübertragung ist von mir 1914 veröffentlicht worden (207). Da ein grosser Teil meiner neuen Ergebnisse hiermit gewonnen ist, sei sie hier nochmals kurz dargestellt.

Wie Fig. 12 zeigt, befinden sich rechts vom Untersuchten zwei kräftige hebeltragende Ständer. Der untere Hebel ist mit dem rechten, der obere mit dem linken Oberlid durch Heftpflaster und Zwirnsfaden so innig verbunden, dass eine Eigenbewegung nicht möglich ist. Das freie Hebelende ist etwas nach hinten umgebogen und schreibt auf der berussten Fläche des Kymographions. Darunter zeichnet · die Sekundenuhr. Am unteren Hebel ist die Übersetzung ungefähr wie 1 : 2 (genau 10,8 : 19,6 cm), so dass die Höhe der entstehenden Kurve fast doppelt so gross ist, wie die Augen-, bzw. Lidbewegung. Das befestigte Stück des oberen Hebels, der aus zwei verschieblichen Stücken besteht, ist um den Pupillenabstand grösser, seine Übersetzung also entsprechend geringer. Es ist nicht zweckmässig, beide Schreibhebel auf einem Ständer anzubringen, weil dann ihre Anpassung Schwierigkeiten macht. Die Aufstellung geschieht so, dass Schreibspitze und Unterstützungspunkt des oberen Hebels sich senkrecht über den entsprechenden Teilen des Hebels befinden. Die doppelte Übersetzung des unteren Hebels, der in den meisten Fällen allein zur Anwendung kam, genügt für viele Zwecke. Da ihr aber noch manche Einzelheiten, z. B. gewisse Feinheiten im Zuckungsablauf und besonders Anfang und Ende des Augenzitteranfalls mehr oder minder entgehen, liess ich mir nachträglich noch einen Hebel von 10 : 40 cm anfertigen. Damit gelang es, noch Zuckungen nachzuweisen, deren Amplitude am Auge $^1/_{40}$ mm betrug. Der Kopf des Untersuchten wird durch eine Kinn- und Hinterhauptsstütze ruhig gestellt.

Mittels dieses Verfahrens habe ich eine grosse Anzahl von Bergleuten mit Augenzittern untersucht und in den meisten Fällen gute Kurven der Augen- und Lidbewegungen erhalten. Am besten lassen sich senkrechtes, schräges, Raddrehungs- und kreisförmiges Zittern aufzeichnen, besonders bei etwas vorstehenden Augen, wenn der Hebel auf dem Augapfel ruht, was bei manchen Leuten nur bei gesenktem Blick zu erreichen ist. Wagerechtes Zittern eignet sich selten für diese Methode, weshalb sie auch für angeborenes Zittern, das in der Regel wagerecht ist, nicht passt. Die Übertragung ist sowohl bei geschlossenem, wie geöffnetem Auge, von tiefer Senkung des Blickes bis zu nicht zu starker Hebung, bei Tageslicht, herabgesetzter Beleuchtung und völliger Dunkelheit möglich. Ihr Hauptnachteil besteht darin, dass sie nur bei aufrechter Haltung anwendbar ist, und dass ihr kurze Anfälle, wie sie besonders nach plötzlichen Körperbewegungen auftreten, entgehen, da die Anlegung Zeit braucht. Hauptzweck dieses Verfahrens ist die Ermittlung des Zuckungsablaufs, der Geschwindigkeit, des Verhältnisses von Augen- und Lidzittern und gewisser Einzelheiten der beidäugigen Beziehungen. Ferner ist es noch geeignet für manche Zitterformen des übrigen Körpers.

Für die Aufzeichnung des wagerechten Augenzitterns möchte ich folgende, Vorrichtung, deren praktische Erprobung allerdings erst begonnen hat, vorschlagen.

An dem Punkt O (Fig. 13) des Ständers St ist der aus leichtem Stoff hergestellte Kreisbogen OMN drehbar aufgehängt. Der Bogen MN wird in der Tangente bis A weitergeführt und bei A seitlich an das Auge oder Oberlid gelehnt oder auch mit Heftpflaster an letzterem befestigt. Der Radius OM, der zur Erzielung jeder gewünschten Übersetzung beliebig verlängert werden kann,

Tabelle 10. 100 Fälle von Augenzittern der Bergleute, geordnet nach der Körpergrösse.

Lauf. Nr.	Listen-Nr.	Zuckungsbahn		Körpergrösse in cm	Zuckungszahl in der Minute	Blickrichtung	Beleuchtung
		rechtes Auge	linkes Auge				
1	819	wagerecht	nicht nachweisbar	146,5			
2	825	Raddrehung	schräg ⟋	152,5			
3	734	wagerecht	wagerecht	154	300	geradeaus	Tageslicht
4	521	Raddrehung	Raddrehung	156	291	+ 15°	„
5	733	senkrecht	„	156			„
6	790	Raddrehung	„	156	276	geradeaus	„
7	821	schräg ∠	„	157,2			„
8	535	senkrecht	schräg ⟍	157,5	342	gesenkt	herabgesetzt
9	731	Raddrehung mit anderer Innervation	Raddrehung mit senkr. Verschiebung	158	196	0°	Tageslicht
10	762	schräg ellipsenförmig mit U. ⟳	wagerecht ellipsenförmig mit U.	158,1	246	geradeaus	„
11	723	schräg ⟍	schräg ⟍	158,5	380	?	„
12	812	unbestimmbar	unbestimmbar	158,5			„
13	105	Raddrehung	Raddrehung	159			
14	725	senkrecht	„	159,3			
15	732	„	senkrecht	160,1	228	+ 15°	„
16	806	Raddrehung	Raddrehung	160,9			
17	719	schräg ⟋	schräg ellipsenförmig gegen U.⟳	161			
18	796	senkrecht	senkrecht	161	384	?	„
19	820	schräg ⟍	wagerecht ellipsenförmig gegen U.	161,3			
20	757	senkrecht	schräg ⟍	161,3	348	stark gehoben	„
21	808	schräg ellipsenförmig mit U. ⟳	kreisförmig mit U.	161,3			
22	813	senkrecht	senkrecht	161,5			
23	800	unbestimmbar	unbestimmbar	162			
24	768	wagerecht	Raddrehung	162	234	geradeaus oder nach oben	„
25	709	schräg ellipsenförmig mit U. ⟳	„	162	223¹/₃	?	„
26	810	„ „ „ „	schräg ∠	162,3			
27	736	„ „ „ „ ⟳	schräg ellipsenförmig gegen U. ⟳	162,3			
28	802	schräg ellipsenförmig gegen U.⟳	wagerecht ellipsenförmig gegen U.	162,7			
29	794	wagerecht	schräg ∠	163			
30	743	Raddrehung	Raddrehung	163	306	?	„
31	742	„	„	163	318	?	„

32	582	schräg ⟍	wagerecht ellipsenförmig gegen U.	163	276	— 30°	Tageslicht
33	826	schräg ellipsenförmig gegen U.◯	schräg ellipsenförmig gegen U.◯	163,5			
34	250	kreisförmig mit U.	schräg ∠	163,5	309	wenig gehoben	,
35	814	unbestimmbar	unbestimmbar	164,1			
36	350	Raddrehung	schräg ⱽ	164,5	261	nach links oben	„
37	182	schräg ◣	Raddrehung	165	288	0°	„
38	771	schräg ellipsenförmig mit U.◔	schräg ellipsenförmig mit U.◯	165,2	312	geradeaus	„
39	299	kreisförmig mit U.	„ „ „ „	165,2	312	tiefste Senkung	„
40	751	schräg ⱽ	schräg ⱽ „ „	165,5			
41	807	„ ◣	Raddrehung	165,7	288	0°	GrosseGlühlampe imDunkelzimmer
42	772	Raddrehung	schräg ⱽ	165,8	312	mittlere Hebung	Tageslicht
43	648	„	„	166	260	geradeaus	„
44	828	senkrecht	senkrecht	166,2			
45	720	„	„ ⱽ	166,2	426	„	„
46	591	unbestimmbar (Phthisis bulbi)	schräg ⱽ	166,5	282	gehoben	„
47	786	schräg ellipsenförmig mit U.◔	„ ⱽ	166,5	306	0°	„
48	816	Raddrehung	Raddrehung	166,5			
49	522	„	„	166,5	252	geradeaus	„
		(verbunden mit angeborenem Rucknystagmus)					
50	752	unbestimmbar	schräg ellipsenförmig mit U.◔	166,5	228	?	„
51	773	senkrecht	senkrecht	167	265	0°	„
52	785	Raddrehung	Raddrehung	167,3			
53	818	schräg ellipsenförmig mit U.◯	schräg ⱽ	167,7			
54	827	senkrecht	unbestimmbar	168			
55	779		Raddrehung	168			
56	184	kreisförmig mit U. (wechselnd)	schräg ⱽ	168	150	mittlere Senkung	„
57	797	kreisförmig gegen U.	schräg ellipsenförmig gegen U.◯	168,3			
58	726	schräg ◣	schräg ⱽ	168,5			
59	625	Raddrehung	wagerecht	169	284	geradeaus	„
60	801	schräg ◣	schräg ellipsenförmig gegen U.◯	169	216	+ 7°	„
61	420	„ ◣	schräg ⟍	169	272,5	tiefe Senkung	herabgesetzt
62	691	kreisförmig mit U.	senkrecht	169	336	starke Hebung	Tageslicht
63	770	schräg ◣	schräg ⱽ	169,5			
64	792	senkrecht ellipsenförmig mit U.	senkrecht	169,5	354	?	herabgesetzt
65	817	wagerecht	nicht nachweisbar	170			
66	787	„	schräg ⟋	170,2			
67	766	senkrecht	Raddrehung	170,3	270	?	„
68	249	„	senkrecht	170,4	270	0°	GrosseGlühlampe

Lauf. Nr.	Listen-Nr.	Zuckungsbahn		Körper-grösse in cm	Zuckungs-zahl in der Minute	Blickrichtung	Beleuchtung
		rechtes Auge	linkes Auge				
69	804	Raddrehung	Raddrehung	170,5			
70	745	kreisförmig mit U.	kreisförmig mit U.	170,5	333	geradeaus	herabgesetzt
71	714	wagerecht	unbestimmt (gering)	170,5			
72	789	unbestimmbar	unbestimmbar	170,7			
73	823	Raddrehung	schräg ↙	171			
74	803	„	Raddrehung	171			
75	809	schräg ↘	wagerecht	171,3			
76	805	„ ⇉	„	172	252	0°	Tageslicht
77	791	kreisförmig mit U. (wechselnd)	Raddrehung	172	261	geradeaus	„
78	744	schräg ellipsenförmig gegen U. ☉	schräg ellipsenförmig gegen U. ☉	172	270	„	„
79	319	kreisförmig mit U.	kreisförmig mit U.	172	270	geringe „ Hebung	„
80	778	Raddrehung	schräg ∠	172	275	nach oben links	„
81	716	senkrecht	senkrecht	172	298	?	„
82	777	unbestimmbar	wagerecht	172			
83	85	schräg ↘	schräg ∠	172,5	282	mässige Hebung	„
84	775	Raddrehung	Raddrehung	173	348	mittlere „	„
85	788	„	„	173,8			
86	780	„	„	174	274	wenig gehoben	„
87	746	„	wagerecht	174			
88	468	wagerecht ellipsenförmig mit U.	schräg ellipsenförmig mit U. ☉	174	300	geradeaus	„
89	741	Raddrehung	schräg ↙	175,1			
90	754	„	Raddrehung	175,8	214,5	0°	„
91	799	schräg ellipsenförmig mit U. ☉	„	176	255	0°	„
92	767	schräg ∠	schräg ∠	176			
93	373	Raddrehung mit anderer Innervation	Raddrehung mit anderer Innervation	177	186	gesenkter Blick	„
94	811	schräg ⇌	wagerecht	177			
95	78	kreisförmig gegen U.	schräg ellipsenförmig gegen U. ☉	179,5	354	0°	„
96	793	schräg ellipsenförmig mit U.	Raddrehung	180,5	237	geringe Hebung	„
97	774	senkrecht	senkrecht	180,5	200	geradeaus	Kerzenlicht
98	759	wagerecht	schräg ∠	182	276	?	Tageslicht
99	671	Raddrehung	Raddrehung	182,5	270	starke Hebung	„
100	763	senkrecht	unbestimmbar	187,5	234	geradeaus	Dunkelheit

soll mit der Spitze *S* die Augenbewegungen aufschreiben. Das ganze System wird in *N* so beschwert, das der Schreibhebel in der Ruhe wagerecht steht. Die Registrierhebel werden in guter Ausführung von der Firma G. Lorenz in Chemnitz, Schillerstrasse 15, geliefert.

Das beste Untersuchungsverfahren zur Feststellung des zeitlichen Ablaufs und der Schwingungsrichtung scheint die Kinematographie zu sein. Es stehen ihr aber am Auge beträchtliche Schwierigkeiten entgegen. Coppez (183) und Abrahams (210) haben sich ihrer bedient. Coppez scheint nicht viel erreicht zu haben. (Siehe Abrahams.) Abrahams, der die Kinematographie bei labyrinthärem Nystagmus erfolgreich anwandte, fand das Augenzittern der Bergleute zu fein und zu schnell dafür. Auch meine eigenen Versuche in dieser

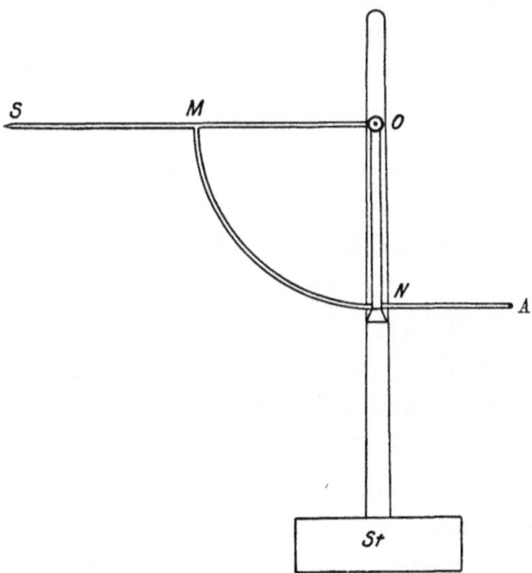

Fig. 13. Registriervorrichtung für wagerechtes Augenzittern.

Richtung, 1913 begonnen, waren nicht befriedigend. Ein besseres Instrumentarium ist in Vorbereitung.

Endlich wird man aus der Beobachtung der Scheinbewegungen bei geeigneten Bergleuten mehr als bisher Nutzen ziehen können. Vielleicht gibt diese subjektive Methode über gewisse Einzelheiten der Zuckungsbahn den besten Aufschluss.

1. Das Augenzittern.

1. Der Zuckungsablauf.

Wenn auch die äussere Betrachtung im allgemeinen einen gleichmässigen Verlauf der Augenbewegung beim Augenzittern der Bergleute ergibt, so ist doch für die feinere Forschung die graphische Registrierung unerlässlich. Kurvenbilder des Augenzitterns der Bergleute, aufgenommen mittels des Buysschen Apparates, sind von Coppez, Stassen und Benoit veröffentlicht worden. Coppez brachte 1910 in seiner ersten Mitteilung (130) drei Abbildungen, von denen die erste einen klassisch wellenförmigen, die zweite einen nicht so regelmässigen, die dritte einen ganz abweichenden Verlauf zeigte. In seiner Gesamtdarstellung des Nystagmus (183, 1913) bot er nur ein Bild mit einem wellenförmigen, hier und da etwas gestörten Zug. Die Kurven, die Benoit 1912 (158) mitteilte, sind Gemische von beruflichem und labyrinthärem Zittern. Nachdem ich 1914 (208) einige mit meinem Apparat gewonnene Kurven veröffentlicht habe, möchte ich in folgendem ein grösseres Material vorlegen.

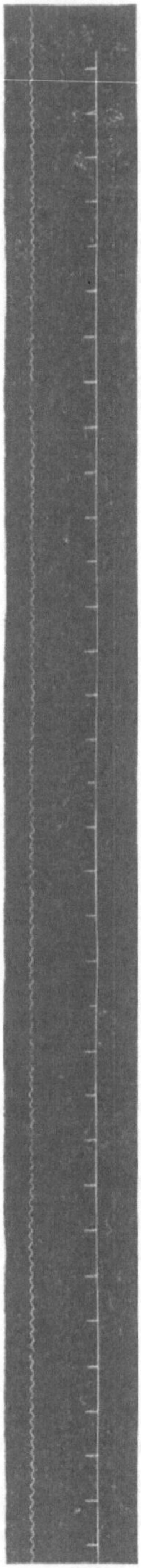

Es gibt regelmässige und unregelmässige Kurven des Augenzitterns der Bergleute[1]).

a) Regelmässige Kurven. Sie sind dadurch gekennzeichnet, dass das Grundelement, welches verschieden gestaltet sein kann, in gleichmässiger Folge wiederkehrt. Fig. 14 ist bezüglich ihrer Einheit und Zuckungsfolge ein Beispiel der regelmässigen Form. Sie zeigt einen klassisch wellenförmigen Verlauf, der selbst bei einer an sich so rohen Methode, wie es die Aufzeichnung mit Hilfe des Oberlids ist, da sie durch jede andere noch so feine Bewegung, nicht nur der Augen, sondern auch des übrigen Körpers eine Störung erleiden muss, klar hervortritt. Es ist kein deutlicher Unterschied zwischen dem auf- und absteigenden Schenkel der Welle bemerkbar[2]). Als erstes Hauptmerkmal des Augenzitterns der Bergleute folgt daraus die gleiche Zeitdauer beider Schwingungsphasen. Insofern kann es als Pendelnystagmus bezeichnet werden, da das Pendel für Hin- und Herschwingungen die gleiche Zeit benötigt. Das Kurvenbild eines 20 cm langen, 2 cm breiten, wagerecht ausgespannten, in der Sekunde 11 mal schwingenden Stahlpendels ist in Fig. 15 wiedergegeben.

---

[1]) Die Kurven sind von links nach rechts zu lesen und, wenn nicht anders bemerkt ist, mit dem Hebel 10,8 : 19,6 cm aufgezeichnet.

[2]) Genaue Ausmessung ergibt doch Unterschiede, die später besprochen werden (S. 69).

Fig. 14. Fall 773. R. A. senkrechtes Zittern 258,5 mal in 1 Min. Blick — 11°; trübes Tageslicht.

Die Ähnlichkeit beider ist überraschend. Nur nimmt beim Pendel der Ausschlag sehr schnell ab, was aber beim Abklingen des Augenzitterns auch vorkommt (vgl. Fig. 16 und 17).

Ob die Augenschwingung aber auch die Eigenschaft der Pendelschwingung, fortwährend ihre Geschwindigkeit vom Höchstbetrag bis zu Null zu ändern, teilt, geht aus der Kurve nicht hervor. Bei der senkrechten oder wagerechten Form des Augenzitterns wäre ja anzunehmen, dass das Auge am Ende der Bahn eine gewisse Zeit still-

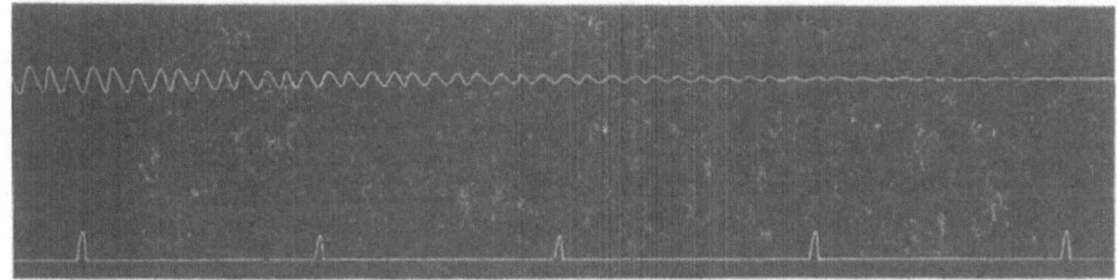

Fig. 15. Schwingungen eines Stahlpendels.

Fig. 16. Fall 792. R. A. senkrechtes Zittern, anfallsweise, 354 mal in 1 Min.

Fig. 17. Fall 763. R. A. senkrechtes Zittern, 234 mal in 1 Min.

steht. Das ist aber nicht sicher, weil die kreisförmige Form des Augenzitterns ihre Bahn mit gleichmässiger Geschwindigkeit zu verfolgen scheint.

Übersieht man die Kurve als Ganzes, so reiht sich eine Schwingung in ganz regelmässiger Folge an die andere[1]), auch wenn man die Registrierung über längere Zeit ausdehnt. Fig. 14 ist ein Stück aus einer 88 Sekunden langen Kurve, die überall genau dasselbe Aussehen hat. Das Auge hat dabei seinen Platz, wie man dem zur Zeitmarkierung genau parallelen Verlauf der Kurve entnehmen kann, nicht im geringsten geändert. Könnte man die Registrierung über mehrere

---

[1]) Die meisten Kurven zeigen hier und da einen Lidschlag (*L*), der leicht zu erkennen ist und später besprochen werden wird.

Stunden ausdehnen, so würde wohl in diesem Fall, abgesehen von zeitweiligen Lidschlägen, die regelmässige Folge der Schwingungen keine Unterbrechung erleiden.

Diese mathematisch genaue Aneinanderreihung der Zuckungen ist ein zweites wichtiges Merkmal des Augenzitterns der Bergleute.

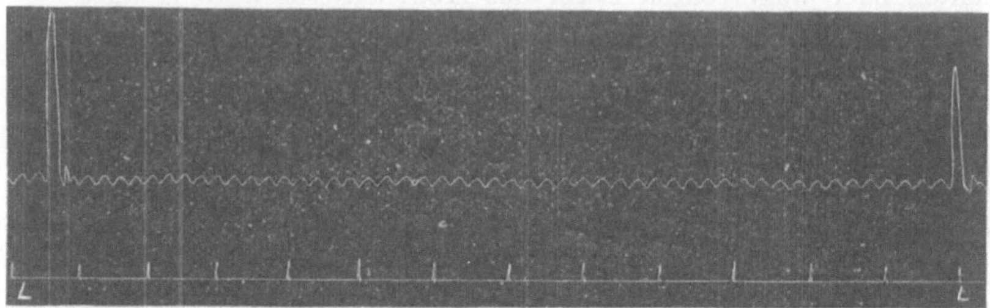

Fig. 18. Fall 648. L. A. schräges Zittern, 251 mal in 1 Min.

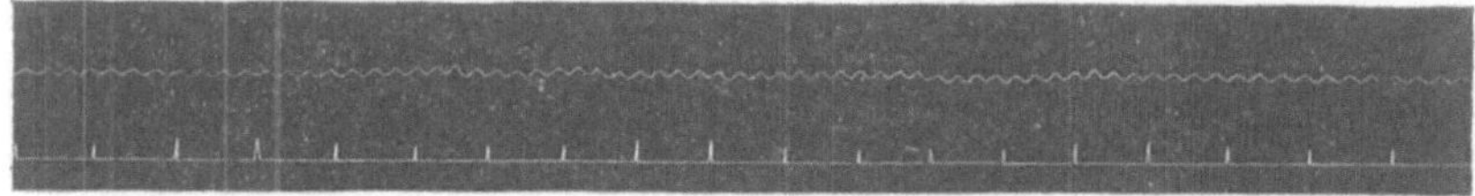

Fig. 19. Fall 709. R. A. schräg ellipsenförmiges Zittern mit dem U., 223¹/₃ mal in 1 Min.

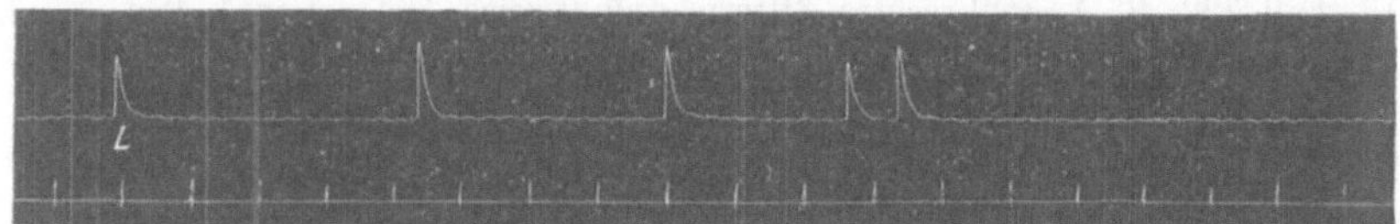

Fig. 20. Fall 754. R. A. Raddrehung, 220 mal in 1 Min.

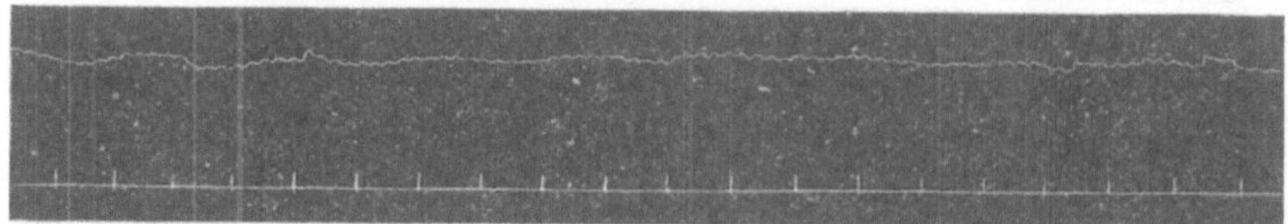

Fig. 21. Fall 759. R A. wagerechtes Zittern, 276 mal in 1 Min.

Es gibt auch Fälle, bei denen das Augenzittern mehr anfallsweise auftritt, z. B. Fig. 16. Der Anfall beginnt mit ganz kleinen Zuckungen, erreicht in 2—3 Sek. seinen Höhepunkt und hört nach verschieden langer Dauer mit schnell kleiner werdenden Zuckungen auf. Ein Beispiel für langsames Abklingen der Zuckungen ist Fig. 17. Wichtig ist, dass am Schluss nur die Wellenhöhe, aber nicht die Wellenlänge kleiner wird. Der geschilderte Rhythmus ist bei allen

Arten des Augenzitterns der Bergleute zu beobachten (Fig. 13—20), z. B. bei senkrechtem, schrägem, kreis- und ellipsenförmigem, Raddrehungs- und wagerechtem Zittern. Bei letzterem erhielt ich allerdings nur selten mit meiner Methode brauchbare Bilder.

Fig. 22 zeigt die Zitterkurve Nr. 14 bei zehnfacher, mittels des Zeissschen Zeichenprismas ausgeführter Vergrösserung.

Von dieser regelmässigen Wellenform, die sich bei der überwiegenden Mehrzahl der Fälle (44 mal) findet, und am besten als pendelförmig bezeichnet wird, beobachtete ich folgende Abweichungen.

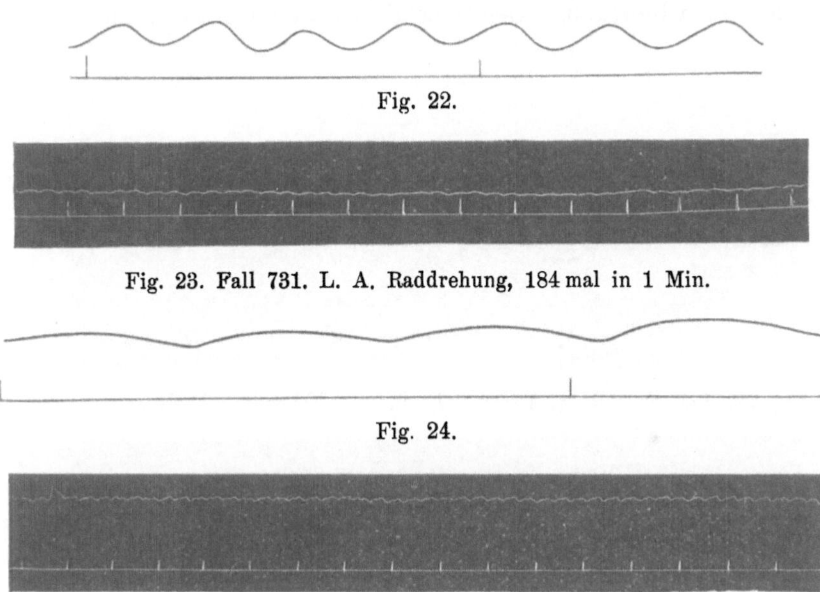

Fig. 22.

Fig. 23. Fall 731. L. A. Raddrehung, 184 mal in 1 Min.

Fig. 24.

Fig. 25. Fall 373. L. A. Raddrehung mit anderer Innervation, 186 mal in 1 Min.

Manchmal (12 mal), besonders bei langsamem Zittern, ist der Wellenberg etwas flacher als das Wellental (gewölbeförmig). Vgl. Fig. 23, 10 mal vergrössert in Fig. 24. Bei senkrechtem Zittern könnte dies bedeuten, dass der vordere Hornhautpol sich unten etwas langsamer bewegt als oben. Doch ist dies zweifelhaft. Es kann auch auf einem Mangel der Methode, wahrscheinlich der Anpassung des Hebels, beruhen, da ich diese Eigentümlichkeit bei demselben Fall in einigen Kurven fand, während andere einen ganz gleichmässigen Verlauf aufwiesen. Es ist indes zu berücksichtigen, dass diese Form sich besonders häufig bei sehr langsamem senkrechten oder Raddrehungszittern findet (s. S. 69).

Eine andere Abweichung, von mir nur sehr selten beobachtet, zeigt Fig. 25, vergrössert in Fig. 26. Das Grundelement der Kurve liegt in Fig. 26

zwischen den beiden Strichen (sattelförmig). Der Aufstieg der Kurve scheint langsamer als der Abstieg und besteht aus zwei Zacken (Sattelform). Die Abweichung von der regelmässigen Form ist aber nur scheinbar. Es handelte sich um ein langsames Raddrehungszittern, zu dem sich eine zweite, äusserlich nicht näher zu bestimmende Innervation gesellte. Nachträglich erscheint mir diese Deutung fraglich. Wahrscheinlich liegt hier eine besondere Form der Muskelkontraktion vor (siehe später). Eine Verbindung von verschiedenen Innervationsstössen kommt, wie später noch erläutert wird, ab und zu vor. Die Übertragung der einen Bewegung erleidet so durch die andere eine kleine

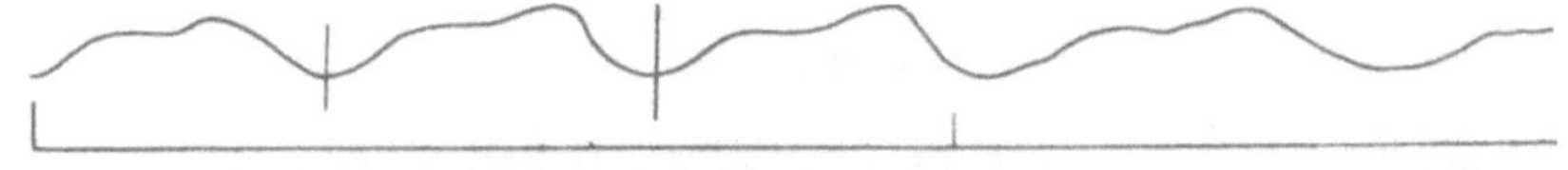

Fig. 26.

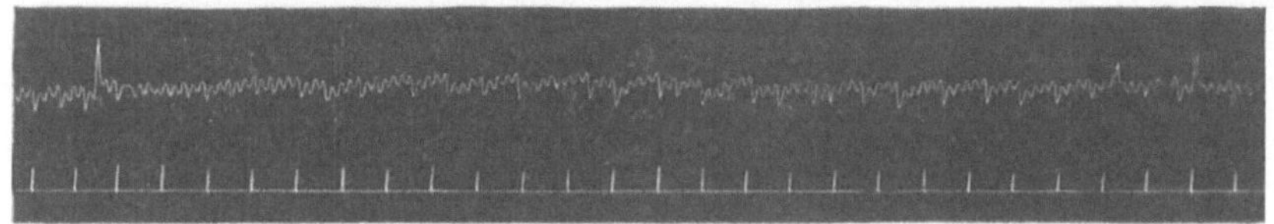

Fig. 27. Fall 299. R. A. kreisförmig mit U., 309 mal in 1 Min.

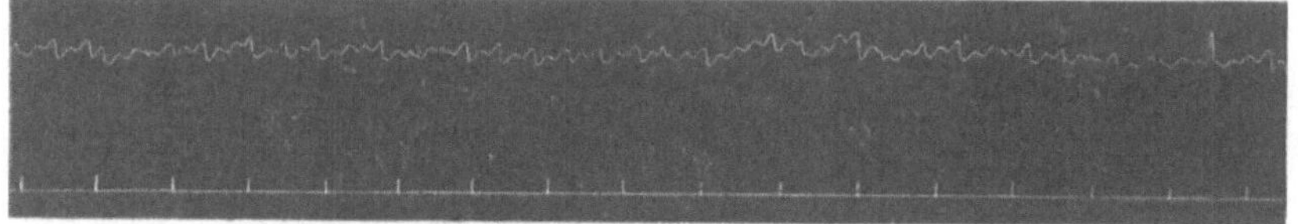

Fig. 28. Fall 420. R. A. schräg, 272,5 mal in 1 Min.

Störung. Jede Innervation erfolgt in regelmässigen Zwischenräumen, fast genau 3 mal in der Sekunde. Eine ähnliche Sattelform ist auch in Fig. 28 zu finden, doch fehlt ihr die gleichmässige Aneinanderreihung der Fig. 25. Einzelne Wellen sind von regelrechtem Typus.

b) Unregelmässige Kurven. Verzerrungen können entstehen durch Kopf und Lidbewegungen, beruhen also nicht auf Eigentümlichkeiten der krankhaften Augeninnervation. Ferner durch Änderungen in der Bahn und Amplitude des im übrigen gleichmässigen Zitterns. Endlich durch verworrene Bewegungen der Augen, die abgesehen vom regelrechten Zittern fortwährend ihren Platz wechseln. Eine gewisse Gleichmässigkeit haben besondere senkrechte Rucke, die in manchen Kurven leicht erkennbar sind. Die Kurve geht in vielen

Fällen der Zeitlinie genau parallel, ein Beweis, dass der Höhenstand des Auges sich nicht änderte. Bisweilen aber sinkt es während des Zitterns ein Stück herab und schnellt dann plötzlich wieder in die Höhe. Durch diese Zacken wird die Kurve in verschieden grosse

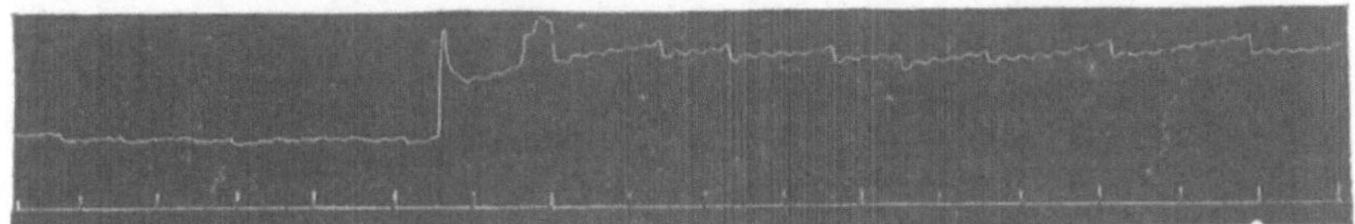

Fig. 29. Fall 582. R. A. schräg ellipsenförmig mit U., Blick zuerst geradeaus, später gesenkt, hier 288 mal in 1 Min.

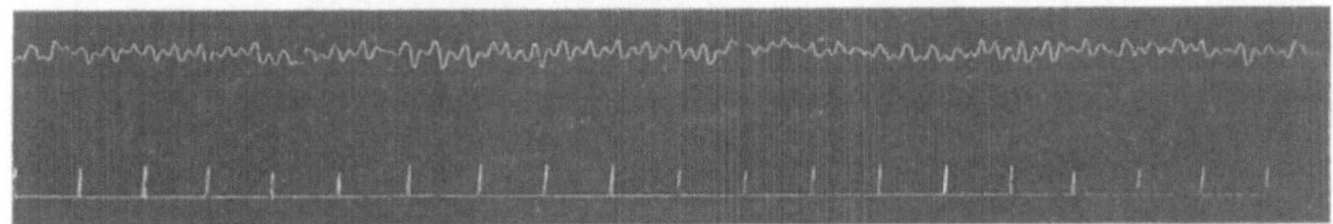

Fig. 30. Fall 797. R. A. wechselnde Zuckungsbahn, manchmal kreisförmig, manchmal ellipsenförmig gegen Uhrzeiger, vermischt mit schnellen Rucken nach oben, ungefähr 294 (?) $\times$ in 1 Min. Blick — 35°; bei Glühlampe im Dunkelzimmer.

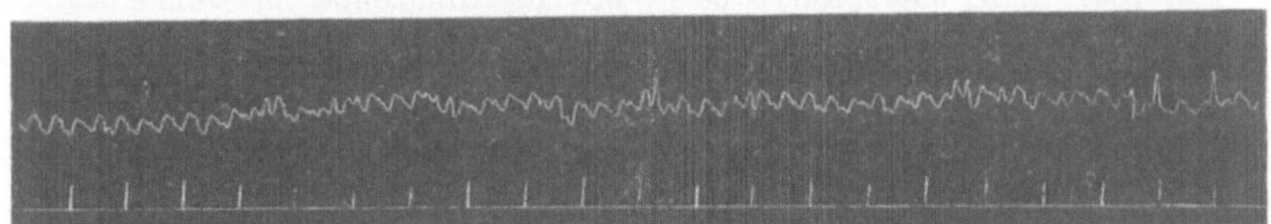

Fig. 31. Fall 738. R. A. Zuckungsbahn fortwährend sich ändernd, manchmal schräg, manchmal ellipsenförmig, manchmal kreisförmig gegen Uhrzeiger. Blick — 35°; bei Glühlampe im Dunkelzimmer.

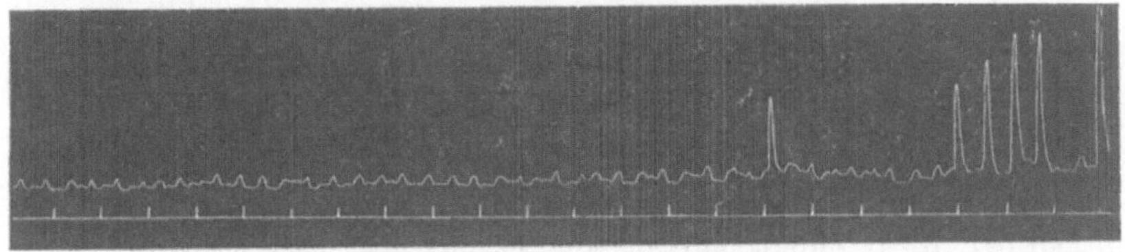

Fig. 32. Fall 105. R. A. Raddrehung vermischt mit senkrechten Rucken, ungefähr 240 (?) mal in 1 Min. Blick nach oben; Tageslicht.

Stücke zerlegt, die im übrigen wellenförmigen Charakter tragen (Fig. 27). Ähnlich ist es in Fig. 28 und 29 und, aber noch unregelmässiger, in Fig. 30—32.

Während diese Rucke in manchen Kurven mit dem gewöhnlichen Zittern vermischt sind, sind sie in Fig. 33 allein verzeichnet.

Die Augen dieses Mannes schnellen ungefähr 3 × in der Sekunde nach oben und sinken dann viel langsamer wieder herab. Daneben

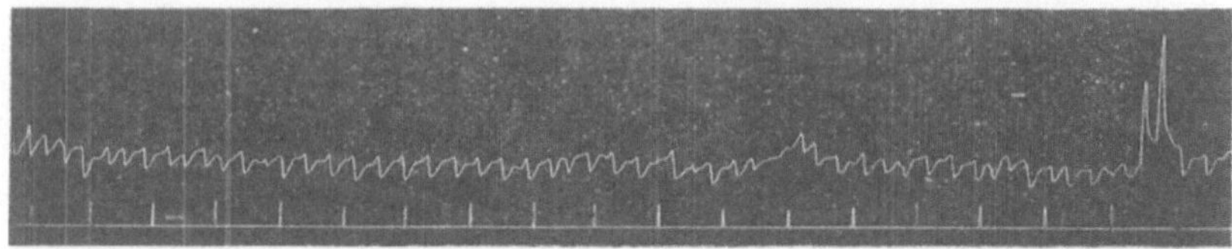

Fig. 33. Fall 862[1]). R. A. Zittern ganz verworren, sehr schnell, vermischt mit regelmässig einander folgenden senkrechten Rucken, die in der Kurve gut hervortreten. Blick — 20°; bei Glühlampe im Dunkeln.

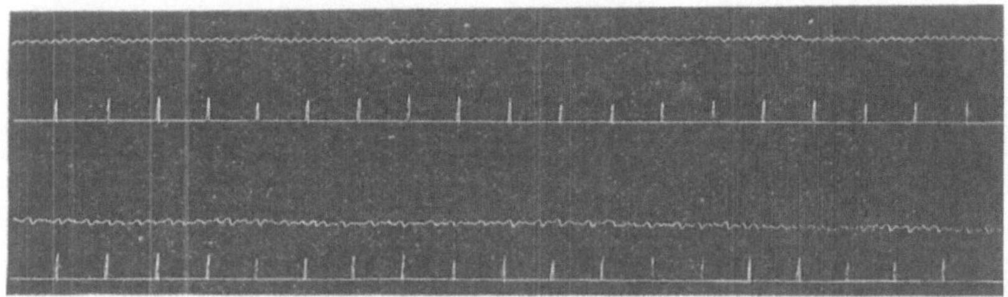

Fig. 34. Fall 786. R. A. obere Kurve bei — 35° bei Glühlampe im Dunkeln. 339 × in 1 Min. Untere Kurve bei 0° im Tageslicht. Zittern verworren, schräg ellipsenförmig mit Uhrzeiger. 303 × in 1 Min.

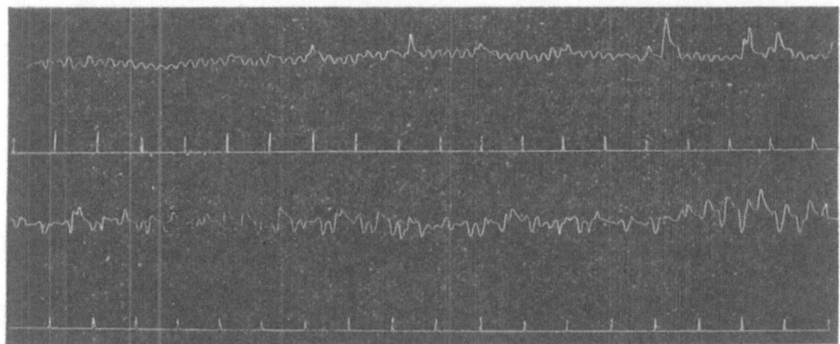

Fig. 35. Fall 847. R. A. Zittern unregelmässig, hauptsächlich nach oben rechts; bei Glühlampe im Dunkeln. Obere Kurve: Blick + 15°, ungefähr 264 (?) × in 1 Min. Untere Kurve bei 0°; für Zählung nicht geeignet.

besteht aber ganz anders gerichtetes, in seiner Bahn nicht sicher bestimmbares (mehr wagerecht?), viel schnelleres Augenzittern der Bergleute,

---

[1]) Der Kranke hat gerade ein Hornhautgeschwür überstanden. Bei stark gesenktem Blick sind die Augen ruhig und blass. Etwas höher fangen sie an zu zittern. Gleichzeitig werden sie rot und tränen heftig — eine seltene Beobachtung bei Augenzittern.

das in der Kurve gar nicht zur Geltung kommt. Man darf sich also durch solche Kurven, in denen das eigentliche Zittern nicht gefasst ist, nicht verleiten lassen, das Augenzittern für ruckförmig zu halten, um so weniger als man bei andern Blickrichtungen manchmal regelrechte Kurven gewinnt (vgl. Fig. 34 u. 35). In Fig. 35 z. B. ist die bei geradeaus gerichtetem Blick aufgenommene Kurve ganz abweichend,

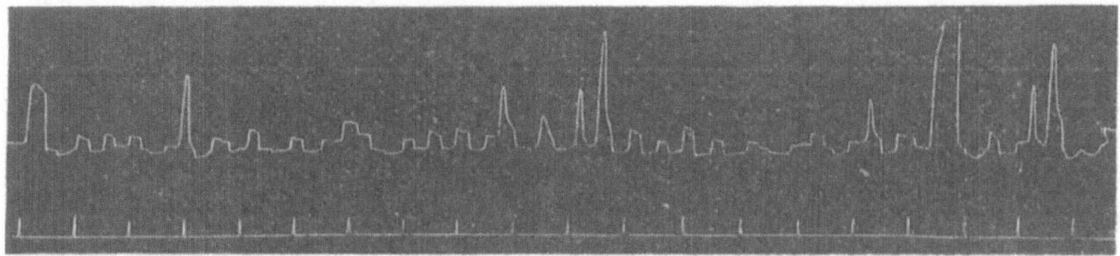

Fig. 36. Fall 870. R. A. Blick + 15°; Tageslicht. Die Kurve zeigt neben Lidschlägen nur merkwürdige senkrechte Zuckungen.

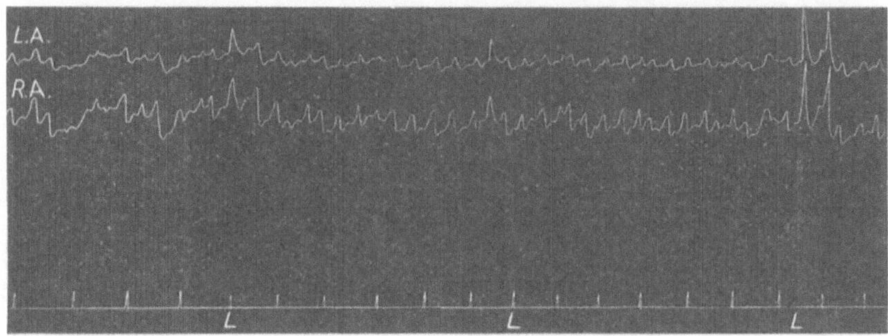

Fig. 37. Fall 184. Doppelkurve, Zittern r. kreisförmig mit U., l. schräg, 150 mal in 1 Min.

von wechselnder Amplitude, bisweilen ungewöhnlich grobschlägig, bei erhobenem Blick aber kleinschlägiger und viel regelmässiger.

Fig. 36 steht einzig da.

Einen eigentümlichen Charakter hat Fig. 37 (eine Doppelkurve: R. A. unten, L. A. oben). Im Gegensatz zu Fig. 33 glaube ich, dass hier das eigentliche Augenzittern von der Registrierung erfasst ist.

Ausser einigen Lidzuckungen und Verzerrungen der Kurve infolge von anderweitigen Augenbewegungen sieht man oben und unten einen langsamen Aufstieg und einen viel schnelleren Abstieg. Im Aufstieg findet sich noch eine kleine Zacke. Dieses Bild wird bei mehreren Aufnahmen, sowohl bei gesenktem als bei geradem Blick, gefunden. Bei starker Hebung ist dieser atypische Charakter nicht mehr so deutlich. An einigen Stellen finden sich hier schon regelrechte Wellen.

Bei diesem Mann macht der vordere Hornhautpol des rechten Auges eine kreisförmige Bewegung mit dem Uhrzeiger, die bisweilen in eine Ellipse mit wechselnder Lage der Längsachse übergeht. Der des linken Auges bewegt sich etwas schräg, und zwar holperig (/). Am rechten Auge geht der vordere Pol, wie man äusserlich wahrzunehmen glaubt, langsam mit einer Störung abwärts und schneller aufwärts. Es besteht kein Zweifel, dass hier eine Übergangsform zum Rucknystagmus vorliegt. Es fragt sich aber, ob die schnelle Phase hier zum Wesen der Zuckung gehört, oder ob sie, wie in einigen oben angeführten Kurven, etwas Zufälliges darstellt. Gegen letztere Annahme spricht die regelmässige Wiederkehr. Bemerkenswert ist die Langsamkeit der Zuckungen, 150 mal in der Minute. Andere Zittererscheinungen dieses Mannes werden später erwähnt (S. 144).

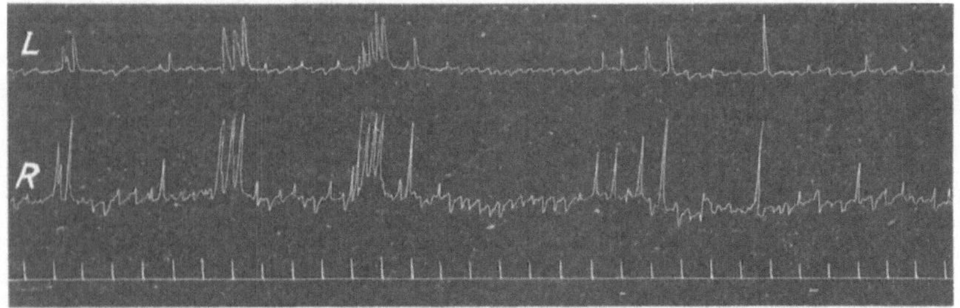

Fig. 38. Fall 680. Doppelkurve, Zittern rechts schräg ellipsenförmig gegen U., links kreisförmig gegen U., ungefähr 168 mal in 1 Min.

Ähnliche Verhältnisse liegen in Fig. 38 (Doppelkurve) vor, die auch zahlreiche Lidschläge enthält. Auch hier war die Zuckungszahl sehr niedrig, 168 mal in der Minute. Diese Form der Kurve habe ich nur zweimal beobachtet. Zweifellos handelt es sich hier um echtes Augenzittern der Bergleute. Vielleicht liegt bei diesen beiden Fällen nur eine schärfere Ausprägung der in Fig. 25 dargestellten Form vor[1]).

Doppelkurven. Meistens beschränkte ich mich auf die Aufnahme der Kurve des rechten Auges. Für manche Aufgaben ist aber die etwas umständliche binokulare Registrierung unerlässlich. Derartige Doppelkurven sind in Fig. 39, 40, 41 und andern Stellen abgebildet. Gewisse Eigentümlichkeiten des binokularen Verhaltens werden bei anderer Gelegenheit besprochen. Hier sei nur erwähnt, dass die Kurve des rechten und linken Auges immer dasselbe Grundele-

[1]) Nach Sammlung weiteren Materials bin ich zu der Überzeugung gekommen, dass diese Rucke, deren Deutung mir zunächst Schwierigkeiten machte, sehr innige Beziehungen zu der dem Augenzittern zugrunde liegenden Innervationsstörung haben.

Doppelkurven.

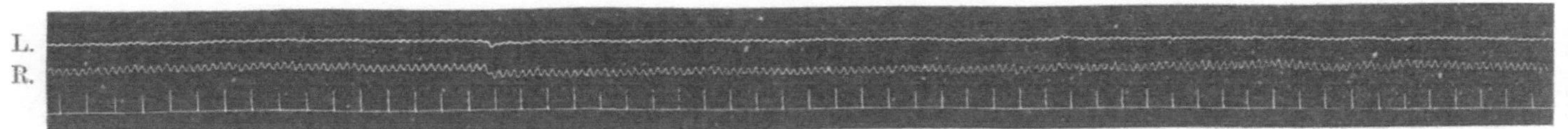

Fig. 39. Fall 709. R. A. schräg ellipsenförmiges Zittern mit Uhrzeiger. L. A. Raddrehung. R. > L. R. 176, L. 175,5 Zuckungen in 50 Sek.

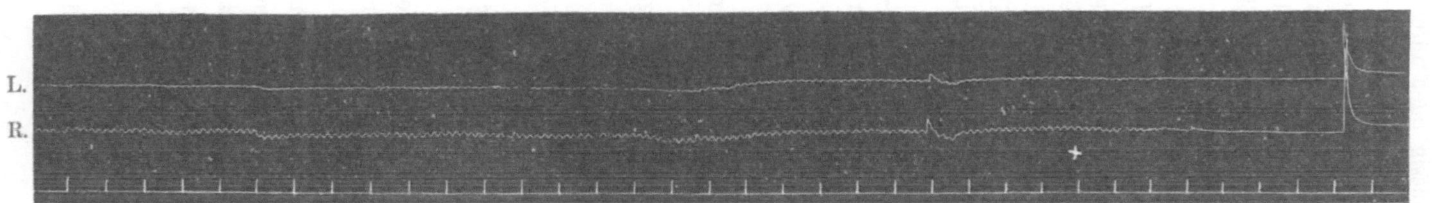

Fig. 40. Fall 841. Zittern bds. in der Hauptsache senkrecht mit etwas Rotation (L. > R.) gegen Uhrzeiger. Blick — 20°; bei kleiner Kerze im Dunkelzimmer. R. 255, L. 255,5 Zuckungen in 50 Sek. Bei + wird die Rollade hochgezogen, worauf das Zittern alsbald aufhört.

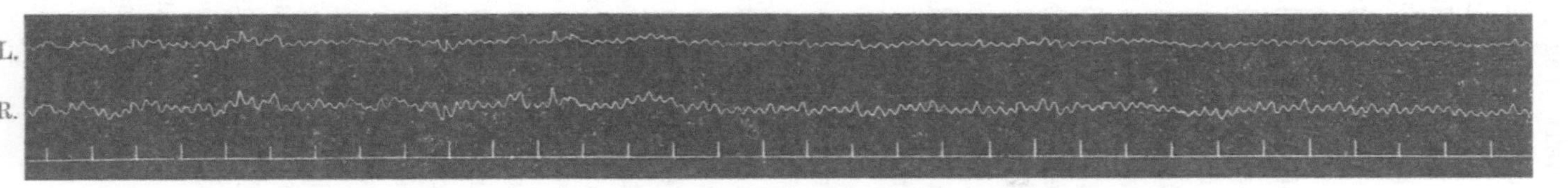

Fig. 41. Fall 249. Senkrechtes Zittern; Blick — 5°, Tageslicht. R. 124,5, L. 124,5 Zuckungen in 30 Sek.

5*

ment aufweist, mag es nun regelmässig oder unregelmässig sein. Die Verschiedenheit der Amplitude — in der Regel ist sie in der oberen Kurve niedriger — beruht zum Teil auf Ungleichheit der Hebelübersetzung. Bei beiden Hebeln ist der Schreibarm ungefähr gleich lang, der am linken Auge befestigte aber um den Pupillenabstand länger. Man kann aus diesen Maßen und der Kurvenhöhe den Ausschlag der Augen berechnen. Die Maße sind für die Theorie von Wichtigkeit.

Welchen Platz nimmt nun das Augenzittern der Bergleute auf Grund seines Kurvenbildes im Gesamtgebiet des Nystagmus ein? Es ist klar, dass die Theorie des Augenzitterns der Bergleute das Kurvenbild berücksichtigen muss. Da mir eigene Aufnahmen nichtberuflichen Augenzitterns fehlen, halte ich mich an die Literatur.

Coppez, der (130) 22 Nystagmuskurven abbildet, unterscheidet neben dem Augenzittern der Bergleute noch vestibuläres und angeborenes Zittern. Vom vestibulären Zittern bringt er Kurven des Dreh-, galvanischen, thermischen und pneumatischen Nystagmus. Bei diesen sind zwar Unterschiede vorhanden, aber alle zeigen das Merkmal des Rucknystagmus, eine lange und eine kurze Phase. Bartels (154, S. 219), der sich bisher der vollkommensten Methode zur Darstellung des labyrinthären Nystagmus bedient hat, erklärt, dass die Muskelzuckungen des Dreh-, galvanischen und thermischen Nystagmus prinzipiell in ihren Hauptmerkmalen gleich sind. Es ist ihm nicht gelungen, vom Labyrinth graphisch einen Pendelnystagmus nachzuweisen, so dass er ihn überhaupt bezweifelt. Die weitaus häufigste Form des Augenzitterns der Bergleute unterscheidet sich also vom labyrinthären Nystagmus durch ihren Wellencharakter, d. h. die gleichzeitige Dauer beider Phasen[1]). Die viel seltenere Sattelform des Augenzitterns der Bergleute lässt allerdings Zeitunterschiede im Auf- und Abstieg der Kurve erkennen, so dass sie möglicherweise einen Übergang zum labyrinthären Zittern vermittelt. Die wichtige Frage der Beziehungen des Augenzitterns der Bergleute zum Labyrinth wird später ausgiebig erörtert werden.

Coppez (130, S. 11) führt weiter drei Formen des angeborenen Nystagmus auf: 1. unregelmässigen, 2. wellenförmigen, 3. ruckförmigen. Er bemerkt, dass es ziemlich schwer ist, festzustellen, ob irgend eine Beziehung zwischen der Form des Nystagmus und dem Leiden, das ihn verursacht hat, besteht.

Bei der unregelmässigen Form, die sehr häufig ist und sich be-

---

[1]) Von zwei Phasen kann man wohl nur beim geradlinigen und Radzittern sprechen, nicht beim kreisförmigen.

sonders bei ausgebreiteten Leukomen und Katarakt findet, schwanken die Zuckungen nach Form, Stärke und Dauer. Die Wellenform soll mit Vorliebe die Hemeralopie und die Nyktalopie (Albinismus, Retinitis pigmentosa) begleiten, während der Rucknystagmus bei Amblyopie infolge von starker Hypermetropie oder von Veränderungen in der Nähe des Sehnerven oder des gelben Fleckes vorkommt. Es gab aber ungefähr eine Ausnahme auf drei Fälle. Der Nystagmus z. B., der nach Retinitis pigmentosa sich entwickelt, ist mitunter ganz unregelmässig, mitunter auch wellenförmig. Die klassische Wellenform hat Coppez unter 60 Fällen nur 3 mal beobachtet, bei einem zehnjährigen Albino, bei einem Fünfzehnjährigen mit Optikusatrophie nach Meningitis und bei einem Dreizehnjährigen mit Retinitis pigmentosa. Von allen diesen Kurvenbildern kommt nur die höchst seltene Wellenform bei angeborenem Zittern zum Vergleich in Frage. Sie ist dem Augenzittern allerdings zum Verwechseln ähnlich. Leider fehlen bei Coppez Angaben über die Zuckungsdauer dieser Fälle, auf die ich bezüglich des Augenzitterns der Bergleute im nächsten Abschnitt eingehe. Zu den Ursachen des wellenförmigen, angeborenen Augenzitterns gehören nach Coppez Hemeralopie und Nyktalopie. Dies scheint mir erwähnenswert, weil das Licht bei Entstehung des Augenzitterns auch eine wichtige Rolle spielt.

Das Ergebnis dieser Untersuchung ist also, dass die meisten Formen von angeborenem und alle Arten des „labyrinthären" Augenzitterns für den Vergleich mit dem Augenzittern der Bergleute auf Grund der Kurve vollständig ausscheiden.

Ausmessung der Einzelzuckung.

Die vorhergehenden Ausführungen beruhen auf dem ersten Eindruck, den die Kurven bei Betrachtung mit dem unbewaffneten Auge und in 3 Fällen bei 10 facher Vergrösserung machen. Um aber tiefer in das Wesen des Reizes einzudringen, ging ich später zu einer genauen Ausmessung über, indem ich mich folgenden Verfahrens bediente.

Die Kurve wurde auf dem Kreuztisch liegend bei 50—60 facher Vergrösserung mit Hilfe des Zeissschen Zeichenprismas so genau wie möglich nachgezeichnet und die Zeichnung ausgemessen. Unter dem Mikroskop ist im Zug der Kurve meistens eine besonders scharf gezogene Linie sichtbar, die von dem Eindruck der Schreibspitze herrührt, während der übrige Teil, der von der Verschiebung des Russes stammt, weniger scharf begrenzt ist. Der ersteren folgt der Zeichenstift. Da immer nur eine Zuckung nebst einem Stück des benachbarten zu sehen und eine gewisse Parallaxe gegenüber der Peripherie der Zeichnungsebene nicht ganz zu vermeiden ist, hat man bei dem Ergebnis mit einem gewissen Fehler zu rechnen, den ich auf höchstens 5 % schätze. Da die Zeitlinie gleichzeitig mit den Zuckungen nicht beobachtet werden kann, zog ich parallel zu ihr möglichst dicht unter der Kurve eine Hilfslinie, später Grundlinie genannt, auf die ich alle Projektionen beziehe.

Gewählt wurden für diese Betrachtung zunächst nur Fälle mit senkrechtem oder fast senkrechtem Zittern, weil es in jedem Stadium der Bewegung auf den Hebel wirkt. 3 Beispiele:

Fall 773. R. A. Zittern senkrecht; $> 4 \times$ in 1 Sekunde. Ausmessungsergebnisse der 56. bis 65. Zuckung der Fig. 14 enthalten in der 11. Tabelle. 62. bis 64. Zuckung in Fig. 42.

Fall 732. R. A. Zittern senkrecht; $> 3 \times$ in 1 Sekunde. Ausmessungsergebnisse der 35. bis 44. Zuckung der Fig. 88a enthalten in der 12. Tabelle. 42. bis 44. Zuckung in Fig 43.

Tabelle 11.

Zuckung Nr.	Dauer der Zuckung	Dauer des Anstiegs	Dauer des Abstiegs	Anfang über Grundlinie	Kuppe über Grundlinie	Ende über Grundlinie	Höhe des Anstiegs 1. Zeithälfte	Höhe des Anstiegs 2. Zeithälfte	Höhe des Anstiegs insgesamt	Höhe des Abstiegs 1. Zeithälfte	Höhe des Abstiegs 2. Zeithälfte	Höhe des Abstiegs insgesamt
56	73	35,25	37,75	30	53	25,75	8,75	14,25	23	14	13,25	27,25
57	80,25	36,75	43,5	28,25	47,5	27,5	7,75	11,5	19,25	11,5	8,5	20
58	76	33,75	42,25	27,5	47,25	25,75	9	10,75	19,75	11,75	9,75	21,5
59	76,75	31,5	45,25	26,75	42	24,5	6,75	8,5	15,25	10	7,5	17,5
60	71,25	31,75	39,5	23,5	45	25	9,5	12	21,5	10,5	9,5	20
61	80,75	35,5	45,25	27	46,5	21,5	8,5	11	19,5	14,5	10,5	25
62[1])	68,25	28,5	39,75	22	40,5	24,75	10	8,5	18,5	8,25	7,5	15,75
63[1])	73,75	35,75	38	24,75	46,5	25	10	11,75	21,75	11,75	9,75	21,5
64[1])	71	32,5	38,5	24,75	45,5	19,75	10,25	10,5	20,75	14,5	11,25	25,75
65	70,5	35,5	35	22,25	44,5	25	10,75	11,5	22,25	11,5	8	19,5
Durchschnitt	74,150	33,675	40,475	25,675	45,825	24,450	9,125	11,025	20,150	11,825	9,550	21,375

Tabelle 12.

Zuckung Nr.	Dauer der Zuckung	Dauer des Anstiegs	Dauer des Abstiegs	Anfang über Grundlinie	Kuppe über Grundlinie	Ende über Grundlinie	Höhe des Anstiegs 1. Zeithälfte	Höhe des Anstiegs 2. Zeithälfte	Höhe des Anstiegs insgesamt	Höhe des Abstiegs 1. Zeithälfte	Höhe des Abstiegs 2. Zeithälfte	Höhe des Abstiegs insgesamt
35	78,5	47,5	31	6,5	50	11,5	31	12,5	43,5	17,25	21,25	38,5
36	79	49	30	11	45	13,5	23,25	10,75	34	11,75	19,75	31,5
37	80,4	53,3	27,1	14	60	24,5	35,5	10,5	46	20,75	14,75	35,5
38	84	47	37	24	60	29	24	12	36	11	20	31
39	81	42	39	28	60	16	22	10	32	15	29	44
40	82	45	37	16	49	10	22,25	10,75	33	12	27	39
41	78,5	38	40,5	10,5	38	13,5	16	11,5	27,5	10	14,5	24,5
42[2])	83	45	38	14,5	48	0	22	11,5	33,5	14,25	33,75	48
43[2])	79	41,5	37,5	0	49	0	38,75	10,25	49	11,25	37,75	49
44[2])	79,4	48	31,4	1	54	15	41,5	11,5	53	13,5	25,5	39
Durchschnitt	80,48	45,63	34,85	12,55	51,3	13,30	27,625	11,125	38,75	13,675	24,325	38,00

[1]) Siehe Fig. 42.
[2]) Siehe Fig. 43.

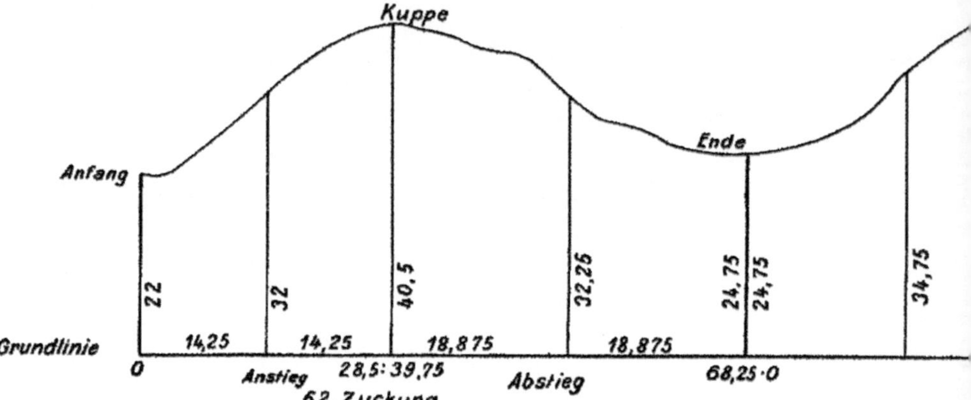

Kuppe
Anfang
Ende
Grundlinie
22
32
40,5
32,25
24,75
24,75
34,75
14,25
14,25
18,875
18,875
0
Anstieg
28,5 : 39,75
Abstieg
68,25 · 0
62. Zuckung
Fall 773. He

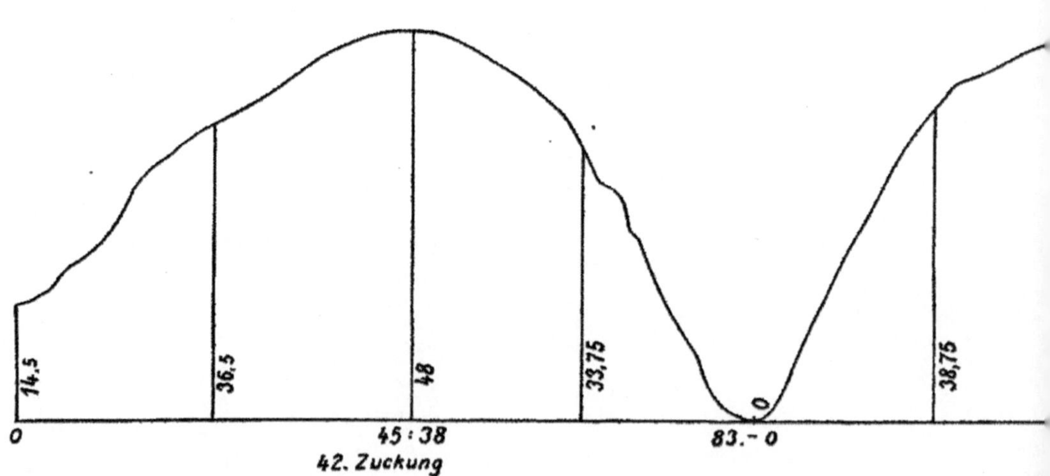

14,5
36,5
48
33,75
0
38,75
0
45 : 38
83. - 0
42. Zuckung
Fall 732. R. A.

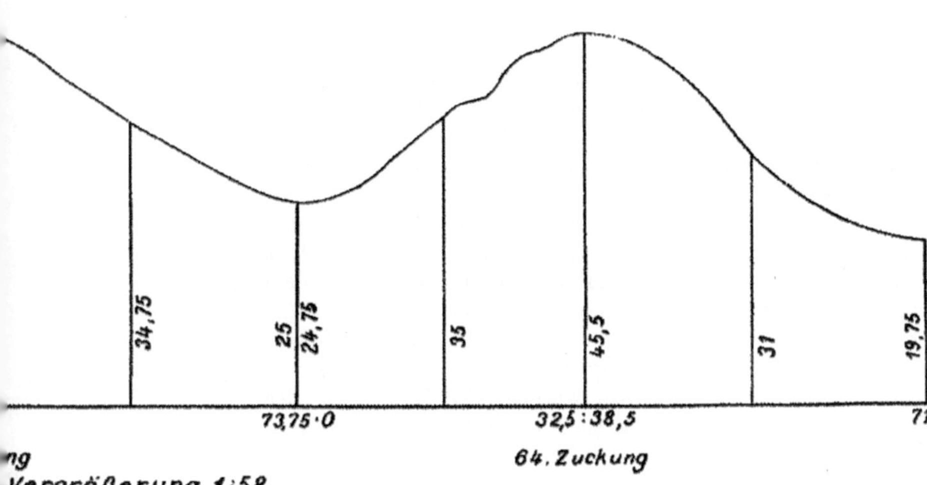

ng
Vergrößerung 1:58

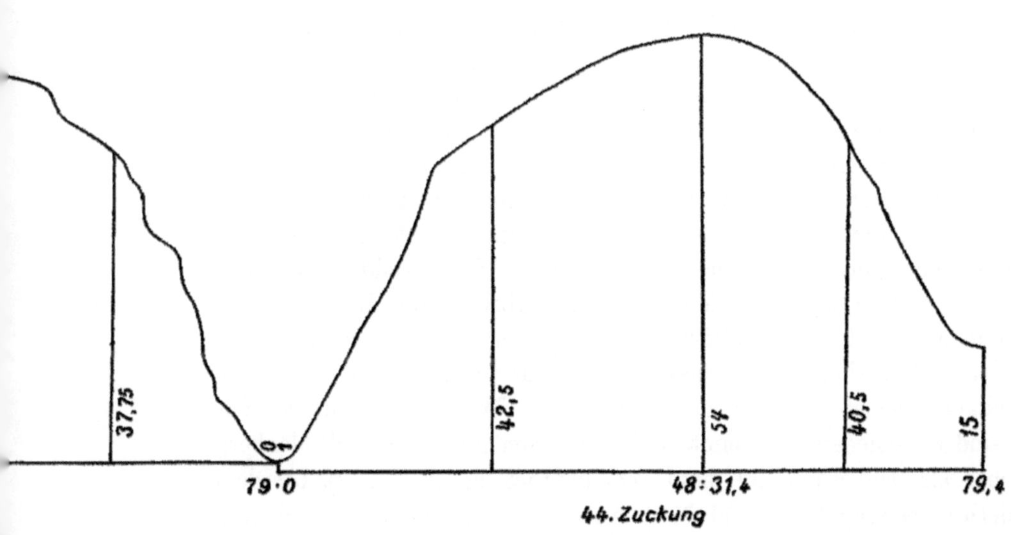

0 cm. Vergräßerung 1:52

Fall 841. Zittern beiderseits senkrecht mit geringer Rotation gegen Uhrzeiger. 5 × in 1 Sekunde. Ausmessung einer gleichzeitigen Registrierung beider Augen in Tabelle 13. 9. bis 11. Zuckung in Fig. 44. Beide Kurven brechen infolge von Magneteinwirkung (vgl. S. 97) genau gleichzeitig ab.

In den Tabellen 11—13 bedeuten die Zahlen Millimeter. Die 2. bis 4. Spalte gibt Abszissen-, die übrigen Ordinatenmaße wieder. Die Abszisse (Grundlinie) bedeutet den zeitlichen Ablauf. Es ist unterlassen, ihn in Sekundenbruchteile umzurechnen, weil es hier hauptsächlich auf die relativen Beziehungen der einzelnen Teile ankommt. Die Ordinate stellt die Bewegung des Auges dar. Die Kurve beginnt an einem gewissen Punkt in oder über der Grundlinie (Anfang), steigt zur Kuppe auf und senkt sich wieder (Ende). Durch Projektion der Kuppe auf die Grundlinie zerfällt die Dauer der Zuckung in den Anstieg und Abstieg. Beide wurden in (zeitlich) gleiche Teile zerlegt, in dem betreffenden Punkt eine Senkrechte errichtet und bis zur Kurve verlängert. So sind in dem Bild einer Zuckung 5 Punkte bezeichnet, deren Projektionen gemessen wurden. Der Unterschied der Projektionen des Anfangs und der Kuppe stellt die Höhe des Anstiegs, der Unterschied der Projektionen der Kuppe und des Endes die Höhe des Abstiegs dar. Ferner ist leicht auszurechnen, welcher Weg beim Anstieg und Abstieg in der 1. und 2. Zeithälfte zurückgelegt wird.

Ergebnis. Die Ähnlichkeit der Augenzuckungs- und Pendelkurve erweist sich bei näherem Zusehen nur als eine scheinbare, denn erstere lässt sich nicht wie letztere durch einen senkrechten und wagerechten Schnitt in kongruente Teile zerlegen[1]. Die Augenschwingung ist keine mechanische. Jede hat ihre Besonderheiten. Sie unterscheidet sich von den andern durch die Dauer, den Abstand des Anfangs, der Kuppe (Amplitude) und des Endes von der Grundlinie und sonstige Eigentümlichkeiten. Die Dauer der Zuckungen schwankt in gewissem Grade zwischen einem Maximum und Minimum, doch findet immer wieder ein Ausgleich statt, so dass das später aufgestellte Gesetz von der Konstanz der Zuckungsdauer in einem grösseren Zeitraum unter gleichen Bedingungen richtig bleibt. Selten liegen Anfang und Ende einer Zuckung in gleicher Höhe. Bald ist die eine, bald die andere tiefer gelegen. Auch der Abstand der Kuppe ändert sich fortwährend. Doch bildet sich auch bei den Höhenmassen ein mittlerer Wert heraus, so dass das Niveau der Kurve der Zeitlinie im allgemeinen ziemlich genau parallel bleibt. Wellenberg und Wellental sind verschieden gekrümmt. Bei dem einen Fall ist der Wellenberg flacher als das Wellental (besonders deutlich bei Fall 732), bei dem andern ist es umgekehrt (Fall 773). Natürlich ist auch hier, wie überall, nicht eine einzelne Zuckung massgebend, sondern der Durchschnitt.

---

[1] Trotzdem ist die Bezeichnung „pendelförmig" für die meisten Formen des Augenzitterns der Bergleute nach Art der Fig. 14 als schwer ersetzbar beibehalten.

Tabelle 13.

Zuckung Nr.	Dauer						Linkes Auge			Rechtes Auge		
	der Zuckung		des Anstiegs		des Abstiegs		Anfang über Grundlin.	Kuppe über Grundlin.	Ende über Grundlinie	Anfang über Grundlin.	Kuppe über Grundlin.	Ende über Grundlinie
	L. A.	R. A.	L. A.	R. A.	L. A.	R. A.						
1	79,25	76,5	46	46,75	33,25	29,75	37,25	57,25	39,5	25,5	72,25	29,75
2	78,25	75,75	41,25	43,75	37	32	39,75	59,75	40	29,75	78	31,75
3	78,5	75,4	38,75	39,4	39,75	36	41,5	60	38,75	32,25	72,5	27
4	76	73,5	41	38	35	35,5	39,5	60,5	40,25	28	71	30
5	74,75	70	41,75	39,75	33	30,25	42	61	40,75	31,75	72,75	26,25
6	73,25	71,5	42,5	44	30,75	27,5	41,75	57,25	37,5	27,25	64,8	24,5
7	76,6	72,5	44	44,5	32,6	28	38,25	58,75	37,75	25	70	29
8	77	78,25	39,25	42	37,75	36,25	38,75	59,25	38	29,75	75,25	32,75
9 [1]	73,75	75,75	38,75	41,5	35	34,25	40	61,75	39,25	32,5	82,75	40
10 [1]	78,25	76,5	42,5	43	35,75	33,5	40	61,5	39,5	41	87,5	43,75
Durchschnitt	76,560 [2]	74,565 [2]	41,575	42,265	34,985	32,300	39,875	59,700	39,125	30,275	74,680	31,475
11 [1] (Magnet)	66	69	43,5	46	22,5	23	39,5	60,5	41	43,25	89,25	42,75

Das Verhältnis der Zuckungsphasen.

Die Projektion der Kuppe auf die Grundlinie zerlegt die Zuckungsdauer in ungleiche Teile, deren Verhältnis sich von Zuckung zu
Zuckung ändert. Der Durchnitt ist:

	Anstieg		Abstieg		
Fall 773	33,6	:	40,4	=	0,83
„ 732	45,6	:	34,8	=	1,31
„ 841 { L. A.	41,5	:	34,9	=	1,19
R. A.	42,2	:	32,3	=	1,30

Die Schwingungsphasen des Augenzitterns der Bergleute sind somit von ungleicher Zeitdauer. Bei dem einen
ist der Anstieg länger als der Abstieg; bei dem andern ist
es umgekehrt. Manche frühere Behauptung ist also falsch. Der
Vergleich mit dem Pendel ist nicht länger haltbar. Wichtig ist, dass in

---

[1]) Siehe Fig. 44.

[2]) Diese beiden Maße müssen gemäss dem später entwickelten Gesetz von
der isochronen Dauer der binokularen Zuckung gleich sein. Der Unterschied ist
auf Mängel in der Zeichnung und Ausmessung der Kurven zurückzuführen. Darauf beruht es auch, wenn der Abstand des Endes einer Zuckung von der Grundlinie mit dem Abstand des Anfangs der nächsten Zuckung hier und da nicht
ganz übereinstimmt. Desgleichen müssten in der Fig. 44 die senkrechten Linien
genau in einer Richtung liegen. Meines Erachtens kann man aber mit der Genauigkeit wohl zufrieden sein, da sie uns eine Reihe wichtiger neuer Aufschlüsse
liefert.

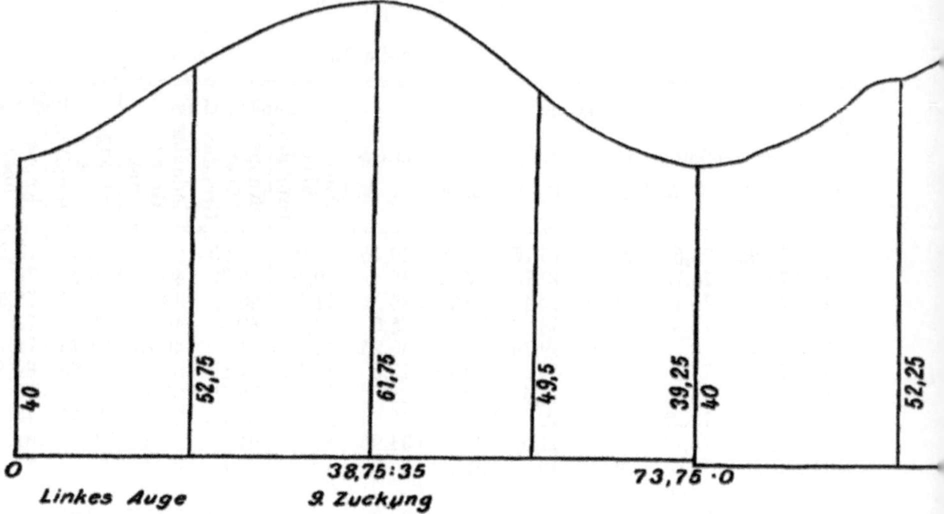

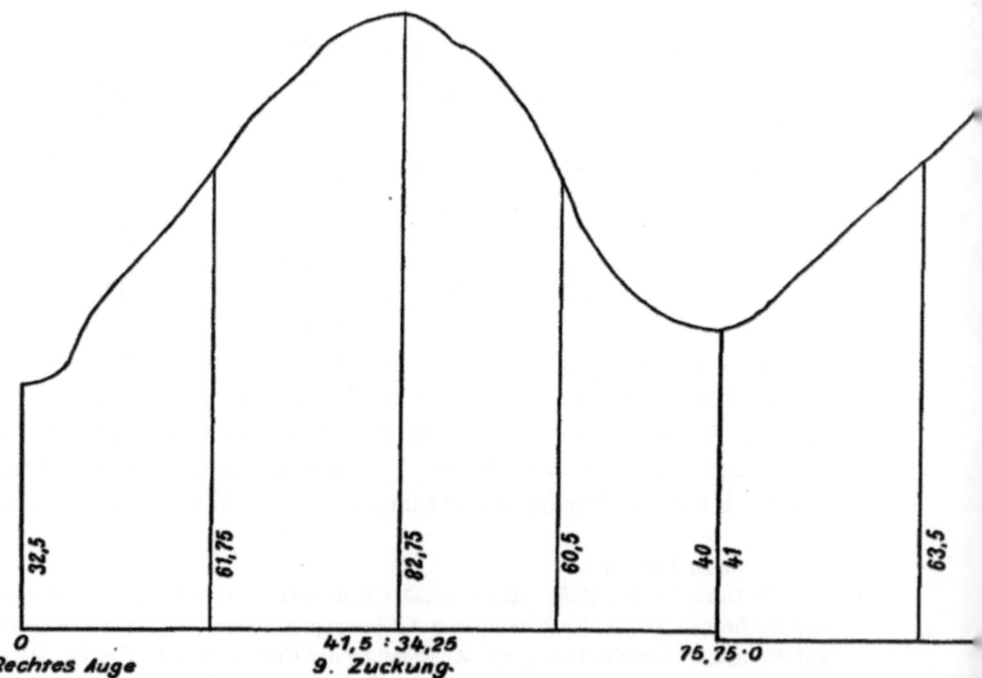

Fall 841. Gleichzeitige Registr
Verg
Hebel des rechte
Hebel des linker

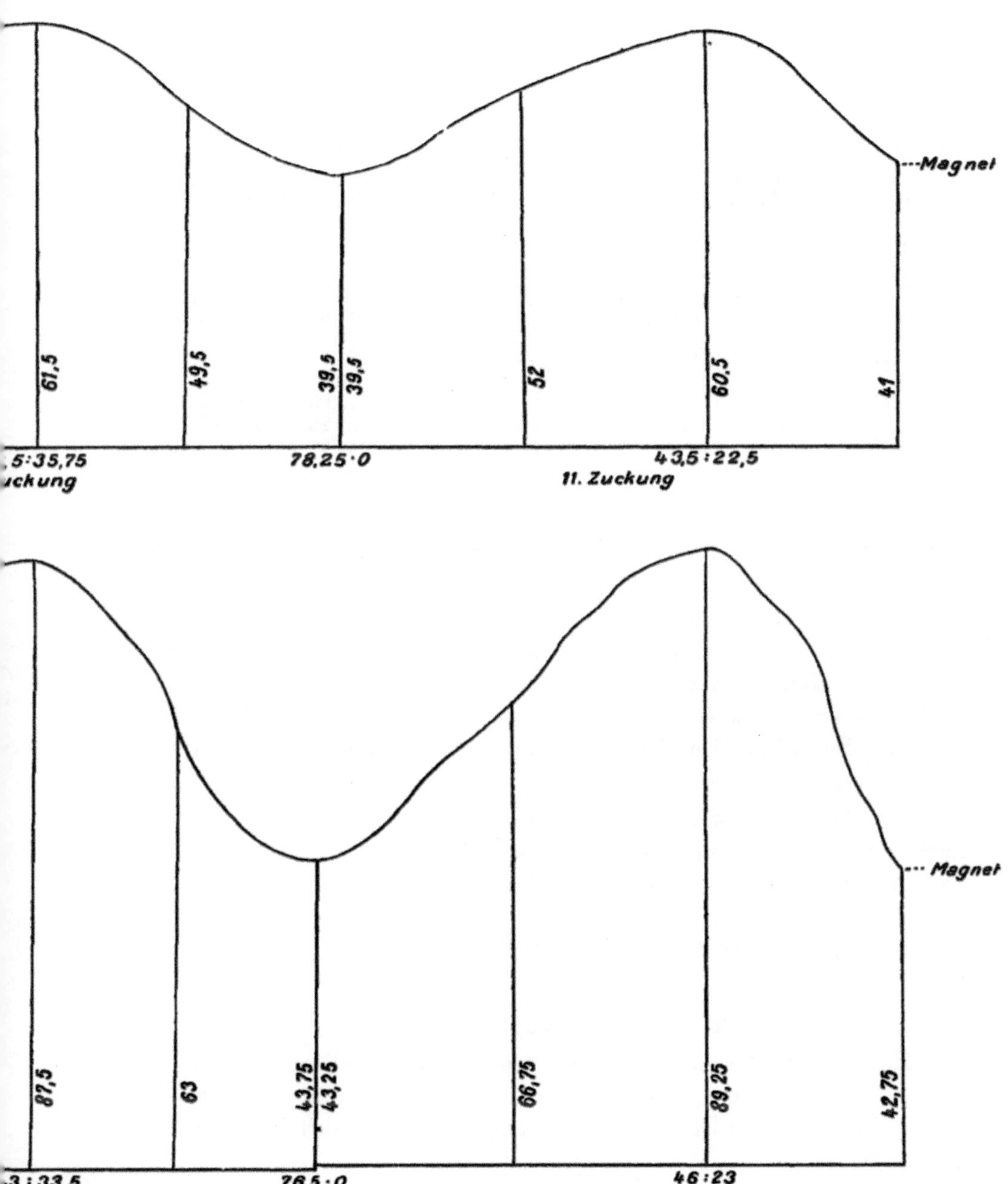
61,5
49,5
39,5
39,5
52
60,5
41
---Magnet
5 : 35,75
78,25 · 0
43,5 : 22,5
uckung
11. Zuckung
87,5
63
43,75
43,25
66,75
89,25
42,75
--- Magnet
3 : 33,5
76,5 · 0
46 : 23
Zuckung
11. Zuckung
des rechten und linken Auges.
1 : 60
10,7 : 19,6 cm.
17,0 : 19,3 cm.

Tabelle 13 (Fortsetzung).

| Linkes Auge | | | | | | Rechtes Auge | | | | | |
| Höhe des Anstiegs | | | Höhe des Abstiegs | | | Höhe des Anstiegs | | | Höhe des Abstiegs | | |
insgesamt	1.Zeithälfte	2.Zeithälfte	1.Zeithälfte	2.Zeithälfte	insgesamt	insgesamt	1.Zeithälfte	2.Zeithälfte	1.Zeithälfte	2.Zeithälfte	insgesamt
20	10	10	10,75	7	17,75	46,75	24,5	22,25	25	17,5	42,5
20	9,25	10,75	8,75	11	19,75	48,25	27,25	21	19,5	26,75	46,25
18,5	10,25	8,25	11,25	10	21,25	40,25	22,75	17,5	19	26,5	45,5
21	13	8	11,5	8,75	20,25	43	24	19	17,6	23,4	41
19	8,75	10,25	11,5	8,75	20,25	41	16,75	24,25	20,75	25,75	46,5
15,5	8,25	7,25	9,5	10,25	19,75	37,55	23,25	14,3	21,3	19	40,3
20,5	11,75	8,75	8,25	12,75	21	45	23,5	21,5	10	31	41
20,5	10,25	10,25	10	11,25	21,25	45,5	25,25	20,25	19,25	23,25	42,5
21,75	12,75	9	12,25	10,25	22,5	50,25	29,25	21	22,25	20,5	42,75
21,5	12,25	9,25	12	10	22 -	46,5	22,5	24	24,5	19,25	43,75
19,825	10,650	9,175	10,575	10,000	20,575	44,405	23,900	20,505	19,915	23,290	43,205
21					19,5	46					46,5

dem Verhältnis der Schwingungsphasen gegenüber dem „labyrinthären" Zittern kein prinzipieller Unterschied mehr anzunehmen ist. Derselbe ist nur quantitativer Art, insofern er bei den bisher genauer untersuchten Arten des labyrinthären Zitterns ganz erheblich grösser ist, als beim bergmännischen Zittern. Man vergleiche die Kurven von Bartels (154) und Coppez (130).

Die Art und Weise, wie die Phasen ineinander übergehen, ist auch wieder verschieden. Bei dem einen vollzieht sich der Übergang vom Anstieg in den Abstieg ziemlich langsam, während der Anstieg dem Abstieg viel schneller folgt (Fall 732). Bei dem andern findet sich das entgegengesetzte Verhalten (Fall 773).

Der Ablauf der einzelnen Phase.

Zerlegt man die Zeitdauer des Anstiegs und Abstiegs in zwei gleiche Teile, so kann man aus der Projektion die Hubhöhe des Auges für je zwei gleiche Zeiten berechnen. Es ergibt sich folgender Durchschnitt:

| | | Höhe des Anstiegs | | Höhe des Abstiegs | |
		1. Zeithälfte	2. Zeithälfte	1. Zeithälfte	2. Zeithälfte
Fall 773		9,1	11,0	11,8	9,5
„ 732		27,6	11,1	13,6	24,3
„ 841	L. A.	10,6	9,2	10,6	10,0
	R. A.	23,9	20,5	19,9	23,3

Sowohl während des Anstiegs als während des Abstiegs wird in gleicher Zeit also ein ungleicher Weg zurückgelegt. Manchmal ist er länger in der ersten, manchmal in der zweiten Hälfte des Anstiegs (Abstiegs). Es entsprechen sich ungefähr die Hubhöhe in der ersten Hälfte der Anstiegdauer und der zweiten Hälfte der Abstiegdauer und ebenso die in der zweiten Hälfte der Anstiegdauer und in der ersten Hälfte der Abstiegdauer. Besonders klar tritt dies in der Fig. 43 hervor. Nur beim Abstieg des linken Auges von Fall 841 liegt eine Abweichung von dieser Regel vor. Meines Erachtens beruht sie aber auf einem Mangel der Methode, da das rechte Auge sich in das Schema gut einfügt. Bei Fall 773 fand ich bei einer zweiten Reihe von Messungen (1. bis 10. Zuckung der Fig. 14) folgendes Verhältnis:

$$\begin{array}{ccc} \text{Anstieg} & \text{Abstieg} & \\ 37,8 & 36,1 & = 1,04 \end{array}$$

also gerade umgekehrt wie bei der 56. bis 65. Zuckung (S. 72). Bei der Zerlegung der Phasen ergab sich folgendes:

$$\begin{array}{cccc} & \text{Anstieg} & & \text{Abstieg} \\ \text{1. Zeithälfte} & \text{2. Zeithälfte} & \text{1. Zeithälfte} & \text{2. Zeithälfte} \\ \text{1. bis 10. Zuckung} \quad 8,9 & 11,7 & 14,3 & 8,25 \end{array}$$

Diese Zahlen entsprechen hier also denen der ersten Reihe von Messungen, nur sind die Unterschiede noch ausgeprägter.

Geschwindigkeit der Phasen und ihrer Teile.

$$\text{Geschwindigkeit} = \frac{\text{Weg}}{\text{Zeit}}. \qquad v = \frac{i}{t}.$$

		insgesamt		1. Zeithälfte		2. Zeithälfte	
		$\dfrac{i}{t}$	v	$\dfrac{i}{t}$	v	$\dfrac{i}{t}$	v
Fall 773. 56.—64. Zuckung.	Anstieg	$\dfrac{20,1}{33,7}$	0,59	$\dfrac{9,1}{16,8}$	0,54	$\dfrac{11,0}{16,8}$	0,65
	Abstieg	$\dfrac{21,4}{40,5}$	0,53	$\dfrac{11,8}{20,2}$	0,58	$\dfrac{9,6}{20,2}$	0,47
Fall 732.	Anstieg	$\dfrac{38,7}{45,6}$	0,85	$\dfrac{27,6}{22,8}$	1,21	$\dfrac{11,1}{22,8}$	0,49
	Abstieg	$\dfrac{38,0}{34,8}$	1,09	$\dfrac{13,7}{17,4}$	0,78	$\dfrac{24,3}{17,4}$	1,39
Fall 841. L. A.	Anstieg	$\dfrac{19,8}{41,6}$	0,47	$\dfrac{10,6}{20,8}$	0,50	$\dfrac{9,2}{20,8}$	0,44
	Abstieg	$\dfrac{20,5}{35,0}$	0,58	$\dfrac{10,6}{17,5}$	0,60	$\dfrac{10,0}{17,5}$	0,57
R. A.	Anstieg	$\dfrac{44,4}{42,3}$	1,05	$\dfrac{23,9}{21,1}$	1,13	$\dfrac{20,5}{21,1}$	0,97
	Abstieg	$\dfrac{43,2}{32,3}$	1,34	$\dfrac{19,9}{16,1}$	1,23	$\dfrac{23,3}{16,1}$	1,44

Die Geschwindigkeit der beiden Zuckungsphasen des Augenzitterns ist also ungleich. Bald ist sie beim Anstieg, bald beim Abstieg grösser. Auch jede Phase wird in ihren beiden Zeithälften mit wechselnder Schnelligkeit durchlaufen. Bei dem einen ist sie in der ersten, bei dem andern in der zweiten Hälfte am grössten. Es entsprechen sich ungefähr erste Hälfte des Anstiegs und zweite Hälfte des Abstiegs und zweite Hälfte des Anstiegs und erste Hälfte des Abstiegs.

2. Die Zuckungsdauer.

Bezüglich der Zahl der Augenzuckungen in der Minute beschränken sich alle bisherigen Autoren auf summarische Angaben. Romiée schätzt sie 1892 auf 120—500 in der Minute, Snell 1892 auf 60—100 und mehr, Nieden 1894 auf 40 bei beginnendem Zittern und 80—100—250—360 bei den übrigen Formen, Dransart 1908 auf 100—500, Nuel 1910 auf 100—300 und mehr, Llewellyn 1912 auf 100—500, Coppez 1913 auf 150—240.

Keiner hat bisher die Zählung zum Gegenstand eingehenden Studiums gemacht, obgleich sie vom physiologischen Standpunkt sicher eine reizvolle Aufgabe darstellt und auch praktisch wichtig ist, da sie zu den Unterlagen für die Abschätzung der Heftigkeit des Falles gehört.

Eine genaue Zählung auf Grund äusserer Betrachtung ist nicht möglich, lässt sich aber bei vielen Fällen mittels meiner Registrierung mit grösster Genauigkeit durchführen. Bei reinen Kurven kann man die Zählung auf eine Minute und mehr ausdehnen. Bei den meisten Fällen wird die Schwingungsfolge in verschiedenen Abständen von Lidzuckungen unterbrochen. Hier wurde dann in der Regel ein lidschlussfreies Stück von 10 Sekunden, manchmal auch von 5 oder 6 Sekunden ausgezählt und auf eine Minute umgerechnet.

a) Die Zuckungsdauer bei der Gesamtheit.

Die Tabelle 10 (S. 54—56) enthält 57 Fälle mit Angabe der Zuckungszahl. Sie sind zum Teil unter verschiedenen, die Zuckungsdauer beeinflussenden Bedingungen untersucht worden, so dass ein strenger Vergleich aller nicht angängig ist. Die Veränderlichkeit hält sich aber in mässigen Grenzen.

Es wurden gezählt:

1. 150—200 Zuckungen in der Min. bei 4 Fällen = 7 %,
2. über 200—250 „ „ „ „ „ 8 „ = 14 „,

3. über 250—300 Zuckungen in der Min. bei 26 Fällen $= 45,6^0/_0$,
4. „ 300—350 „ „ „ „ „ 14 „ $= 24,6$ „ ,
5. „ 350—400 „ „ „ „ „ 4 „ $= 7$ „ ,
6. „ 400 „ „ „ „ „ 1 Fall $= 1,8$ „ .

Die niedrigste Zahl betrug 150. Dieser Fall gehört zu den atypischen Zuckungsformen (Fig. 37). Auch die übrigen Fälle unter 200 und nahe über 200 zeigen kein wellenförmiges Kurvenbild (Fig. 23 und 25). Fall 709 (Fig. 19) mit $223^1/_3$ Zuckungen ist aber schon regelrecht wellenförmig. Die höchste Zahl war 426 in der Minute.

Mehrere Fälle stimmen in der Zahl genau überein, z. B. kommt die Zahl 270 5 mal, 276 3 mal, 300 2 mal, 306 2 mal, 312 3 mal vor. 11 Bergleute haben zwischen 270 und 280 Zuckungen. Im ganzen herrscht aber eine grosse Verschiedenheit, deren Erklärung mir noch nicht möglich ist. Bis jetzt ergab sich nur ein gewisser

Einfluss der Körpergrösse auf die Zuckungsdauer.

Tabelle 14.

Zuckungszahl in 1 Minute	Körpergrösse in cm									
	bis 155	> 155—160	> 160—165	> 165—170	> 170—175	> 175—180	> 180—185	> 185	unter 169	169 und darüber
bis 150				1					1	
> 150—200		1				1	1		1	2
> 200—250		1	3	2		1	1	1	5	4
> 250—300	1	2	3	7	11	1	2		11	16
> 300—350		1	4	5	2				9	3
> 350—400		1	1	1		1			2	2
> 400				1					1	
Zahl der Fälle	1	6	11	17	13	4	4	1	30	27
Durchschnittszuckungszahl in 1 Minute	300	288	288	285	284	252	245	234	286	273

Daraus ergibt sich unter anderem:

Von 35 Leuten unter 170 cm haben 14 $(= 40\ ^0/_0)$ über 300 Augenzuck.
„ 22 „ über 170 „ „ 3 $(= 13,6$ „) „ „ „
„ 18 „ unter 165 „ „ 7 $(= 38,8$ „) „ „ „
„ 9 „ über 175 „ „ 1 $(= 11,1$ „) „ „ „
„ 5 „ „ 180 „ „ 0 $(= 0$ „) „ „ „
„ 7 „ unter 160 „ „ 2 $(= 28,5$ „) „ „ „

Wie die letzte Querzeile der Statistik lehrt, sinkt die Durchschnittszuckungszahl mit zunehmender Körpergrösse schrittweise von 300 auf 234.

Das Ergebnis dieser Zählungen ist also: die **Zuckungsdauer** (-zahl) **nimmt mit der Körpergrösse zu (ab).**

Es kommen aber manche Ausnahmen vor. Man trifft kleine Leute mit niedrigen und grosse Leute mit hohen Zuckungszahlen. Die Erklärung liegt nahe. Die Zuckungsdauer ist wenigstens teilweise abhängig von der Körperhaltung bei der Arbeit, die einesteils durch die Körpergrösse, andernteils durch die Höhe der Flötze und Querschläge bestimmt wird. Wenn ein Mann von 155 cm und einer von 180 cm in einem Flötz von 150 cm arbeiten, so werden an den motorischen Innervationsmechanismus des Sehorgans beider ganz verschiedene Anforderungen gestellt. Unter diesen Umständen nehme ich an, dass sich bei dem kleinen Mann eine höhere Zuckungszahl herausbildet, als bei dem grossen. Der kleine Mann arbeitet aber in einem Flötz von 125 cm unter relativ denselben Verhältnissen, wie der von 180 in dem Flötz von 150 cm. Hierbei müsste sich bei beiden, wenn meine Ansicht richtig ist, ungefähr die gleiche Zuckungszahl herausstellen. So erklärte mir der Fall 732, 53 Jahre alt, der 160,1 cm gross ist und 228 Zuckungen in der Minute aufweist (also gegen die Regel), dass er in den letzten 6 Jahren in einem Flötz von $2^1/_2$ Fuss knieend oder sitzend gearbeitet habe. Bei vielen Bergleuten wechseln die Arbeitsbedingungen, so dass eine nachträgliche Ermittlung der Flötzhöhen schwierig ist. Sicheren Aufschluss über die Beziehungen zwischen Zuckungsdauer und Körpergrösse würde man gewinnen, wenn man eine grössere Zahl von Augenzitterern untersuchen könnte, die jahrelang unter genau denselben Bedingungen gearbeitet haben.

b) **Die Zuckungsdauer im Einzelfalle.**

Im Einzelfalle ist die **Zuckungsdauer** bei gleichen Bedingungen während einer Untersuchung eine **mathematisch genau konstante Grösse.** Zum Beweise mögen folgende Beispiele dienen.

Fall 373 (Fig. 25), beiderseits Raddrehung mit anderer Innervation.

1.—10. Sekunde	31 Augenzuckungen,	
11.—20. „	30 „	,
21.—30. „	31 „	,
31.—40. „	30 „	,
41.—50. „	31 „	,

51.— 60. Sekunde	29	Augenzuckungen und 1 Lidschlag,
61.— 70. „	30	„ ,
71.— 80. „	31	„ ,
81.— 90. „	30	„ ,
91.—100. „	30	„ ,
in 100 Sekunden	303	Augenzuckungen und 1 Lidschlag.

Fall 709 (Fig. 19).

1.—10. Sekunde	37	Augenzuckungen,
11.—20. „	37	„ ,
21.—30. „	37	„ ,
31.—40. „	37	„ ,
41.—50. „	37	„ ,
51.—60. „	37	„ ,
in 60 Sekunden	222	Augenzuckungen.

Zählt man von der 1.—60. Sekunde durch, so ergeben sich $223^1/_3$ Zuckungen.

Fall 648 (Fig. 18). Im Dunkeln:

1.—10. Sekunde	>42	Augenzuckungen,
11.—20. „	>42	„ ,
21.—30. „	42	„ ,
31.—40. „	42	„ ,
41.—50. „	>42	„ ,
51.—60. „	>41	„ ,
in 60 Sekunden	>251	Augenzuckungen.

Fall 773 (Fig. 14). Beiderseits senkrechtes Zittern; trübes Tageslicht, Blick — 11⁰.

1.—10. Sekunde	>43	Augenzuckungen,
11.—20. „	43	„ ,
21.—30. „	$43^1/_2$	„ ,
31.—40. „	>43	„ ,
41.—50. „	>43	„ ,
51.—60. „	43	„ ,
in 60 Sekunden	$>258^1/_2$	Augenzuckungen.

Fall 732. Beiderseits senkrechtes Zittern; trübes Tageslicht; Blick $+15^0$.

1.—10. Sekunde	>38	Augenzuckungen,
11.—20. „	>38	„ ,
21.—30. „	>38	„ ,
31.—40. „	>38	„ ,
41.—50. „	>38	„ ,
51.—60. „	>38	„ ,
in 60 Sekunden	>228	Augenzuckungen.

Die binokulare Zuckungsdauer.

In den meisten Fällen beschränkte ich mich auf die Ermittlung der Zuckungszahl des rechten Auges, weil die Anlegung beider Hebel etwas umständlich ist. Die Auszählung eines möglichst langen, einwandsfreien binokularen Kurvenstückes ergab folgendes:

Fall 249; beiderseits senkrechtes Zittern. In 30 Sekunden R. 124,5, L. 124,5 Zuckungen.

Fall 773; beiderseits senkrechtes Zittern, Amplitude rechts grösser als links. In 34 Sekunden R. 135, L. 135,5 Zuckungen.

Fall 648; R. Raddrehung, L. schräg. In 20 Sekunden. R. 83,5, L. 83 Zuckungen.

Fall 709; R. schräg ellipsenförmig mit Uhrzeiger. L. Raddrehung. In 30 Sekunden R. 106, L. 106 Zuckungen.

Fall 449. R. Zittern senkrecht, Amplitude gross; L. Raddrehung, Amplitude klein. In 37 Sekunden R. und L. $149^{2}/_{3}$ Zuckungen.

Fall 535. R. Zittern gering, wahrscheinlich senkrecht, L. viel deutlicher, schräg nach oben innen. In 60 Sekunden R. und L. 315,5 Zuckungen.

Fall 584. Zittern bei geradem Blick R. senkrecht, L. schräg ellipsenförmig gegen Uhrzeiger. Dazu gesellt sich noch eine andere, nicht definierbare Innervation, wodurch die seltene Sattelform entsteht. Zuckungszahl bei Blick nach rechts unten in 30 Sekunden R. 106, L. $>$ 105.

Fall 841. Zittern bds. in der Hauptsache senkrecht mit etwas Rotation (L. $>$ R.) gegen Uhrzeiger (Fig. 40) R. $>$ 255, L. 255,5 Zuckungen in 50 Sekunden:

im einzelnen	R. A.	L. A.
1.—10. Sekunde	50,75	$<$ 51 Augenzuckungen
11.—20. „	51,5	51,5 „
21.—30. „	51,25	$>$ 51 „
31.—40. „	$<$ 51	51 „
41.—50. „	51	$>$ 51 „

Somit ist die binokulare Zuckungsdauer isochron, nicht nur bei gleicher, sondern auch bei verschiedener Zuckungsbahn und Amplitude.

Registriert man beide Augen hintereinander, so erhält man gewisse Abweichungen, desgleichen, wenn man an verschiedenen Tagen untersucht. Ob aber reine

Zeitschwankungen

der Zuckungsdauer vorkommen, erscheint mir doch fraglich. Sie ist, wie im folgenden erörtert wird, von einer Reihe von Einflüssen abhängig, deren jedesmalige genau gleiche Anordnung schwierig, wenn nicht unmöglich ist.

Beeinflussung der Zuckungsdauer.

1. Einfluss der Beleuchtung.

Bei strenger Versuchsanordnung müssen konstant bleiben Kopfhaltung und Augenstellung. Erstere wird erreicht durch Kinn- und Hinterhauptsstütze. Die Augen werden im Dunkeln fixiert durch die dem Nagelschen Adaptometer beigegebene rote Fixiermarke, soweit man bei Augenzittern überhaupt von Fixieren sprechen kann. Das Licht dieser Marke ist so schwach, dass es auch im Dunkeln als Lichtreiz nicht in Betracht kommt.

Fall 773. 22. IX. 1914. Blick geradeaus, fixiert.

Kurve 5. Trübes Tageslicht 265 Augenzuck. in 1 Min. Amplitude 0,3 mm,
„   6. Dunkelheit   256,5 „   „   „   0,3 „ ,
„   7.   „   247,5 „   „   „   0,3 „ ,
„   8. Tageslicht   256   „   „   „   0,3 „ ,

Beim Übergang vom Tageslicht zur Dunkelheit wird die Zahl der Zuckungen sofort geringer, sinkt in den nächsten Minuten noch etwas und steigt bei Rückkehr zum Tageslicht wieder an, ohne aber ihren Anfangswert sofort wieder zu erreichen.

24. IX. 1914. Blick wie vorhin.

Kurve 1. Sonnenschein $251\frac{1}{4}$ Augenzuckungen in 1 Min.,
„   2.   „   249   „   „   ,
„   3. Herabgesetzte Beleuchtung $252\frac{3}{4}$ „   „   ,
„   4. Fast völlige Dunkelheit   243   „   „   ,
„   4. „   etwas später $232\frac{1}{2}$ „   „   ,
„   5. Sonnenschein   246   „   „   ,
„   6. Völlige Dunkelheit   240   „   „   ,
„   7. Kerzenlicht $247\frac{1}{2}$ „   „   ,
„   8. Sonnenlicht   243   „   „   .

Hier beträgt der grösste Unterschied zwischen Sonnenschein und Dunkelheit fast 19 Zuckungen. Es hat den Anschein, als ob ganz schwaches Licht hier eine erregende Wirkung ausübt.

Fall 648. 1. IX. 1914; wenig erhobener fixierter Blick.

Kurve 3. Tageslicht   264 Augenzuck. in 1 Min.,
„   4. Kleine Kerze seitlich (sonst dunkel) 258   „   „   ,
„   5. Tageslicht   260   „   „   ,
„   6. Kleine Kerze seitlich (sonst dunkel) 253   „   „   .

3. IX. 1914. Blick wie oben.

Kurve 2. Tageslicht   256   „   „   ,
„   3. Völlige Dunkelheit   249   „   „   .

7. XI. 1914. Blick geradeaus.

Kurve 1. Tageslicht   274   „   „   ,
„   2. Dunkelheit   252   „   „   .

Fall 723. Blick nicht genau fixiert. Bei Tageslicht hält er sich, wie aus der Kurve hervorgeht, ungefähr auf gleicher Höhe; im Dunkeln fällt er etwas herunter und schnellt dann wieder in die Höhe.

1. Tageslicht: kein Zittern.
2. Dunkelheit: Zittern, 318 Zuckungen; Amplitude 0,15—0,2 mm.
3. Tageslicht: kein Zittern oder nur spurweise, Amplitude winzig.
4. Dunkelheit: Zittern   315 Zuckungen, Amplitude 0,25 mm.
5. Herabgesetzte Beleuchtung: 355 „ , „   0,15 „ .
6. Dunkelheit: 309 „ , „   0,25 — 0,35 mm.
7. Herabgesetzte Beleuchtung: 369 „ , „   0,1 mm.
8. Dunkelheit: 300 „ , „   0,25 mm.
9. Tageslicht: 380 „ , „   0,1 mm.
10. Halbhell: 390 „ , „   0,1 „ .
11. Dunkelheit: 312 „ , „   0,2—0,25 mm.
12. Tageslicht: 372 „ , „   0,1 mm.

Die Zuckungsdauer antwortet somit auf jeden Wechsel der Beleuchtung. Im Dunkeln sinkt die Zuckungszahl, und steigt die Zuckungshöhe, ohne dass aber das Produkt beider konstant ist.

Nun noch einige weitere Fälle:

Nystagmus-liste	Blickrichtung	Beleuchtung	Zuckungszahl
582	— 30°	Tageslicht	272—276
	— 30°	Dunkelheit	270
793	geringe Hebung	Tageslicht	237
	„	Kerze	234
319	„	Tageslicht	270
	„	Kerze seitlich	265,5
	„	Dunkelheit	264
732	+ 15°	trübes Tageslicht	227
	+ 15°	Dunkelheit	219
250	geringe Hebung	Tageslicht	309
		Dunkelheit	297
754	0°	Tageslicht	214,5 !
	0°	Kerze	228
	0°	Dunkelheit	220
780	+ 20°	Tageslicht	274
		Kerze	268
		Dunkelheit	260
78	0°	trübes Tageslicht	354
		Dunkelheit	318

Einige nachträgliche Beobachtungen.

Fall 732. 13. XI. 1915. Blick + 5°.

1. Trübes Tageslicht + Glühlampe.

27.—37. Sekunde	$37^1/_4$ Augenzuckungen
38.—47. „	37 „
48.—57. „	37 „
58.—67. „	37 „
68.—77. „	$37^1/_3$ „
78.—87. „	$36^2/_3$ „
in 1 Minute	$222^1/_4$ Augenzuckungen.

2. Dunkelheit + Kerze seitlich.

1.—10. Sekunde	$33^1/_2$	Augenzuckungen
13.—23. „	33	„
24.—33. „	$33^1/_3$	„
34.—43. „	> 33	„
in 1 Minute	$199^1/_2$	Augenzuckungen.

Fall 449. 20. XII. 1915. Blick $+ 10^0$; binokul. Kurven.

1. Trübes Tageslicht.

	R. A.	L. A.
1.—10. Sekunde	< 41	< 41 Augenzuckungen
11.—20. „	40,25	40,5 „
21.—30. „	$< 40,5$	40,25 „
in 1 Minute	243,5	243,5 Augenzuckungen.

2. Dunkelheit + Kerze seitlich.

	R. A.	L. A.
11.—20. Sekunde	40,5	40,5 Augenzuckungen
23.—32. „	40,75	40,75 „
45.—55 „	40,5	40,5 „
in 1 Minute	243,5	243,5 Augenzuckungen.

Dieser Fall reagiert also auf die Änderung der Beleuchtung gar nicht.

Fall 535. 7. XII. 1915. Blick $- 20^0$; binokul. Kurven.

1. Kurve. Dunkelheit + Kerze seitlich.

	R. A.	L. A.
1.—10. Sekunde	52,5	52,5 Augenzuckungen
11.—20. „	$> 52,5$	$> 52,5$ „
21.—30. „	52,5	52,5 „
31.—40. „	52,5	52,5 „
41.—50. „	52,5	52,5 „
51.—60. „	53	53 „
in 1 Minute	315,5	315,5 Augenzuckungen.

2. Kurve.

1.—10. Sekunde	> 52	> 52 „

In der 11. Sekunde wird eine 25 kerzige Glühlampe angemacht.

	R. A.	L. A.
13.—22. Sekunde	58	58 Augenzuckungen
23.—32. „	58	58 „
33.—42. „	57	57 „
43.—52. „	57	57 „
53.—62. „	57	57 „
63.—72. „	58	58 „
in 1 Minute bei Glühlampe	345	345 Augenzuckungen.

3. Kurve. Glühlampe leuchtet weiter.

1.—10. Sekunde	$> 55,5$	$> 55,5$ Augenzuckungen
11.—20. „	< 57	< 57 „ .

Glühlampe in der 22. Sekunde ausgelöscht. Kleine Talgkerze leuchtet noch.

26.—35. Sekunde	< 54	< 54 Augenzuckungen	
36.—43. „ (= 8 Sek.)	42,5	42,5	„ .

Glühlampe wieder eingeschaltet in der 44. Sekunde.

46.—55. Sekunde	> 56,5	> 56,5	„ .

Glühlampe aus in der 57. Sekunde.

59.—68. Sekunde	< 54	< 54	„
69.—78. „	< 53	< 53	„ .

4. Kurve. Dunkelheit + Kerze.

1.—10. Sekunde	53	53	„
10.—16. „ (= 6 Sek.)	< 32,5	32,5	„ .

In der 17. Sekunde Rollade hochgezogen, trübes Tageslicht.

21.—30. Sekunde	< 56,5	< 56,5 Augenzuckungen	
31.—40. „	56	56	„
41.—50. „	56	56	„
51.—60. „	< 57	< 57	„
61.—67. „	> 56	> 56	„

in 1 Min. bei trübem Tageslicht 339	339 Augenzuckungen.

Ergebnis. Die Zuckungsdauer (-zahl) ist im Hellen geringer (grösser) als im Dunkeln. Die Reaktion der Zuckungsdauer auf Beleuchtungsänderung erfolgt ziemlich schnell, wenn auch nicht plötzlich. Der Unterschied ist von Fall zu Fall verschieden. Er ist im allgemeinen um so grösser, je grösser die Zuckungszahl an sich ist.

Nur Fall 754 stellt mit seiner Zuckungszahl im Tageslicht eine Ausnahme von der Regel dar[1]).

2. Einfluss der Augenstellung.

Gleich müssen bleiben Kopfhaltung und Beleuchtung. Die Versuche sind daher nur bei künstlicher Beleuchtung vom Fixierpunkt aus einwandsfrei. Im Tageslicht ist eine gleichmässige Belichtung in verschiedenen Augenstellungen nicht erreichbar. Gleichwohl sollen einige Versuche mitgeteilt werden, weil der Einfluss derartiger Lichtschwankungen sich gewöhnlich in engen Grenzen hält.

Mit der Änderung der Augenstellung ist nicht selten auch ein Wechsel der Schwingungsrichtung des Augenzitterns verbunden, der manchmal ganz auffällig, manchmal auch schwer festzustellen ist. Darauf soll hier zunächst keine Rücksicht genommen werden.

Die Beschreibung hält sich an die Reihenfolge in der Versuchsanordnung.

---

[1]) Dieser Abschnitt wird später noch ergänzt.

a) Bei Ortsveränderung der Augen in der mittleren Vertikalen.

Fall 734. Tageslicht.
Blick geradeaus; Zittern wagerecht, 300 mal in der Minute,
„ erhoben; Zittern Raddrehung, 222 „ „

Fall 182. Trübes Tageslicht.

Blick	— 7⁰	306 Augenzuckungen,	
„	0⁰	288	„ ,
„	+ 7⁰	270	„ .

Fall 791. Tageslicht.

Blick	gesenkt	270	„ ,
„	geradeaus	261	„ ,
„	gehoben	258	„ .

Fall 799. Tageslicht.

Blick	— 7⁰	255	„ ,
„	0⁰	255	„ ,
„	+ 7⁰	243	„ .

Fall 786.

	Tageslicht	Grosse Glühlampe im Dunkelzimmer fixiert
Blick — 35⁰	349,5 Augenzuckungen	339 Augenzuckungen
„ — 25⁰	331,5 „	324 „
„ — 15⁰	? „	312 „
„ — 10⁰	306 „	? „
„ 0⁰	306 „	305 „

Fall 773. Grosse Glühlampe im Dunkelzimmer fixiert.

Blick	— 40⁰	255 Augenzuckungen,	
„	— 30⁰	251	„ ,
„	— 20⁰	246	„ ,
„	— 10⁰	246	„ ,
„	0⁰	246	„ ,
„	+ 10⁰	260	„ .

Ergebnis. Die Zuckungsdauer (-zahl) nimmt bei Aufwärtsbewegung der Augen von tiefer Senkung bis zur Horizontalen und etwas darüber zu (ab).

Bei Fall 773, der sehr sicher zu zählen ist, tritt die Änderung der Zuckungsdauer nicht so sehr zu Beginn der Ortsveränderung, als erst nach einer Weile hervor. In letzterem Falle steigt die Zuckungszahl bei stärkerer Hebung wieder an. Bei noch grösserer Aufwärtsbewegung der Augen verliert die Kurve bei diesem Fall, wie auch bei manchen andern, ihre klassische Regelmässigkeit, da sich der Hebel dann nicht mehr so gut anlegen lässt, weshalb hier von der Auszählung, weil nicht ganz zuverlässig, Abstand genommen wurde.

Auch bei folgendem Fall nimmt die Zuckungszahl, die bei mittlerer Senkung am niedrigsten ist, sowohl mit Aufwärts- als Abwärtsbewegung zu.

Fall 841. Dunkelheit; Kerze seitlich.

Blick	0°	320 Augenzuckungen
„	— 10°	309 „
„	— 20°	304,5 „
„	— 30°	306 „
„	— 38°	324 „

Fall 99. Das Zittern ist auf die linke Hälfte des Blickfeldes beschränkt, und zwar zittert hier das linke Auge lebhaft, wagerecht, das rechte Auge aber entweder gar nicht oder kaum merkbar. Registriert wurde das linke Auge.

0°—50° [1])	0°—40°	0°—35°	0°—30°	0°—25°	0°—20°	0°—15°	0° 0°
	330 [3]		304 [2]		304 [1]		kein Zittern
	345 [4]						
	285 [5]						
310,5 [7]	315 [6]						
303,0 [8]		300 [9]		282 [10]		294 [11]	
						308 [12]	
						320 [13]	

Anmerkung: Die Versuche sind immer in der Reihenfolge mitgeteilt, in der sie angestellt wurden. Bei den letzten Fällen ist sie mit Ziffern bezeichnet.

Fall 732. Das Zittern tritt fast nur in der linken Blickfeldhälfte auf. Es ist am rechten Auge senkrecht, von mässigem Ausschlag, am linken ganz gering. Zuckungsbahn hier nicht sicher bestimmbar (senkrecht oder Raddrehung?). Untersuchung im Dunkelzimmer bei seitlichem Kerzenlicht.

0°—40°	0°—30°	0°—20°	0°—10°	0°—5°	0° 0°	0+5°	0°+10°
					+ 10° 0° 199,5 [1]		
		198 [7]	198 [6]		208,5 [2] 199,5 [5]		
216 [10]	207 [9]	202 [8]					keinZittern [11]
					199,5 [12] 200 [14]	197,5 [13] 199,5 [15] 192 [17] 202 [18]	200 [16] 200 [19]
				195 [21]	Zittern hört bald auf [22] — 10° 0° 202,5 [3] — 15° 0° 200 [4]		194 [20]

b) Bei Ortsveränderung der Augen in der Seitenrichtung.

Fall 648. Grosse Glühlampe im Dunkelzimmer fixiert.

1. Kopf gerade; Augen 20° gehoben und dann von 10 zu 10° nach rechts geführt.

[1]) Die erste Zahl bedeutet die Stellung der Augen in der Vertikalen: 0° gerade aus, + über, — unter der Horizontalen; die zweite Zahl gibt die Stellung in der Horizontalen an: + nach rechts, — nach links.

Blick Zahl	$+20°+0°$ 280	$+20°+10°$ 292,5	$+20°+20°$ 296	$+20°+30°$ 303	$+20°+40°$ kein Zittern
Amplitude	0,07 mm	0,13 mm	0,13 mm	0,12 mm	

2. Kopf $10°$ nach links geneigt.

Blick Zahl	$+20°+0°$ 270	$+20°+10°$ 288	$+20°+20°$ $293^1/_3$	$+20°+30°$ 304	$+20°+40°$ Zitt. erlischt in der 2. Sek.
Amplitude	0,11 mm	0,14 mm	0,2 mm	0,25 mm	0,08 mm

Die Zuckungszahl nimmt bei diesem Mann mit Wanderung des Blickes nach rechts beträchtlich zu. Bei äusserster Rechtswendung hört das Zittern auf. Desgleichen fehlt es, wenn die Augen nach der linken Seite gedreht werden, oder ist hier zu gering für die Auszählung. Kopfneigung nach links scheint auch auf die Zuckungsdauer einzuwirken. Die Zahlen liegen hier etwas unter dem entsprechenden bei gerader Kopfhaltung; doch ist die Amplitude bei schiefer Kopfhaltung grösser.

Es scheint, dass die Zuckungszahl sich mit der Lageverschiebung der Augen in gesetzmässiger Weise ändert. Wenn dies mitunter nicht so klar hervortritt, so mag das daran liegen, dass die Lageänderung nicht so schnell wirkt, wie z. B. die Änderung der Beleuchtung, dass man also auch noch die Zeit berücksichtigen müsste, und dass die befohlene Blickrichtung nicht immer während der ganzen Dauer der Registrierung eingehalten wird.

Für einen Vergleich des Augenzitterns der Bergleute mit andern Nystagmusformen bezüglich der Zuckungsdauer habe ich mir in der Literatur die nötigen Unterlagen nicht beschaffen können, da die Arbeiten z. B. über angeborenes oder labyrinthäres Zittern über diesen Punkt fast ganz schweigen.

3. Die Zuckungsgrösse.

Die Messung der Zuckungsgrösse am Auge selbst ist schwierig. Früher habe ich sie bei heftigem Zittern im Vergleich zum Sehnervenkopf, bei geringem im Vergleich zu den Netzhautgefässen geschätzt. Im folgenden gebe ich das Ergebnis der mikrometrischen Ausmessung einiger Kurven des rechten Auges. Wegen der doppelten Hebelübersetzung ist der Ausschlag des Auges halb so gross anzunehmen. Es fragt sich aber, ob die Bewegung des Auges in ihrer ganzen Grösse auf den Hebel übertragen wird. Am ehesten ist das zu erwarten bei senkrechtem oder ähnlichem Zittern und vorstehenden Augen, besonders bei gesenktem Blick, wo der Hebel auf dem

Auge liegt, am wenigsten bei wagerechtem Zittern und bei tiefliegenden Augen und besonders bei gehobenem Blick (vgl. S. 53).

Die Kurvenhöhe beträgt bei:

Fig. 14	0,4—0,5 mm,
„ 17	0,35—0,4 mm,
„ 19	0,6 mm,
„ 20	0,25 mm,
„ 21	0,2—0,35 mm,
„ 23	0,3 mm,
„ 25	0,5—0,6 mm,
„ 27	0,8—1,0—1,2—2,4 mm,
„ 28	0,5—0,6—0,7—1,5 mm,
„ 29	0,6—1,3,
„ 37	0,5—0,7—1,1—2,3—2,7—3,0 mm.

Beim wellenförmigen Zittern gehören Kurven von 0,6 mm zu den grössten. Die meisten sind kleiner. Wellen von weniger als 0,1 mm Höhe sind nicht mehr recht wahrnehmbar[1]. Bei längerer Dauer des Zitterns ist die Kurvenhöhe unter gleichen Bedingungen ziemlich konstant. Anders ist es bei den atypischen Kurvenbildern. Hier schwankt die Kurvenhöhe innerhalb beträchtlicher Grenzen. Besonders sind es die geschilderten schnellen Rucke, die das Durchschnittsmass weit übertreffen.

Die Kurvenhöhe ist beeinflussbar.

Das Zittern beginnt immer mit einigen wenigen, ganz winzigen Zuckungen und hört auch damit auf (Fig. 16 u. 17). Die Wellenlänge ändert sich aber nicht mit der Wellenhöhe, z. B. beträgt bei Fig. 17 die Länge 1,6 mm sowohl bei einer Höhe von 0,35 als 0,1—0,15 mm[2]. Die Kurvenhöhe ist ferner abhängig von der Beleuchtung. Sie ist im Dunkeln grösser als im Hellen. Der Unterschied ist um so grösser, je verschiedener die Zuckungsdauer (vgl. Fall 723, S. 80). Endlich sind die Blickrichtung, körperliche Bewegungen und Arzneimittel von Einfluss, worüber später noch die Rede sein wird.

Der Augendrehungswinkel (φ) lässt sich aus der Zuckungshöhe (A) und der Entfernung des befestigten Hebelendes vom Augendrehungspunkt (R = ungefähr 13 mm) berechnen:

$$\operatorname{tg} \varphi = \frac{A}{R} = \frac{0{,}025}{13} \text{ (Minimum) bis } \frac{0{,}3}{13} \text{ (Maximum der typ. Kurve).}$$

$$\measuredangle \varphi = 7' \text{ bis } 1^{0}\,19'.$$

Die Stärke der Nystagmusinnervation könnte man mittels eines

---

[1] Unter dem Mikroskop sind Wellen von 0,025 noch erkennbar.
[2] Vgl. S. 169.

am befestigten Hebelstück angebrachten Gewichtes, das gerade noch gehoben würde, abschätzen.

Im Gesamtgebiet des Nystagmus ist das Augenzittern der Bergleute, von Ausnahmen abgesehen, durch einen kleinen Zuckungsausschlag gekennzeichnet.

4. Die Zuckungsbahn.

Die Aufstellung eines Systems der Zuckungsbahnen des Augenzitterns der Bergleute bietet grosse Schwierigkeiten, weshalb es nicht verwunderlich ist, dass verschiedene Beobachter zu verschiedenen Ergebnissen kommen. Sicher ist aber, dass die einfache Charakteristik, die Llewellyn kürzlich gegeben hat (174, S. 10) — nämlich durch einen Kreis, eine wagerechte und eine senkrechte Ellipse —, die Vielgestaltigkeit des Augenzitterns nicht erschöpft. Solange die Kinematographie diesem für die Theorie besonders wichtigen Zweck nicht dienstbar gemacht ist, sind wir auf die innere und äussere Betrachtung angewiesen, von der man ein mathematisch genaues Resultat nicht erwarten kann. Das folgende Kapitel steht daher den vorhergehenden, mit objektiven Methoden bearbeiteten, an Zuverlässigkeit weit nach.

In manchen Fällen, besonders bei grossem Ausschlag, ist die Bestimmung der Zuckungsbahn relativ leicht, in andern bei kleinem Ausschlag oder verworrenem Charakter der Bewegung unmöglich. Manchmal sind offenbar mehrere Innervationen gleichzeitig vorhanden. Die Bestimmung erfolgte dann nach der auffallendsten. Zu beachten ist auch, dass die Zuckungen mit einem Wechsel der Augenstellung sich häufig ändern, weshalb ich für die Klassifizierung im allgemeinen die gerade wagerechte Blickrichtung oder, wenn dabei das Zittern fehlt, die mittlere Blickhebung gewählt habe.

Die Zuckungsbahn am Einzelauge.

Da die Zuckungsbahn sehr häufig auf beiden Augen verschieden ist, müssen wir zunächst jedes Auge für sich betrachten. In meiner ersten Abhandlung habe ich folgende Hauptformen des Augenzitterns erwähnt: senkrechtes, wagerechtes, schräges, und zwar von oben aussen nach unten innen und von oben innen nach unten aussen, kreisförmiges und ellipsenförmiges Zittern mit verschiedenen Unterarten. Die Drehung erfolgt mit dem Uhrzeiger und gegen ihn (die Uhr vor der Stirn gedacht). Alle diese Formen kann ich auch heute noch aufrecht halten. Die Zeichnungen, besonders der Ellipsen, waren natürlich schematisiert. Ich richtete mich zwecks Klassifizierung nach der Bahn, die der Sehnerv bei der Betrachtung im umgekehrten Bild zu beschreiben scheint, weil sie leichter zu verfolgen ist, als die eines äusseren Punktes. Dieses Verfahren genügt aber nicht, um die Achse der Augapfeldrehung festzustellen, weil man dafür zwei getrennte Punkte der Augapfeloberfläche nötig hat. So erklärt es sich, dass ich damals eine wichtige Form des Augenzitterns, die Raddrehung, übersehen, bzw. an falscher Stelle eingereiht habe. Meine erstmaligen Prozentzahlen bedürfen also einer Richtigstellung. Bei den in der Tabelle 10 aufgeführten 100 Fällen von Augenzittern erfolgte die Bestimmungsbahn auf Grund innerer und äusserer Untersuchung. Sie sind in der Tabelle 15 übersichtlich gruppiert. Daraus geht hervor, dass die Raddrehung die häufigste Form des Augenzitterns der Bergleute ist. Ich verstehe darunter eine Rollung des Augapfels um eine von vorn nach hinten gehende Achse. Die Schnittpunkte der Achse mit dem Augapfel bleiben dabei in Ruhe. Der senkrecht durch diese Punkte gehende Meridian neigt sich in gewissem Grade nach innen und wendet sich auf demselben Wege wieder nach aussen. Ein in einigem Abstand von der Achse befindlicher Punkt beschreibt von vorn gesehen einen teilweisen Kreisbogen, und zwar hin und her, so dass man die Raddrehung mit dem Zeichen ⌣ oder ⌢ andeuten kann.

Das kreis- oder ellipsenförmige Zittern unterscheidet sich dadurch von der Raddrehung, dass kein Punkt der vorderen Augapfeloberfläche in Ruhe bleibt, sondern dass z. B. der vordere Hornhautpol wirklich einen Kreis oder eine Ellipse beschreibt, und zwar mit oder gegen den Uhrzeiger.

Betrachtet man bei einem Nystagmus, der von vorn gesehen als Raddrehung erscheint, den Sehnerven, so ergibt sich ein verschiedenes Verhalten. In den meisten Fällen scheint er sich auf einer geraden, entweder senkrechten oder leicht schrägen [von oben aussen (innen) nach unten innen (aussen)] Linie zu bewegen.

Hier fällt dann die Achse der Raddrehung ungefähr mit der Gesichtslinie zusammen oder schneidet den hinteren Pol etwas über oder unter dem gelben Fleck. Der Sehnerv bewegt sich in Wirklichkeit dabei auf einem Kreisbogen, dessen Radius gleich der Entfernung von ihm zu dem Schnittpunkt der Drehungsachse ist. Die Bewegung erscheint trotzdem als geradlinig, weil ihr Ausschlag im Vergleich zum Sehnervendurchmesser sehr klein ist.

Einmal sah ich bei äusserlicher Raddrehung den Sehnerven eine liegende Ellipse (mit dem Uhrzeiger) ausführen. Dass die Achse der Raddrehung nicht immer mit der Gesichtslinie zusammenfällt, ergibt sich auch aus dem Umstand, dass die Amplitude nicht selten an den temporalen Bindehautgefässen deutlich grösser ist, als an den nasalen.

Tabelle 15. Die Zuckungsbahn am Einzelauge.

	Rechtes Auge		Linkes Auge		Gesamtzahl	%
	Schema	Zahl der Fälle u. %	Schema	Zahl der Fälle u. %		
1. Raddrehungszittern		27		29	56	28
2. Senkrechtes Zittern		17		12	29	14,5
3. Wagerechtes Zittern		8		7	15	7,5
4. Schräges Zittern a) von oben aussen nach unten innen — der Senkrechten näher		5		12		
diagonal		4		7		
der Wagerechten näher		3		3		
b) von oben innen nach unten aussen — der Senkrechten näher		1		1		
diagonal		2		2		
der Wagerechten näher		2				
(Summe)		17		25	42	21
5. Kreisförmiges Zittern mit dem Uhrzeiger		7		3		
gegen den Uhrzeiger		2		—		
(Summe)		9		3	12	6
6. Ellipsenförmiges Zittern a) mit grösserer senkrechter Achse mit dem Uhrzeiger		1		—		
b) „ „ wagerechter „ „ „ „		2		1		
„ „ „ „ gegen den „		—		3		
c) mit grösserer schräger Achse 1. von oben aussen nach unten innen diagonal mit U.		7		4		
„ gegen U.		1		6		
der Wagerechten näher gegen U.		—		1		
2. von oben innen nach unten aussen diagonal mit U.		1		—		
„ gegen U.		2		—		
der Wagerechten näher mit U.		1		—		
(Summe)		15		15	30	15
7. Unbestimmbares Zittern	?	7	?	7	14	7
8. Zittern nicht nachweisbar		—		2	2	1

Das ist nur verständlich, wenn die Achse den vorderen Augapfel-
abschnitt näher zur Nasenseite schneidet.

Bezüglich der übrigen Arten der Zuckungsbahn verweise ich
auf das in meiner ersten Abhandlung Gesagte (169) und auf die
Tabelle 15. Bisweilen ist die Zitterbewegung so verworren, dass man
die Bahn nicht bestimmen kann. Übrigens scheint mir eine Reihe
von 100 Fällen noch nicht zu genügen, um Beispiele für alle Möglichkeiten der Zuckungsbahn darzubieten.

Änderung der Zuckungsbahn.

Unter den gleichen äusseren Bedingungen ist die Zuckungsbahn
im allgemeinen konstant. Es gibt indes genug Ausnahmen von dieser
Regel. Am leichtesten lassen sie sich feststellen bei kreis- und ellipsen-
förmigen Zuckungen. Wenn man diese eine Zeitlang mit dem Augenspiegel beobachtet, sieht man öfter die kreisförmige Bahn sich in eine
Ellipse verwandeln oder letztere das Verhältnis ihrer Radien ändern
oder gar ihren Ersatz durch eine geradlinige Bahn. Aber auch Um-
wandlungen der senkrechten in die wagerechte Form kommen vor,
wenn auch selten. Gelegentlich kann man eine grosse Anzahl von
Schwingungsrichtungen bei demselben Fall finden. Nur den Umschlag
der Drehung mit dem Uhrzeiger in die entgegengesetzte habe ich noch
nicht gesehen.

Recht häufig ändert sich die Zuckungsbahn mit dem Wechsel
der Blickrichtung, sowohl nach der Seite, als nach der Höhe. In
meiner ersten Abhandlung habe ich eine Reihe derartiger Fälle mitgeteilt. Einige auffallende Änderungen seien hier noch erwähnt.

Fall 734. 154 cm. 26. V. 1914. Lebhaftes Zittern im Tageslicht,
auch bei gesenktem Blick. Bei gleicher Stellung der Augen wechselt kleine,
relativ langsame Raddrehung mit schnellem, wagerechtem Zittern ab. Dazwischen kommen auch noch andere unbestimmbare Schwingungen vor. Mit fort-
schreitender Besserung tritt die Raddrehung mehr bei gehobenem Blick (222 mal
in der Minute), das wagerechte Zittern mehr bei geradem Blick (300 mal) auf.

Fall 792. 169,5 cm. Bei starker Hebung zuerst nur leise Raddrehung.
Bisweilen wird es plötzlich schlimmer an Zahl und Amplitude und ist dann
rechts senkrecht ellipsenförmig mit Uhrzeiger, links senkrecht.

Fall 796. 161,8 cm. 11. XI. 1914. Bei geradem und wenig gehobenem Blick wenig oder kein Zittern. Bei mittlerer Rechts- oder Linkswendung beiderseits wagerechtes Zittern, bei starker Seitwärtswendung
weniger. Bei gerade nach oben gerichtetem Blick schnelles senkrechtes Zittern; bei rechts oder links oben gewandtem Blick besteht manchmal eine
Kombination von beiden, manchmal auch nur wagerechtes Zittern. Immer
ist das wagerechte Zittern deutlich langsamer als das senkrechte.

Diese Fälle sollen als Beispiele dafür dienen, dass es Leute gibt, bei denen von mehreren „Nystagmuszentren" den Augen motorische Reize zugehen. Wird der Augapfel gleichzeitig von verschiedenen Zentren aus geschüttelt, so entstehen jene verworrenen Zuckungen, von denen schon die Rede war.

Die subjektive Bestimmung der Zuckungsbahn mittels der Beobachtung der Scheinbewegungen wäre wohl die feinste Methode für diesen Zweck, wenn man Leute vor sich hätte, die in der Beobachtung und Wiedergabe des Gesehenen geschult wären, was sie aber meistens nicht sind. Wenn man sich auf ihre Mitteilungen auch nicht sicher verlassen kann, so dürften doch einige Zeichnungen der Leute interessieren. Sie betrachten einen feinen Lichtpunkt aus $\frac{1}{2}$ m Entfernung, das rechte Auge mit einem grünen, das linke mit einem roten Glase bewaffnet. Die Zeichnungen geben zum Teil die Scheinbewegung jedes Auges einzeln, zum Teil auch ihre binokularen Beziehungen wieder (Fig. 45—49).

Die Zeichnungen sind z. T. geradlinig, z. T. bogenförmig (Raddrehung) oder kreis- oder ellipsenförmig, z. T. auch abweichend von meinem Schema (Fig. 45[2] u. 46[3—4]).

Die subjektive Zeichnung stimmt mit der objektiv festgestellten Zuckungsbahn nicht immer überein.

Subjektive Aufzeichnung der Zuckungsbahn im Vergleich zu der objektiven Feststellung.

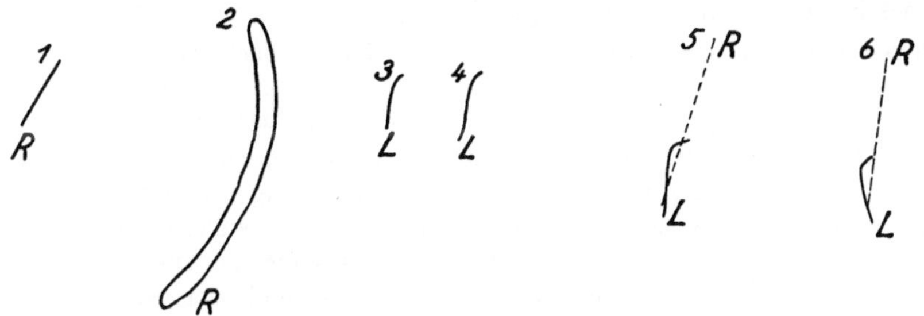

Blick gerade nach oben.   Blick gerade nach rechts.
Zittern objektiv R. und L. senkrecht.   Zittern objektiv R. und L. wagerecht.

Fig. 45. Fall 796.

Monokular.   Binokular.
Fig. 46. Fall 773. Zittern objektiv R. und L. senkrecht.

Amplitude des rechten Auges viel grösser als die des linken. Die Scheinbewegung des rechten Auges wird verschieden angegeben 1—2, ebenso, aber weniger, die des linken Auges 3—4.

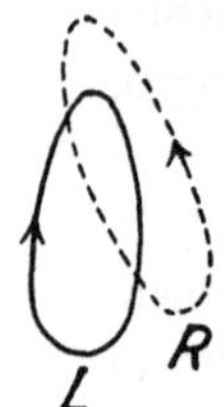

Zittern objektiv R. und L. senkrecht. Der Mann charakterisiert die Scheinbewegungen als Ellipsen, von denen die des rechten Auges sich nach links, die des linken Auges sich nach rechts dreht. Beide bewegen sich durcheinander; die linke steht etwas tiefer als die rechte. Auf 10 solcher Ellipsen soll eine geradlinige Zuckung kommen.

Binokular.

Fig. 47.
Fall 249.

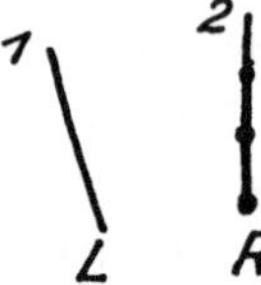

Monokular. Binokular.
Fig. 48. Fall 648.

Zittern objektiv R. Raddrehung, L. schräg. Die Scheinbewegung des rechten Auges zeichnet er nicht als gerade Linie, sondern mit Auftreibungen.

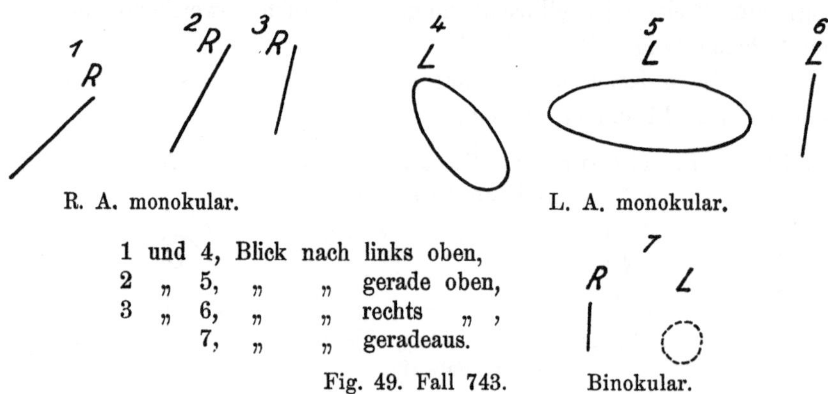

R. A. monokular. L. A. monokular.

1 und 4, Blick nach links oben,
2 „ 5, „ „ gerade oben,
3 „ 6, „ „ rechts „ ,
7, „ „ geradeaus.

Fig. 49. Fall 743. Binokular.

Objektiv besteht am rechten Auge:
Raddrehung und etwas senkrechte Verschiebung bei Blick nach rechts oben,
„ „ „ gerade nach oben,
„ „ „ nach links oben.
Die Achse der Raddrehung geht vorn durch die nasale Hälfte der Hornhaut. Am linken Auge herrscht bei allen drei Blickrichtungen Raddrehung.

Die Zeichnungen lassen grosse Verschiebungen der Zuckungsbahn mit Änderung der Blickrichtung, sowie auch grosse Unterschiede auf beiden Augen erkennen. Bei binokularem Sehen geradeaus sind die Bilder gekreuzt.

Diese wenigen Skizzen zeigen also, dass die Bestimmung der Zuckungsbahn mit unsern jetzigen Mitteln eine schwierige und unsichere Sache ist.

Das Verhalten des Doppelauges beim Augenzittern der Bergleute.

Der Vergleich beider Augen erstreckt sich auf die Form, Dauer, Grösse und Bahn der Zuckungen.

1. Die binokularen Kurven, von denen mir bis jetzt nur eine kleine Anzahl zur Verfügung steht, weisen die gleiche Zuckungsform auf.

2. Die Zuckungsdauer beider Augen ist, wie schon erwähnt, isochron, auch bei verschiedener Grösse und Bahn der Zuckungen.

3. Der Ausschlag der Zuckungen ist bei gleicher Bahn in den meisten Fällen verschieden.

4. Die Zuckungsbahn des Doppelauges. Unter den S. 54 bis 56 angeführten 100 Fällen habe ich am rechten Auge 19, am linken Auge 15 verschiedene Zuckungsbahnen beobachtet (S. 90). Bei Betrachtung der binokularen Beziehungen ergibt sich eine noch viel grössere, fast verwirrende Fülle von Einzelformen. Diese 100 Fälle weisen nämlich 51 verschiedene Kombinationen auf. Damit ist der tatsächliche Formenreichtum keineswegs erschöpft, da ein Material von 100 Fällen für diese Betrachtung noch nicht genügt. Wenn man einen ganz strengen Massstab anlegt und nicht nur die Zuckungsbahn, sondern auch ihre Grösse berücksichtigt, so wird man höchst selten, glaube ich, ein Augenzittern der Bergleute finden, das auf beiden Augen genau gleich ist.

Die Tabelle 16 zeigt die Einzeltypen der 100 Fälle. Verwandte Formen sind, soweit möglich, nahe beieinander gruppiert. Fast alle Zuckungsbahnen können auch in Kombination miteinander vorkommen, aber nicht in gleicher Häufigkeit. An Zahl ragen hervor beiderseitiges Raddrehungs- ($18\,^0/_0$) und senkrechtes ($9\,^0/_0$) Zittern und R. Raddrehung, L. schräges Zittern ($6\,^0/_0$). Viele Arten sind nur durch ein Beispiel vertreten. Sehr selten ist z. B. Drehung mit dem Uhrzeiger auf dem rechten, gegen den Uhrzeiger auf dem linken Auge (Fall 25).

Von besonderem Interesse ist die Frage, ob

einseitiges Zittern

vorkommt. In der Tabelle 10 sind 2 Fälle (1 und 65) verzeichnet. Bei beiden war das Zittern rechts wagerecht, gering, links nicht nachweisbar. Wenn man derartige Fälle öfter, und zwar mit allen Hilfsmitteln nach längerem Dunkelaufenthalt, körperlichen Bewegungen usw. untersucht, so gelingt es fast immer, auch auf dem zunächst frei erscheinenden Auge Zittern nachzuweisen. Ich zweifle

Tabelle 16. Die Zuckungsbahn am Doppelauge.

	Rechtes Auge	Linkes Auge	Schema R.	L.	Zahl der Fälle u. %
1	Raddrehung	Raddrehung			18
2	senkrecht	senkrecht			9
3	,,	schräg			1
4	wagerecht	wagerecht			1
5	,,	schräg			2
6	,,	,,			1
7	schräg	wagerecht			1
8	,,	,,			1
9	,,	schräg (parallel)			1
10	,,	,, ,,			2
11	,,	,, ,,			1
12	,,	schräg (symmetrisch)			2
13	,,	,, ,,			1
14	kreisförmig mit U.	kreisförmig (symm.) mit U.			2
15	,, ,, ,,	schräg ellipsenförmig mit U.			1
16	schräg ellipsenförmig mit U.	kreisförmig mit U.			1
17	wagerecht ellipsenf. mit U.	wagerecht ellipsenf. mit U.			1
18	,, ,, ,, ,,	schräg ellipsenförmig ,, ,,			1
19	schräg ellipsenförm. gegen U.	wagerecht ellipsenf. gegen U.			1
20	schräg	,, ,, ,, ,,			2
21	schräg ellipsenförmig mit U.	schräg ellipsenförmig mit U.			1
22	,, ,, gegen U.	,, ,, gegen ,,			1
23	,, ,, ,, ,,	,, ,, ,, ,,			1
24	kreisförmig gegen U.	,, ,, ,, ,,			2
25	schräg ellipsenförmig mit U.	,, ,, ,, ,,			1
26	senkrecht	Raddrehung			4
27	,,	unbestimmbar			2
28	wagerecht	Raddrehung			1
29	Raddrehung	wagerecht			2
30	,,	schräg			6
31	,,	,,			1
32	,,	,,			1
33	schräg	Raddrehung			1
34	,,	,,			2
35	,,	wagerecht			1
36	,,	schräg ellipsenförm. gegen U.			1
37	kreisförmig mit U.	Raddrehung			1
38	,, ,, ,,	senkrecht			1
39	,, ,, ,,	schräg			1
40	,, ,, ,,	,,			1
41	senkrecht ellipsenf. mit U.	senkrecht			1
42	schräg ,, ,, ,,	schräg			2
43	schräg	schräg ellipsenförm. gegen U.			1
44	schräg ellipsenförmig mit U.	schräg			1
45	,, ,, ,, ,,	Raddrehung			3
46	wagerecht	unbestimmbar			1
47	unbestimmbar	wagerecht			1
48	wagerecht	nicht nachweisbar			2
49	unbestimmbar	schräg			1
50	,,	schräg ellipsenförmig mit U.			1
51	,,	unbestimmbar			4

also daran, dass es ein wirklich einseitiges Zittern gibt. Es kann allerdings auf einem Auge ausserordentlich gering sein.

**Die zeitlichen Beziehungen in den verschiedenen Zuckungs-
phasen beider Augen.**

Ist schon die Bestimmung der Zuckungsbahn an jedem Auge schwierig, so ist die Erforschung des zeitlichen Verhältnisses der Zuckungsphasen des Doppelauges noch viel mühevoller. Doch wird sich die aufgewendete Arbeit reichlich lohnen, da sie meines Erachtens uns den Zugang zu der Erkenntnis der zentralen Lokalisierung des Augenzitterns der Bergleute eröffnen wird. Meine eigenen Feststellungen über diesen Punkt sind mangels geeigneter Methoden noch recht kärglich.

Die äussere Betrachtung ermöglicht wegen der Schnelligkeit und Kleinheit der Zuckungen keine auch nur halbwegs sichere Entscheidung. Leichter wird sie für viele Fälle durch die Betrachtung im Doppelaugenspiegel, wo beide Sehnerven unmittelbar nebeneinander liegen. Damit konnte ich zunächst ermitteln, dass es sich beim Augenzittern der Bergleute um einen Innervationsvorgang handelt, der immer beide Augen gleichzeitig trifft, auch bei verschiedener Bahn und Amplitude. Änderungen erfolgen immer gleichzeitig auf beiden Augen.

Auf Grund der gleichzeitigen Spiegelung beider Augen habe ich angenommen, dass es sich beim beiderseitigen senkrechten und wagerechten Zittern um gegensinnige Bewegungen handelt, d. h. wenn beim senkrechten Zittern das eine Auge sich hebt, soll sich das andere senken, und das wagerechte Zittern sollte aus Konvergenz-Divergenzbewegungen bestehen.

Was zunächst das senkrechte Zittern angeht, so muss ich einen Irrtum berichtigen. Wie bereits bemerkt, hat sich ein Teil der bei der Augenspiegelung für senkrecht gehaltenen Fälle als Raddrehung herausgestellt. Betrachtet man einen Fall von beiderseitiger Raddrehung im Doppelspiegel, so kann man in der Tat ein entgegengesetztes senkrechtes Schwingen beider Sehnerven in ganz gleichmässigem Wechsel beobachten. Was das bedeutet, wird durch die Fig. 50 erläutert, die das umgekehrte Bild beider Augen darstellt (O = Sehnerv, M = gelber Fleck, Achse der Drehung durch M gedacht). Wenn sich im Doppelspiegel der rechte Sehnerv nach oben, der linke nach unten bewegt, so bedeutet das nichts anderes, als dass der senkrechte Hornhautmeridian beider Augen sich mit seinem oberen Ende nach links neigt (Richtung der beiden oberen Pfeile). Nach

Beendigung dieser Bewegung geht der rechte Sehnerv nach unten, der linke nach oben (Neigung des senkrechten Hornhautmeridians beider Augen nach rechts).

Der Doppelaugenspiegel weist also für das beiderseitige Raddrehungszittern eine vollkommene Harmonie der Innervation im Sinne eines gleichsinnigen Antriebs nach.

Bei einigen Fällen habe ich auch objektive Feststellungen über die Beziehungen der Zuckungsphasen mittels der Hebelmethode gemacht. Wenn man die Bewegungen beider Augen gleichzeitig aufschreiben lässt, so sind die zeitlich zusammengehörenden Stellen der Kurven wegen der Kleinheit der Amplitude noch nicht mit voller Sicherheit gegeben, auch wenn man den linken Hebel möglichst genau senkrecht über dem rechten anbringt. Man muss die Stellung

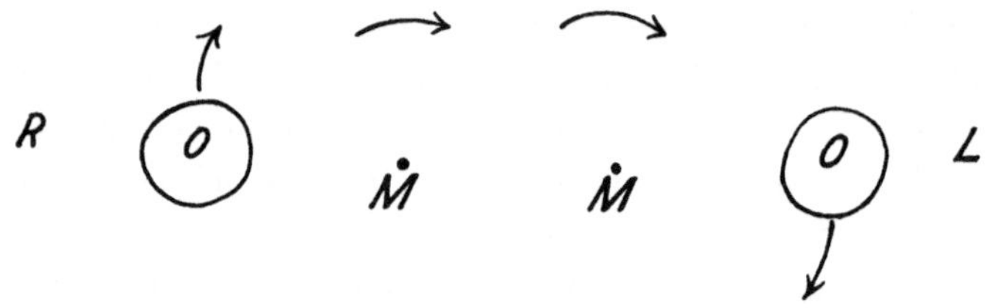

Fig. 50.

der Hebel in einem bestimmten Augenblick durch Zeitmarken andeuten. So kann man von einem Lidschlag aus, der immer gleichzeitig auf beiden Augen beginnt, messen. Oder man kann der Trommel einen leichten Stoss versetzen, damit in beiden Kurven eine feine Verzerrung entsteht (207, Fig. 4). Vollkommener ist folgendes Verfahren. Ein Elekromagnet wird den Hebelspitzen, die einander möglichst genähert werden, wagerecht dicht gegenüber aufgestellt. Wird nun der Strom durch Eintauchen des Drahtes in ein Quecksilbernäpfchen plötzlich geschlossen, so zieht er beide Hebel genau gleichzeitig von der Trommel ab. Die Punkte, an denen die Kurve abbricht, gehören also zeitlich zusammen. Auf diese Weise sind einige Kurven entstanden, von denen je drei Bruchstücke in den Fig. 51 bis 54 in 10 facher Vergrösserung mittels des Zeichenprismas wiedergegeben sind.

Fall 757 (Fig. 51) hat ein kleinschlägiges Zittern, das rechts senkrecht, links leicht schräg nach oben innen ist.

Fall 249 (Fig. 52, auch Fig. 47 gehört dazu) hat beiderseits senkrechtes Zittern von grosser Amplitude. Die Bruchstücke beider Doppelkurven hören immer genau in derselben Phase auf. Daraus folgt, dass das senkrechte Zittern dieser beiden Fälle genau gleichsinnig ist, d. h., dass beide Augen sich gleichzeitig auf- und abbewegen.

Anders ist es dagegen bei Fig. 53 von Fall 773, dem auch die Fig. 14 und 46 angehören. In diesem Fall von senkrechtem Zittern beider Augen (Amplitude rechts grösser als links) bricht z. B. das erste Stück der Kurve des linken Auges auf dem Wellenberg, das des rechten Auges im Wellental ab. Ähnlich ist es bei den beiden

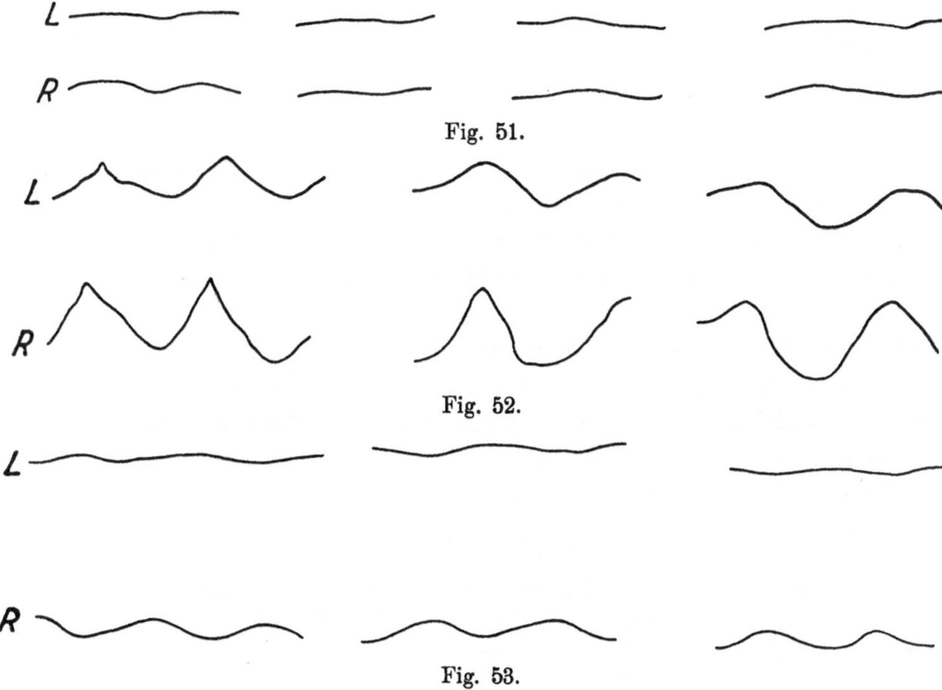

Fig. 51.

Fig. 52.

Fig. 53.

übrigen Stücken. Es ist also immer ein Zeitunterschied von einer halben Wellenlänge zwischen den Kurven des rechten und linken Auges vorhanden, woraus man schliessen muss, dass die senkrechten Bewegungen beider Augen dieses Falles entgegengesetzt, gegensinnig verlaufen. Der Doppelaugenspiegel ergibt dasselbe.

Fall 648 (Fig. 18 u. 48; Zittern äusserlich rechts Raddrehung, links schräg, leicht nach oben aussen) erklärt, dass die Scheinbewegungen entgegengesetzt gerichtet sind. Im Doppelspiegel beobachtet man bei ihm ein schönes, regelmässiges, annähernd senkrechtes, entgegengesetztes Schwingen der Sehnerven.

Daraus geht hervor, dass, wenn der obere Teil des senkrechten Hornhautmeridians des rechten Auges sich nach aussen neigt (Hebung des rechten Sehnerven im aufrechten Bild), geht der vordere Hornhautpol des linken Auges nach oben aussen geht (Senkung des linken Sehnerven). Die Kurvenbruchstücke dieses Falles (Fig. 54) unterscheiden sich auch immer um eine halbe Wellenlänge. Das befestigte Ende des

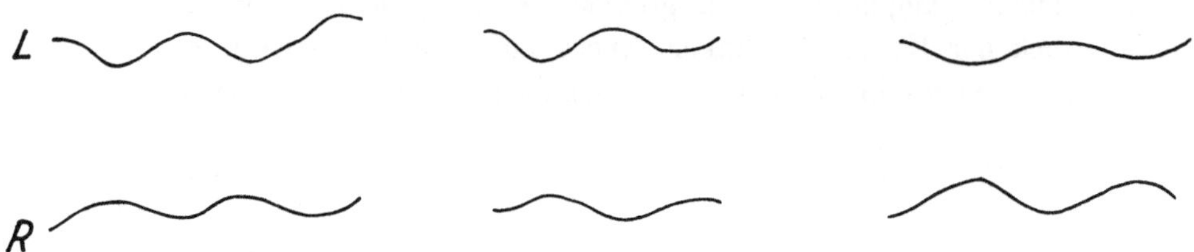

Fig. 54.

rechten Hebels wird also gesenkt, wenn der obere Teil des vorderen Hornhautmeridians sich nach aussen neigt.

Für eine weitere und befriedigende Bearbeitung dieses Teiles der Augenzitternfrage ist die Kinematographie unentbehrlich.

Beziehungen zwischen Dauer und Bahn der Zuckung.

Für diese Betrachtung eignen sich nur die Fälle mit Gleichheit der Zuckungsbahn auf beiden Augen. Sie sind zwar unter den 100 Fällen der Tabelle 10 nicht zahlreich genug, um sichere Schlüsse zu ziehen, mögen aber doch kurz erwähnt werden.

1. 18 Fälle von Raddrehung beider Augen.

Nr. d. Tab.	Grösse	Zuckungszahl	Nr. d. Tab.	Grösse	Zuckungszahl
4	156	291	52	167,3	
6	156	276	69	170,5	
9	158	196	74	171	
13	159	240	84	173	348
16	160,9		85	173,8	
30	163	306	86	174	274
31	163	318	90	175,8	214,5
48	166,5	279	93	177	186
49	166,5	252	99	182,5	270

2. 9 Fälle von senkrechtem Zittern beider Augen.

Nr. d. Tab.	Grösse	Zuckungszahl	Nr. d. Tab.	Grösse	Zuckungszahl
15	160,1	228	51	167	265
18	161	384	68	170,4	270
22	161,5		81	172	298
44	166,2		97	180,5	200
45	166,2	426			

Demnach ergibt sich folgende Übersicht:

7*

	Zuckungszahl	bei Raddrehung	bei senkrechtem Zittern
1	von 150—200	2 Fälle = 15,4 %	1 Fall = 14,3 %
2	über 200—250	2 „ = 15,4 %	1 „ = 14,3 %
3	„ 250—300	6 „ = 46,1 %	3 Fälle = 43,2 %
4	„ 300—350	3 „ = 23,0 %	0 = 0
5	„ 350—400		1 Fall = 14,3 %
6	„ 400		1 „ = 14,3 %

Der Vergleich dieser Statistik mit der von S. 75 lehrt, dass beim Raddrehungszittern die niedrigen Zuckungszahlen häufiger als bei der Gesamtheit, die ganz hohen über 350 aber gar nicht vorkommen. Beim senkrechten Zittern finden sich neben niedrigen Zahlen auch die ganz hohen, darunter die höchste Zahl, die ich beobachtete, nämlich 426.

Auch in diesen beiden letzten Statistiken, so klein sie sind, ist das Sinken der Zuckungszahl mit Zunahme der Körpergrösse unverkennbar. Die Durchschnittszahlen sind folgende:

Körpergrösse	Raddrehung		senkrechtes Zittern	
	Zahl der Fälle	Durchschnittszuckungszahl	Zahl der Fälle	Durchschnittszuckungszahl
unter 169 cm	8	269,7	4	325,5
über 169 „	5	258,5	3	256

Beziehungen zwischen Körpergrösse und Zuckungsbahn.

Die Ursachen, welche die ausserordentliche Mannigfaltigkeit der Zuckungsbahn bedingen, sind noch in Dunkel gehüllt. Möglicherweise übt auch auf sie die Körpergrösse einen Einfluss aus. Es war mir z. B. bei den ganz grossen Leuten über 180 cm aufgefallen, dass sie besonders häufig an Raddrehungszittern litten. Da, wie oben nachgewiesen, die Zuckungszahl mit zunehmender Körpergrösse kleiner wird, und das Raddrehungszittern relativ viele niedrige Zuckungszahlen aufweist, so würde obige Beobachtung ganz gut mit letzterem stimmen. Die Tabelle 10 enthält:

	Raddrehung	senkrechtes Zittern
bei 58 Fällen unter 169 cm	10 mal = 17,2 %	6 mal = 10,3 %
„ 42 „ über 169 „	8 „ = 19 %	3 „ = 7,1 %

Die Raddrehung ist also bei den grossen Leuten etwas häufiger zu finden, als bei den kleinen. Beim senkrechten Zittern ist es umgekehrt. Es gilt auch hier mutatis mutandis das S. 77 Gesagte. Diese Untersuchungen bedürfen noch der Ausdehnung auf ein weit grösseres Material.

2. Der Lidkrampf.

Unter den sonstigen, das Augenzittern der Bergleute begleitenden motorischen Störungen nimmt der Lidkrampf den ersten Platz ein. Er hat bis jetzt nirgends eine genaue Beschreibung erfahren. Die Kurven Benoits (158) enthalten an einzelnen Stellen Lidzuckungen, die aber nicht recht in ihrer Eigenart zur Geltung kommen, da der Apparat von Buys sich für ihre Übertragung nicht eignet. Coppez bringt in seiner Monographie über das Augenzittern (183) kein Bild des Lidkrampfs. Überhaupt ist meines Wissens die Erforschung der Lidbewegung mittels der graphischen Registrierung bisher nicht betrieben worden, weshalb die folgenden Ausführungen auch Anspruch auf allgemeineres Interesse haben dürften.

Die Hebelmethode (Fig. 12) gibt sehr genauen Aufschluss über den Ablauf der Lidzuckungen. Es ist natürlich nicht ausgeschlossen, dass der eine oder andere Lidschlag durch die Anlegung des Hebels, wenn sie nicht zart genug geschieht, ausgelöst wird, der dann nicht zum Wesen der Sache gehört. Durch die äussere Betrachtung des Kranken überzeugt man sich aber leicht, dass die Lidzuckungen ganz unabhängig von Berührung ausserordentlich heftig sein können.

Der Lidschlag ist in der Augenzitternkurve gewöhnlich leicht zu finden, da er aus einer spitzen, die Augenzuckungen mehr oder minder überragenden Zacke besteht.

Ablauf und Schnelligkeit.

Fig. 55 veranschaulicht die Aufzeichnung eines Lidschlags bei einem Augenzitterer mit sehr heftigem, ununterbrochenem Lidkrampf bei sehr schnell laufender Trommel. Man kann daran unterscheiden die Lidschlussbewegung a—b ($= \frac{1}{21}$ Sekunde) die Lidschluss

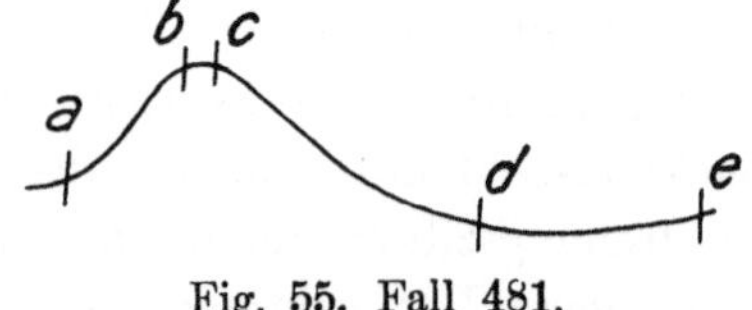

Fig. 55. Fall 481.

pause, b—c ($= \frac{1}{69}$ Sekunde), die Lidöffnungsbewegung, c—d ($= \frac{1}{9}$ Sekunde) und die Lidöffnungspause d—e ($= \frac{1}{11}$ Sekunde). Die Dauer dieses „Augenblicks" beträgt also ungefähr $\frac{1}{4}$ Sekunde. Das Verhältnis dieser vier Abschnitte schwankt beim einzelnen und von Fall zu Fall (Fig. 56). Die Lidschlusspause fehlt bisweilen (Fig. 58). Eigentümlich ist am Augenzitternlidschlag im allgemeinen, dass der Lidschluss (Orbicularis) sich viel schneller vollzieht, als die Lidöffnung (Levator + glatter Lidmuskel). Der Lidkrampf ist also dem Rucknystagmus vergleichbbar.

Die Verkürzung der beiden letzteren Muskeln geht mit abnehmender Geschwindigkeit vor sich. Vgl. die Lidschläge der Fig. 20, die als typische Vertreter des Augenzitternlidschlags gelten können (siehe auch Fig. 38, 56, 57, 58, 61, 62 und 63).

Der Lidkrampf des Augenzitterers ist unwillkürlich und seitens des Kranken nicht zu unterdrücken.

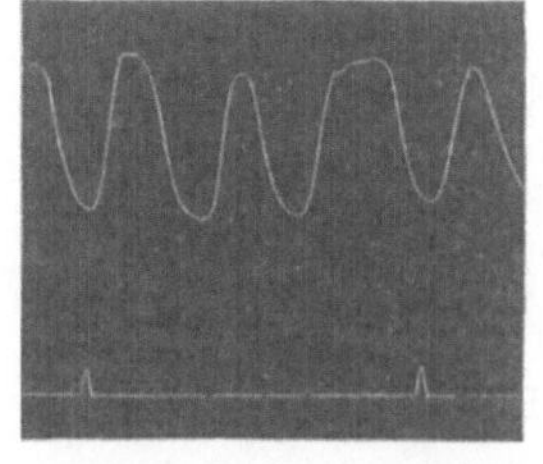

Fig. 56. Fall 377. Lidkrampf.

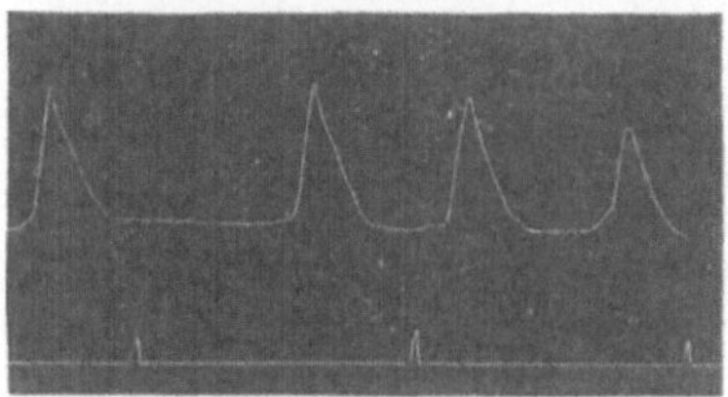

Fig. 57. Fall 389. Blick + 5°. Lidkrampf.

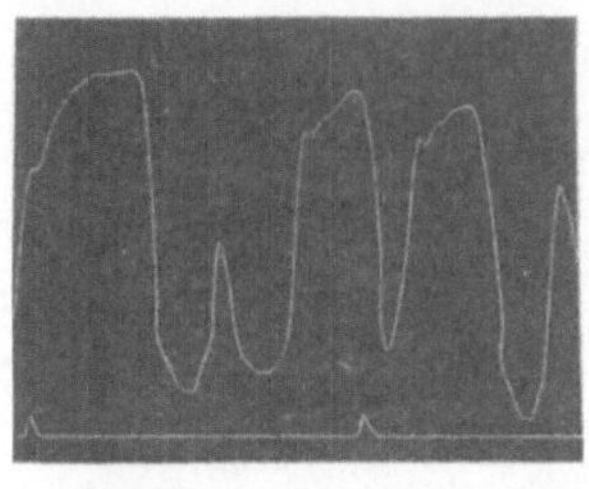

Fig. 58. Fall 698. Lidkrampf.

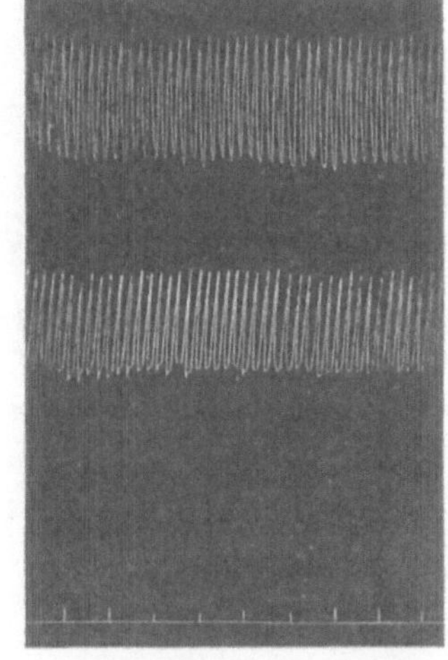

Fig. 60. Fall 736. Willkürlicher Lidschlag, so schnell wie möglich.

Fig. 59. Fall 389. Blick + 5°. Willkürlicher Lidschlag, so schnell wie möglich.

Vergleicht man willkürliche, d. h. auf Befehl so schnell wie möglich ausgeführte Lidschläge (Fig. 59) mit den spontanen, zum Augenzittern gehörenden Lidzuckungen (Fig. 57), so ergeben sich bemerkenswerte Unterschiede. Beide Bilder sind fast zu gleicher Zeit bei derselben Blickrichtung (etwas erhobener Blick) bei einem Augenzitterer aufgenommen. Bei dem willkürlichen Lidschlag vollzieht sich die Lidöffnung fast so schnell, wie der Lidschluss, beim spontanen viel langsamer. Ferner besteht ein grosser Unterschied der Amplitude.

Der willkürliche Lidschlag gedeiht bis zum vollständigen Verschluss der Lidspalte und ist ungefähr viermal höher als der spontane. Überhaupt lehrt die Registrierung, im Gegensatz zum äusseren Schein, dass die meisten Lidschläge bei Augenzitterern unvollständig sind. Manche sind nur eben angedeutet.

Der Lidschlag ist immer gleichzeitig und gleich gross auf beiden Augen. Vgl. die binokularen Kurven Nr. 38 u. 63.

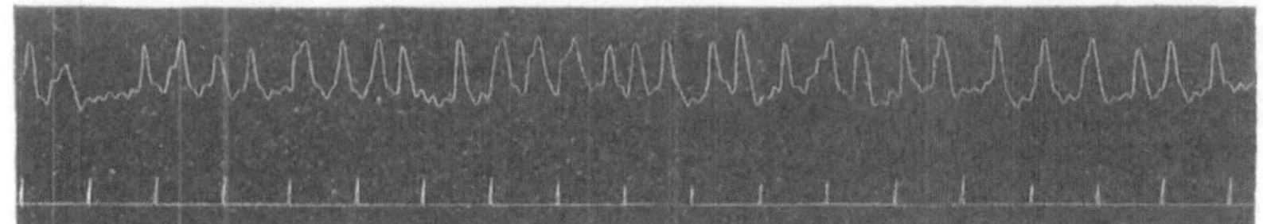

Fig. 61. Fall 585. R. A. Augenzittern und heftiger Lidkrampf.

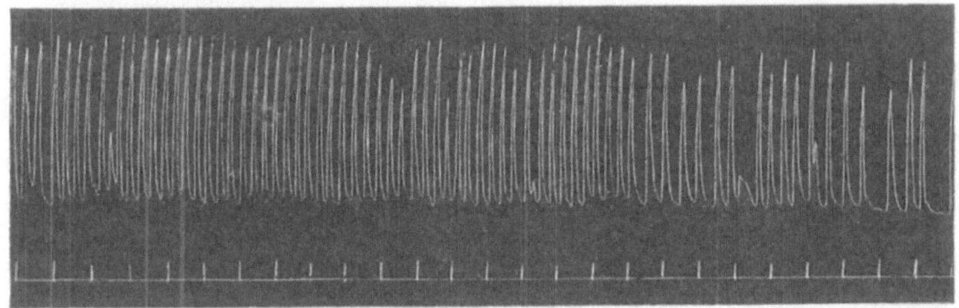

Fig. 62. Fall 760. R. A. Heftiger Lidkrampf, der das Augenzittern verdeckt. Zimmer fast dunkel.

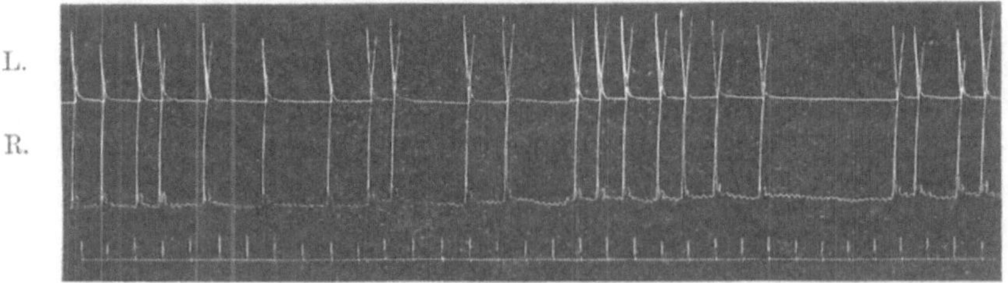

Fig. 63. Fall 691. Doppelkurve. Augenzittern und Lidkrampf bei starker Blickhebung im Tageslicht.

Die Häufigkeit des Lidschlags beim Augenzittern.

Der Lidkrampf folgt nicht so regelmässigen Gesetzen wie das Augenzittern, was Dauer, Folge und Amplitude angeht. Auch fehlt die Konstanz der letzteren unter den gleichen Bedingungen. Er ist dem Augenzittern von Fall zu Fall in ganz verschiedener Häufigkeit beigemischt. Er gehört nicht zum Wesen des Augenzitterns, denn es gibt Fälle, denen er völlig fehlt. Ich besitze Kurven von 80 Sekunden und mehr ohne einen Lidschlag. Bei andern folgen sich die Lidschläge in grösseren, ungleichmässigen Zwischenräumen (Fig. 18, 20, 27, 37 und 38). Bei wieder andern tritt das Augenzittern gegenüber den Lidschlägen in den Kurven mehr oder weniger zurück, und endlich gibt es Fälle, die vom Lidkrampf so beherrscht werden, dass

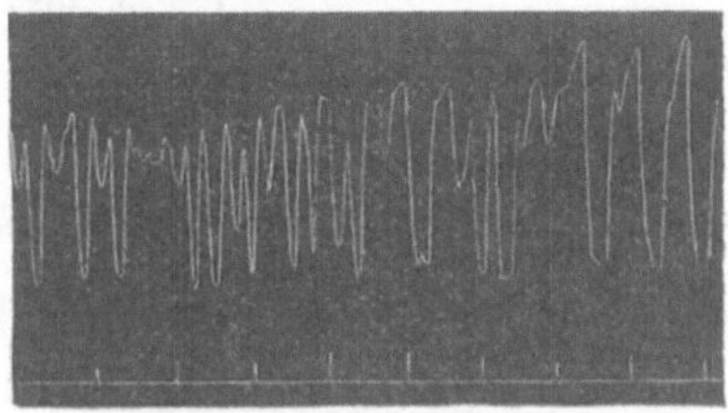

Fig. 64. Fall 377. Lidkrampf.

es sehr schwierig ist, festzustellen, ob gleichzeitig Augenzittern vorhanden ist (Fig. 62 und 64).

Über das zahlenmässige Verhältnis des Lidschlags zum Augenzittern gibt folgende Tabelle Aufschluss.

Tabelle 17.

Nr. der Nystagmusliste	Zahl der Augenzuckungen in 1 Minute	Zahl der Lidschläge in 1 Minute
773	249	0
648	251	0
709	223,5	0
373	182	1
754	233	3
757	337	6
299	303	7
420	260	8
350	245	12
591	266	16
319	260	19
768	213,5	24
743	281	24
752	203	31
745	270	38
468	232	53
585	62	102
481		164
760	Augenzittern durch Lidzittern verdeckt.	229
377		281

Es ist klar, dass so häufiges Lidzucken wie bei den letzten vier Fällen mit grossen Beschwerden für den Kranken verbunden ist. Die

Zahl des letzten Falles (377), bei dem 281 Lidschläge, darunter auch manche kleine, registriert werden, kann wohl kaum überboten werden. Eine derartige Schnelligkeit ist willkürlich nicht zu erreichen. Die schnellste willkürliche (binokulare) Lidkurve ist in Fig. 60 zum Teil wiedergegeben. Darin wurde gezählt:

von 1.—10. Sekunde	44 Lidschläge,
„ 11.—20. „	44 „ ,
„ 21.—30. „	44 „ ,
in $^1/_2$ Minute	132 Lidschläge.

Allerdings handelt es sich in letzterem Fall um vollständige Lidschläge, während bei den oben angeführten Augenzitterern auch die eben angedeuteten Lidzuckungen mit gezählt sind.

Wenn dem Lidkrampf auch die mathematische Genauigkeit des Augenzitterns abgeht, so ist in manchen Fällen doch eine gewisse Regelmässigkeit in der Wiederkehr nicht zu verkennen, z. B.

Sekunde	Fall 585. Fig. 61. Zahl der Lidzuckungen	Fall 691. Fig. 63 Zahl der Lidzuckungen	Fall 698. Zahl der Lidzuckungen
1.—10.	19	5	17
11.—20.	16	2	12
21.—30.	16	6	15
31.—40.	16	6	11
41.—50.	18	6	10
51.—60.	17	6	14
in 1 Minute	102	31	79

Folgende Bedingungen haben einen gewissen Einfluss auf den Lidkrampf.

1. Einfluss der Beleuchtung.

Ein Augenzitterer mit lebhaftem Lidkrampf erweckt den Eindruck der Lichtscheu. In der Tat ist ihm Belichtung der Augen, z. B. zwecks Augenspiegelung, bisweilen so unangenehm, dass er aufstöhnt. Vielleicht beziehen sich darauf die Angaben mancher Abhandlungen über Photophobie. Trotzdem kann der Lidkrampf nicht als Folge der Einwirkung des Lichtes angesehen werden, denn er besteht auch im Dunkeln in fast unverminderter Stärke weiter oder ist sogar hier noch heftiger.

Einige Beispiele:

Fall 377. 3. VII. 1914. Blick geradeaus.

	dunkel	hell	
1.—10. Sekunde	43 (Fig. 64)	37	Lidschläge,
11.—20. „	31	37	„ ,
21.—30. „	29	34	„ ,
in ¹/₂ Minute	103	108	Lidschläge.

Fall 698. 3. VII. 1914. Blick geradeaus.

Sekunde	hell	halbdunkel	dunkel	hell	dunkel
1.—10.	11	7	20	5	22 Lidschläge
11.—20.	8		21	10	„

Fall 760. 8. VIII. 1914. Blick geradeaus.

Sekunde	Tageslicht	Lampenlicht	Zimmer fast dunkel
1.—10.	31	36	33 Lidschläge
11.—20.	42	47	30 „
21.—30.	31	39	22 „ (Fig. 62)
31.—40.	36	44	
41.—50.	47	34	
51.—60.	42	39	
in 1 Minute	229	239 in ¹/₂ Minute 85 Lidschläge.	

2. Einfluss der Blickrichtung.

Die Amplitude der Lidzuckung ist um so grösser, je höher die Lidspalte, die von der Blickhebung abhängig ist. Das Augenzittern ist in den meisten Fällen nur bei gewissen, in der Regel gehobenen Blickrichtungen vorhanden. Nähern sich die Augen dieser Stellung,

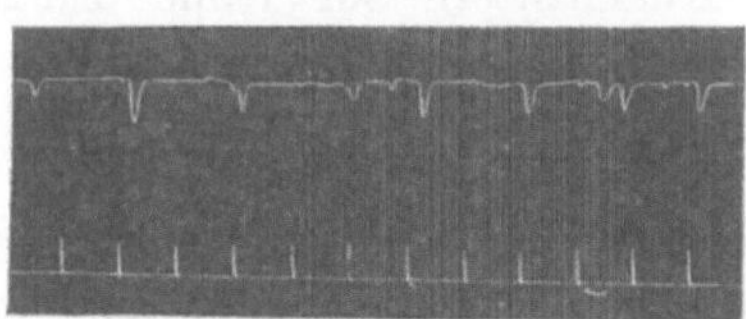

Fig. 65. Fall 377. Zucken des geschlossenen Lides.

so fängt manchmal auch erst die Unruhe der Lidmuskeln an, sich zu zeigen. Oft genug ist der Lidkrampf aber auch bei Blickrichtungen zu beobachten, die frei von Augenzittern sind. Er erfährt gewisse Schwankungen mit zunehmender Hebung der Augen, und zwar meistens Verschlimmerungen, fehlt aber auch nicht bei geschlossener Lidspalte (Fig. 65, Fall 377).

Einige Beispiele:

Fall 698. 3. VII. 1914. Tageslicht.

Sekunde	Blick stark nach unten	wenig nach unten	gerade-aus	oben	wieder geradeaus
1.—10.	19	12	6	26	16 Lidschläge
11.—20,			8	22	

Fall 481. Tageslicht.

Sekunde	Blick nach unten	geradeaus	oben
1.—10.	21	27	37 Lidschläge
11.—20.	23	30	32 „
21.—30.	24	25	36 „
in $\frac{1}{2}$ Minute	68	82	105 Lidschläge.

Fall 377. Tageslicht.

Sekunde	Blick nach unten	geradeaus	oben
1.—10.	42	50	34 Lidschläge
11.—20.	42	51	38 „
21.—30.	37	46	34 „
31.—40.		44	34 „
41.—50.		43	33 „
51.—60.		47	37 „
in 1 Minute		281	210 Lidschläge.

Lidkrampf und Augenzittern haben also gemeinsame und abweichende Züge. Bisweilen besteht auch ein gewisser Antagonismus. Ich besitze eine Kurve, in der nach jedem Lidschlag das Augenzittern für kurze Zeit unterbrochen wird. Wegen Kleinheit der Wellen eignet sie sich nicht zur Wiedergabe. Ferner kann man beobachten, dass manche Leute ihr Augenzittern zur Ruhe bringen, indem sie einige Male kräftig die Lider zukneifen, ohne dass die Augenstellung sich dabei ändert.

3. Das Zittern des übrigen Körpers.

Ein kleiner Teil der Augenzitterer leidet auch an Unruhe im Gebiet der Kopf- und Nackenmuskeln, der Hände, ja des ganzen Körpers. Die ältere Ansicht, die in dem Zittern des Kopfes den Zweck erblickte, die Scheinbewegungen der Gegenstände durch die entgegengesetzte Bewegung des Kopfes zu vermeiden, ist schon von Nieden (79, S. 18) mit dem Hinweis auf die ungleiche Schnelligkeit beider abgelehnt. Sie wird auch durch den Umstand widerlegt, dass die Scheinbewegungen beider Augen meistens verschieden sind. Ich habe früher die Ansicht geäussert (169, S. 41), dass das Zittern des übrigen Körpers die Folge von Alkoholismus sei, was von Butler und Coppez bestritten worden ist. Letzterer (183, S. 183) führt Augen- und Kopfzittern auf eine gemeinsame Ursache, die anormale Haltung bei der Arbeit, zurück. Eine Klärung dieser Frage ist vielleicht durch die Registrierung zu erreichen. Meine Untersuchungen über diesen Punkt sind noch nicht weit gediehen.

1. Fall 184, 37 Jahre alt, dessen Augenzittern S. 65 (Fig. 37) beschrieben ist, leidet auch an allgemeiner motorischer Unruhe wechselnden Grades. Sie ist dann besonders schlimm, wenn der Körper irgendwie befestigt wird,

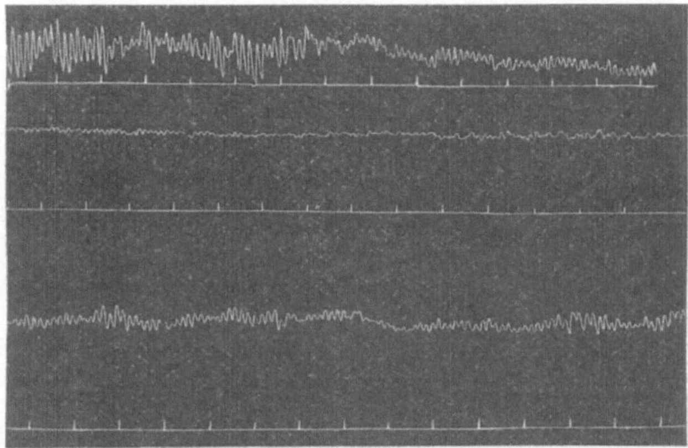

Fig. 66. Fall 184. Kopfzittern.

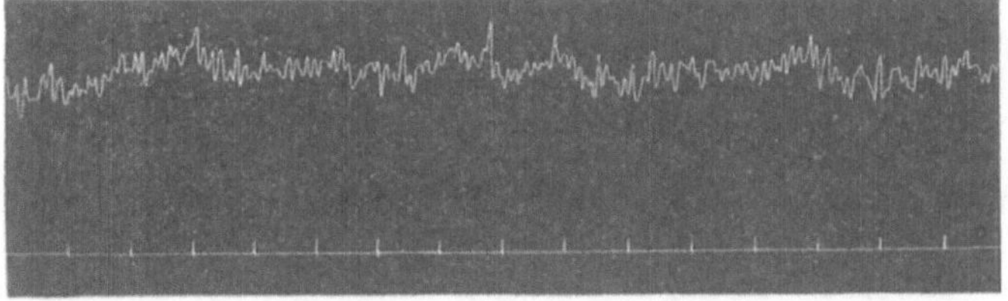

Fig. 67. Fall 184. Handzittern.

z. B. beim Einbeissen in das Zahnbrettchen oder einmal, als der Kopf zwecks Registrierung des Augenzitterns mittels Kinn- und Hinterhauptsstütze festgestellt wird. Da tritt explosionsartig ein so heftiger Zitteranfall des ganzen Körpers auf, dass Tisch und Stuhl beben.

Fig. 66 enthält drei Zitterkurven des Kopfes, gewonnen durch Befestigung des kurzen Hebels vor der Stirn.

Fig. 67 ist eine Kurve der Hand. Drei Finger fassten den Hebel, während der Unterarm flach auflag, und die Handfläche nach unten sah.

Das Zittern ist wellenförmig und an manchen Stellen, besonders in der mittleren Kurve der Fig. 66, von dem regelrechten wellenförmigen Augenzittern der Bergleute nicht zu unterscheiden. Es steht letzterem sogar näher, als die eigene Augenzitternkurve des Kranken selbst, die ja einen Übergang zum Ruckzittern darstellt (Fig. 37).

Auffallend sind die Schwankungen der Amplitude des Kopfzitterns. Es schwillt an und ab mit Andeutung von Pausen. Etwas Ähnliches kommt ja auch beim Augenzittern der Bergleute vor (Fig. 16). Die Zählung der Kopfkurve ergibt in 10 Sekunden einmal 75 Zuckungen, ein anderes Mal 73 mit kurzer Pause. Die Handkurve weist in 10 Sekunden an einer Stelle 75, an einer andern 79 Zuckungen auf. Beide also ungefähr 450 in der Minute. Das ist viel schneller als das eigene Augenzittern des Mannes (150 mal), aber nicht viel schneller als die höchste von mir beobachtete Augenzuckungszahl (426 mal).

Für Alkoholismus fand ich bei diesem Mann keine Anhaltspunkte.

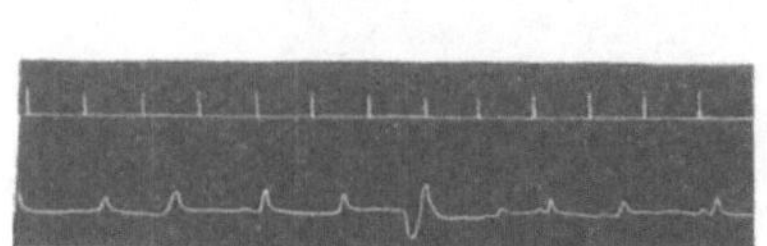

Fig. 68. Fall 377. Zittern des Stirnmuskels.   Fig. 69. Fall 377. Handzittern.

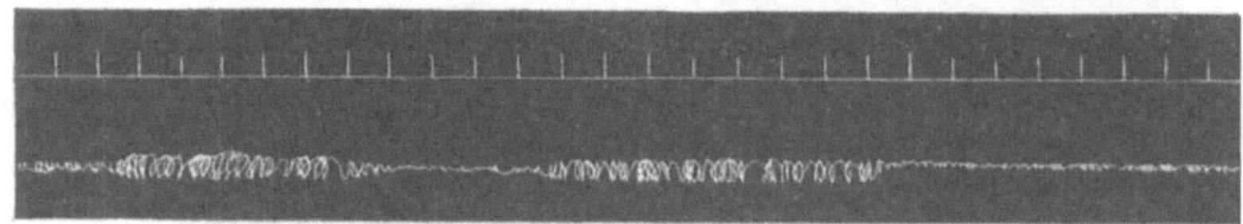

Fig. 70. Fall 307. Kopfzittern.

2. Fall 377, 43 Jahre alt, bereits mehrfach erwähnt (Fig. 64 u. 65).

Fig. 68 ist seine Stirnkurve, nicht auf Zittern des ganzen Kopfes, sondern auf Zuckungen des Stirnmuskels beruhend. Ihre Ähnlichkeit mit den Lidzuckungen (schneller Anstieg, langsamer Abstieg) ist unverkennbar. Anders ist es mit der Kurve seiner linken Hand (Fig. 69), die wieder wellenförmig ist und der Fig. 67 nahe steht. Ihre Amplitude schwankt zwischen 1 und 8 mm. Zählungen an verschiedenen Stellen ergaben zum Teil genau übereinstimmend 38 Zuckungen in 10 Sekunden, einmal nur 32 und einmal 41.

Auch hier habe ich für Alkoholismus keine Beweise.

3. Fall 307, 53 Jahre alt. Lebhaftes Augenzittern und starke Unruhe des ganzen Körpers. Lichtsinn 50 R. E. Sichere Beweise für Alkoholismus vorhanden. Das Körperzittern ist oft masslos schlimm, besonders morgens nüchtern. Nach Alkoholgenuss wird es vorübergehend viel geringer und verschwindet selbst ganz, was auch von seinem Augenzittern gilt. Fig. 70 ist eine Kurve des Kopfes (Hebel an der Stirn), Fig. 71 der linken Hand. Sie erscheinen ganz verworren, weil viele Muskelgruppen daran beteiligt

sind, und die Hebelspitze deshalb nach den drei Richtungen des Raumes verschoben wird. Bei der Kopfkurve zählte ich an passender Stelle in 5 Sekunden 36 Zuckungen, an der Handkurve von 1—10 Sekunden 72, von 11 bis 20 Sekunden 73 Zuckungen. Beide stimmen also an Zahl überein.

Ein Vergleich der Kurven 70 und 71 mit dem Augenzittern erscheint zunächst nicht zulässig. Der Mann erhält nach Aufnahme dieser Kurven 0,5 Adalin. 55 Minuten später wird die Kurve 72 von der Hand aufgezeichnet. Sie ist wesentlich ruhiger, von kleinerer Amplitude und Zahl.

1.—10. Sekunde   62 Zuckungen,
11.—20.   „   62   „   ,
21.—30.   „   62   „   .

Ihr Charakter ist wellenförmig, vergleichbar der Fig. 67.

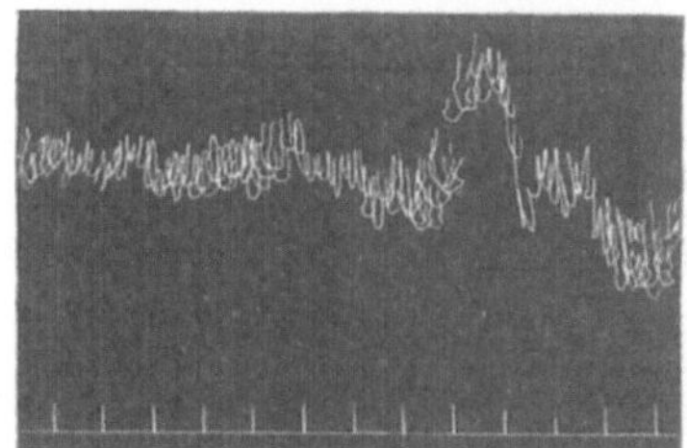

Fig. 71. Fall 307. Handzittern.

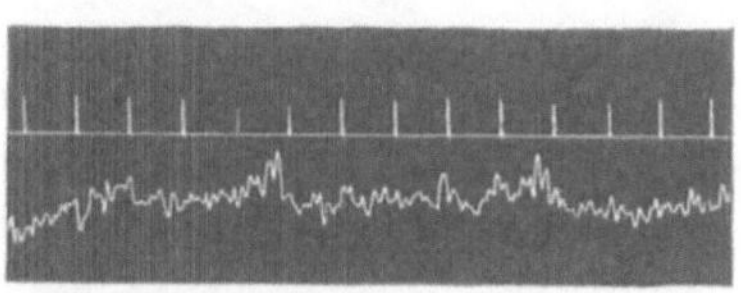

Fig. 72. Fall 307. Handzittern nach Adalin.

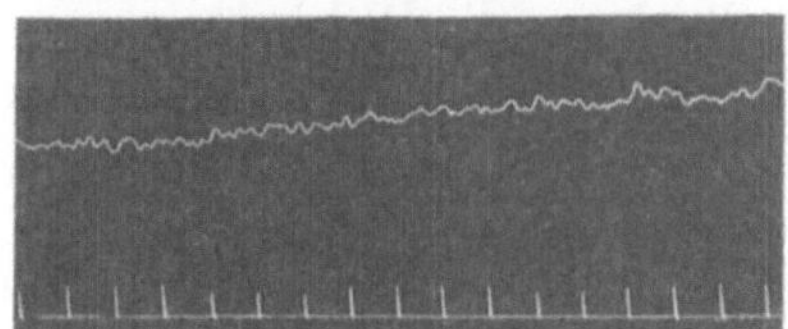

Fig. 73. Fall 591. Handzittern.

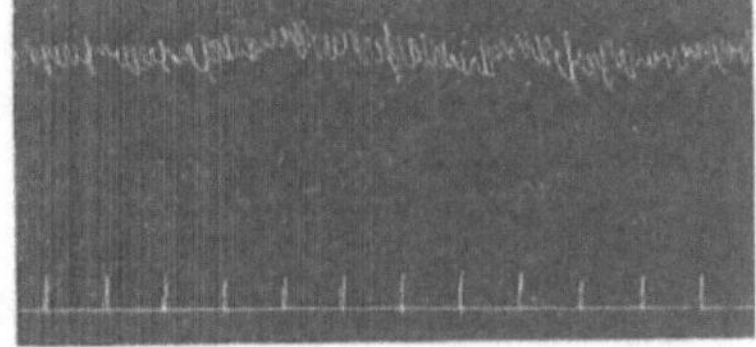

Fig. 74. Handzittern bei Nichtbergmann.

4. Fall 591, 47 Jahre alt, regelmässiges wellenförmiges Augenzittern (207, Fig. 1 u. 2). Zahl 282. Lichtsinn 6500. Alkoholismus zweifellos.

Kurve der linken Hand in Fig. 73. Auch hier scheint das Grundelement wellenförmig. Die Zählung ergibt:

Kurve der linken Hand,   der rechten Hand

1.—10. Sekunde   42   53 Zuckungen,
11.—20.   „   44   53   „   ,
21.—30.   „   47   53   „   .

5. Fall 719, 48 Jahre alt, heftiges Augenzittern. Lichtsinn 5750. Alkoholismus zweifellos, denn er gibt eines Tages zu, kurz vorher $^3/_4$ Liter Schnaps getrunken zu haben. Er hat ausser andern Zittererscheinungen ein senkrechtes Zucken der Haut am Kinn, das in seinem Rhythmus Ähnlichkeit mit dem Augenzittern der Bergleute hat. Es schwankt in seiner Stärke, und es gelingt mir nicht, es in einem Augenblick aufzuzeichnen, wo es be-

sonders stark ist. Bei einer Kurve mit kleiner Amplitude ist eine Zählung über mehrere Sekunden nicht durchzuführen, da immer wieder Stockungen eintraten. Die Zuckungen haben, unter dem Mikroskop betrachtet, das Aussehen der Augenzuckungen der Bergleute. An drei verschiedenen Stellen zählte ich in einer Sekunde 8 Zuckungen, also eine Zahl, die mit der bei Fall 184, S. 108 fast genau übereinstimmt.

Ergebnis. Das Körperzittern dieser Fälle liefert ein dem Augenzittern der Bergleute in mancher Hinsicht ähnliches Kurvenbild. Es hat z. B. pendelförmigen Charakter, der aber nicht so rein hervortritt, wie beim Augenzittern der Bergleute, wahrscheinlich weil mehrere Muskelgruppen auf den Hebel in verschiedenen Richtungen einwirken. Die Zuckungszahl beträgt 4 bis 8 in der Sekunde, hält sich also noch im Bereich des Augenzitterns der Bergleute oder liegt

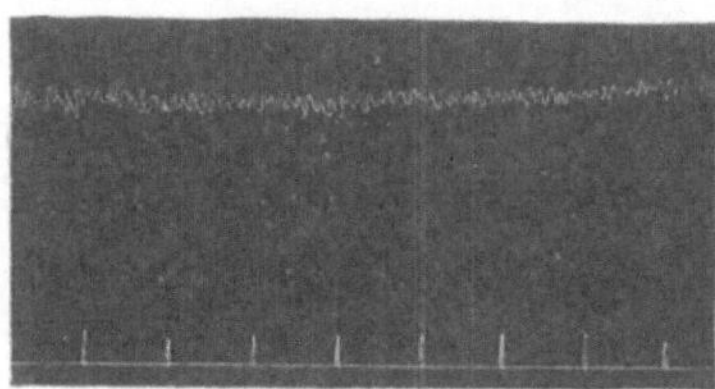

Fig. 75. Handzittern bei Nichtbergmann.

etwas höher. Es fehlt diesem Zittern aber durchweg die Regelmässigkeit in der Schwingungsfolge und die Gleichmässigkeit der Amplitude, was aber nicht unbedingt gegen die Verwandtschaft mit dem Augenzittern der Bergleute spricht.

Ein grosser Teil dieser Leute mit allgemeiner motorischer Unruhe leidet an chronischem Alkoholismus. Es bleibt also jetzt nur noch die Frage zu erörtern: Wie ist das Zittern derjenigen Alkoholiker beschaffen, die nie in der Grube gearbeitet haben? Da steht mir nur ein Fall zur Verfügung.

J. M., 56 Jahre alt, kein Bergmann. Lichtsinn 50000! Zittern des Kopfes, der Hände und des übrigen Körpers. Trinkt täglich 1 Schoppen Schnaps und 3 Flaschen Bier, Sonntags manchmal 3 Schoppen und 6 Flaschen. Fig. 74 und 75 sind Kurven seiner linken Hand. Die erste ist der Fig. 71 ähnlich. Die zweite, kurz nachher aufgenommen, ist viel regelmässiger und deutlich wellenförmig. Die Zählung ergibt:

Sekunde	1. Kurve (Fig. 74)	2. Kurve (Fig. 75)	3. Kurve
1.—10.	85	84	66
11.—20.	79	82	69
21.—30.	78,5	90	
31.—40.	81		

Amplitude < 1—5 mm.

Man kann also sagen: die allgemeine muskuläre Unruhe, wie man sie bei manchen Augenzitterern findet, kann sich auf der Grundlage des Alkoholismus ohne Mitwirkung der Grubenarbeit entwickeln. Ihre Verwandtschaft mit dem Augenzittern ist aber unleugbar und vielleicht so zu erklären, dass der Alkoholmissbrauch an der Erzeugung beider mitwirkt.

Die Veränderlichkeit des Augenzitterns der Bergleute.

Das Augenzittern der Bergleute ist ein Proteus, der häufig seine Gestalt ändert. Wer in der Beurteilung der Arbeitsfähigkeit des Augenzitterers sich vor Irrtümern hüten will, muss alle Einflüsse, denen dieses Leiden unterliegt, in Betracht ziehen. Sie sollen daher jetzt eine ausführliche Darstellung erfahren.

1. Der Einfluss der Augenstellung.

Seit den Anfängen der Nystagmusforschung ist dieser Einfluss untersucht worden. Dransart behauptete zunächst, dass das Augenzittern an die Erhebung des Blickes über die Horizontale geknüpft ist, und baute darauf seine Lehre von der Ermüdung der Augenheber. Romiée wies nach, dass es nicht selten auch unterhalb der Horizontalen in die Erscheinung tritt. Da die Feststellung der Blickrichtung, die das Augenzittern auslöst, für die Theorie des Augenzitterns und die Einschätzung der Arbeitsfähigkeit von grösster Bedeutung ist, ist es notwendig, sich einer einwandsfreien Untersuchungsmethode zu bedienen.

Untersuchungsmethode.

Es müssen bei der Prüfung gleich bleiben Beleuchtung, Kopfhaltung und Akkommodation. Zu dem Zwecke benutze ich folgenden Apparat (Fig. 76). Der Kopf wird dadurch ruhig gestellt, dass er sich in ein Brettchen einbeisst. Dasselbe ist auf einem eisernen Ständer befestigt, dessen Höhe geändert werden kann. Rechts vom Kopfe ist parallel zur Sagittalebene eine Gradeinteilung angebracht, um deren Mittelpunkt ein 35 cm langer Zeiger spielt, der an seinem Ende rechtwinklig zur Mitte abgebogen ist und dort in einer Platte endigt, die als Fixierpunkt dient. Der Drehpunkt des Zeigers wird so eingestellt, dass er ungefähr in die Verbindungslinie der Augendrehpunkte fällt. Die Augen vermögen dem Fixierpunkt in der mittleren Vertikalen von tiefer Senkung (am Apparat — 63°) bis zu stärkster Hebung zu folgen. Um den Drehpunkt des grossen Zeigers spielt auch noch ein kleiner Zeiger, der die Haltung des Kopfes in der Sagittalebene angibt. Steht das Beissbrettchen wagerecht, so weist der kleine Zeiger oben auf 0⁰. Wird nun der grosse Zeiger auf 90⁰ gerichtet, so steht er wagerecht. Bei meinen Versuchen bezeichne ich diese Stellung als wagerechte Blickrichtung (= 0⁰). Die Winkel über ihr erhalten das Vorzeichen +, die unter ihr das Vorzeichen —.

Nuel (100) hat zwischen topographischer und physiologischer Horizontale unterschieden, was in bezug auf das Augenzittern zweckmässig ist. Steht das Beissbrettchen wagerecht, so fallen topographische und physiologische Horizontale zusammen. Wird das Beissbrettchen mit dem Kopf nach vorn oder hinten gedreht, so verschiebt sich die

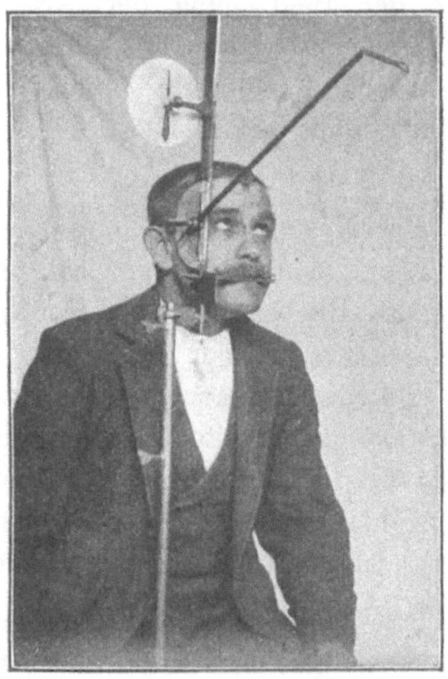

Fig. 76.

physiologische Horizontale um den betreffenden Winkel. Die Stellung der Blicklinie wird mit 0⁰ bezeichnet, wenn sie in der physiologischen Horizontalen liegt, ohne Rücksicht auf die Kopfhaltung. Die Stellung des Kopfes zur topographischen Horizontalen ergibt sich aus der am kleinen Zeiger ablesbaren Richtung des Beissbrettchens. Ferner ist rechts neben und über dem Kopf noch eine frontale Gradscheibe mit Zeiger zu sehen, an der die Neigung des Kopfes nach rechts und links abzulesen ist. Mittels dieser Vorrichtung ist die Stellung des Kopfes im Raum und die Verschiebung der Augen in der mittleren Vertikalen leicht zu bestimmen. Zur Vollständigkeit würde noch eine wagerecht drehbare Fixiermarke für die wagerechte Drehung der Augen gehören.

Für die Versuche, die zunächst beschrieben werden, sind die beiden kleinen Zeiger auf 0⁰ eingestellt. Beim Einbeissen ist der Kopf in gerader aufrechter Haltung befestigt. Um die gleichmässige Beleuchtung zu gewährleisten, wird eine Glühlampe in den rechten Winkel des grossen Zeigers gehalten und nun dieser langsam von unten nach oben geführt (↑), bis das Augenzittern ausbricht, und dann nach unten zurückgeschoben (↓), bis es wieder aufhört. Wenn das Zittern nämlich bei einer bestimmten Blickhebung einmal begonnen hat, so bleibt es bei nachfolgender Senkung noch eine Weile bestehen. Mit andern Worten: die Ausdehnung des Zitterns in der mittleren Vertikalen ist grösser, wenn die Augen aus dem Gebiet des Zitterns nach unten wandern, als wenn sie aus dem Gebiete der Ruhe nach oben gehen. Den Winkelunterschied will ich in folgendem der Kürze halber den Differenzwinkel nennen. Folgende Tabelle gibt über die Beziehungen des Zitterns zur physiologischen Horizontalen

Tabelle 18.

Lauf. Nr.	Listen-Nr.	Zuckungsbahn		das Zittern		Differenzwinkel
		rechts	links	beginnt ↑	endigt ↓	
1	762	schräg ellipsenf. mit U.	wagerecht ellipsenf. m. U.	— 45⁰	— 51⁰	6⁰
2	299	kreisförmig mit U.	schräg ellipsenf. mit U.	— 32⁰	— 41⁰	9⁰
3	759	wagerecht	schräg	— 30⁰	— 35⁰	5⁰
4	754	Raddrehung	Raddrehung	— 17⁰	— 17⁰	0⁰
5	743	„	„	— 2⁰	— 15⁰	13⁰
6	373	„	„	— 2⁰	— 40⁰	38⁰
7	184	kreisförmig mit U.	schräg	0⁰	— 24⁰	24⁰
8	250	„ „ „	„	+ 1⁰	— 31⁰	32⁰
9	648	Raddrehung	„	+ 2⁰	-- 5⁰	7⁰
10	787	wagerecht	„	+ 4⁰	— 16⁰	20⁰
11	780	Raddrehung	Raddrehung	+ 6⁰	— 15⁰	21⁰
12	745	kreisförmig mit U.	kreisförmig mit U.	+ 6⁰	— 30⁰	36⁰
13	625	Raddrehung	wagerecht	+ 9⁰	— 5⁰	14⁰
14	757	senkrecht	schräg	+ 11⁰	+ 9⁰	2⁰
15	552	schräg ellipsenf. mit U.	„	+ 11⁰	— 17⁰	28⁰
16	752	unbestimmbar	schräg ellipsenf. mit U.	+ 22⁰	+ 13⁰	9⁰
17	768	wagerecht	Raddrehung	+ 22⁰	— 20⁰	42⁰
18	81	schräg	schräg ellipsenf. mit U.	+ 25⁰	+ 20⁰	5⁰
19	582	„	wager. ellipsenf. geg. U.	+ 25⁰	— 63⁰	88⁰
20	744	schräg ellipsenf. gegen U.	schräg ellipsenf. gegen U.	+ 31⁰	— 48⁰	79⁰

bei Auf- und Absteigen in der mittleren Vertikalen und den Differenzwinkel Aufschluss bei einer Reihe von Bergleuten, wie sie nacheinander in die Sprechstunde kamen.

Das Augenzittern beginnt in der Regel bei erhobenem Blick und dehnt sich bei weiterer Verschlimmerung immer weiter nach unten aus. Es gibt sehr viele Fälle, die auch unterhalb der Horizontalen Zittern zeigen, aber nur wenige, bei denen selbst stärkste Senkung der Augen das Zittern nicht zur Ruhe bringt. Fälle, wie Nr. 19 und 20 der Tabelle, sind sehr lehrreich Ihr Zittern beginnt ↑ erst bei starker Hebung; aber einmal ausgelöst, bleibt es bis zu sehr tiefer Senkung bestehen. Dies rührt nicht davon her, dass der Anfall eine bestimmte Zeit dauert, die zu der Messung erforderlich ist. Lässt man die Augen ↓ nämlich in einer mittleren Stellung Halt machen, so dauert es viel länger. Bei mehrmals hintereinander wiederholter Messung findet oft ein Hinausschieben des Zitterns nach oben und eine Verkleinerung des Differenzwinkels statt, z. B.:

Fall 743. Zittern ↑ bei $-2^0. +7^0. +8^0$; Ruhe ↓ bei $-15^0. -16^0. -11^0$.

Fall 745. Zittern ↑ bei $+6^0. +10^0. +13^0$; Ruhe ↓ bei $-30^0. -10^0. +5^0$.

Die ersten Zahlen hinter dem aufsteigenden und absteigenden Pfeil gehören zusammen, usw.

Der Differenzwinkel ist am kleinsten, wenn man die Augen sofort nach Erscheinen des Zitterns wieder heruntergehen lässt. Wandern sie nachher noch weiter hinauf, so kommt das Zittern kräftiger zur Entwicklung und geht auch tiefer herab, z. B.

Fall 81. Zittern ↑ bei $+25^0. +25^0. +29^0$; Ruhe ↓ bei $+20^0. +21^0. +20^0$.

Werden die Augen nun höher hinauf geführt bis $+43^0$, so tritt ↓ erst Ruhe ein bei -1^0. Nochmal ↑ $+38^0$, dann ↓ Ruhe erst bei -25^0. Zur Kontrolle Zittern ↑ bei $+21^0$, sofort wieder herunter ↓ Ruhe bei $+14^0$.

Der Zitteranfall setzt bei Aufwärtsbewegung mit einigen winzigen Zuckungen ein und wird bald stärker, was besonders schön in einzelnen Kurven hervortritt. Was geschieht nun bei weiterer Hebung?

Wenn Dransarts Lehre von der Ermüdung der Heber richtig wäre, so müsste man erwarten, dass das Zittern um so schlimmer würde, je mehr die Heber angestrengt werden. Das ist nicht der Fall.

Fall 535. 157,5 cm gross. Zittern links schlimmer als rechts. Beim Blick auf den Fixierpunkt des Apparates (Akkommodation) sind die Augen ruhig. Sieht er gerade darüber weg in die Ferne, so beginnt das Zittern bei tiefster Senkung, manchmal bei -56^0, manchmal bei -48^0 [1]).

Bei -40^0 Zittern deutlich, rechts senkrecht, links schräg.

,, -20^0 Amplitude geringer.

,, -0^0 Amplitude noch kleiner, rechts wahrscheinlich senkrecht, links schräg.

,, $+25^0$,, ,, ,,

,, $+37^0$,, ganz klein.

,, $+45^0$ ist das Zittern nicht mehr deutlich festzustellen.

---

[1]) Das Zittern wurde bei diesen Versuchen mit dem Augenspiegel genau verfolgt.

Das Zittern ist also unten am stärksten. Mit steigender Blickrichtung nimmt seine Heftigkeit ab, und schliesslich verschwindet es ganz.

Fall 570. Beiderseits Raddrehung, innerlich senkrecht, Zittern beginnt ↑ — 1⁰, hört auf ↓ — 14⁰.

Bei $+ 2^0$ und $+ 12^0$ ist es schön senkrecht (ophthalmoskopisch!) und von mässiger Grösse.

„ $+ 22^0$ kleiner, bei $+ 32^0$ viel kleiner.

Über $+ 32—42^0$ ganz winzig.

Fall 773 (siehe Fig. 14). Zittern äusserlich senkrecht. Amplitude rechts grösser als links. Das Zittern ist bei tiefer Senkung des Blickes sehr lebhaft. Je höher der Blick, desto kleiner wird die Amplitude, und bei starker Hebung fehlt es oft ganz.

Ferner habe ich mehrmals gesehen, dass Aufwärtsbewegung der Augen kein Zittern auslöste, dass es aber sofort begann, wenn die Abwärtsbewegung einsetzte. Derartige Beobachtungen, die sich leicht vermehren liessen, sind ausser andern Gründen geeignet, die Annahme, dass das Augenzittern der Bergleute eine Störung der willkürlichen Tätigkeit der Hebemuskeln ist, zu erschüttern.

Was für die Ausdehnung des Zitterns und den Differenzwinkel in senkrechter Richtung gilt, gilt auch für die wagerechte Verschiebung.

Man kann den Einfluss der Augenstellung auf das Augenzittern folgendermassen zusammenfassen:

Das Zittern ist eine Störung im mittleren Bezirk des Blickfeldes. Dabei ist es meistens nach oben von der Mitte, seltener nach unten, manchmal nach rechts, manchmal nach links am schlimmsten. Die äusserste Peripherie des Blickfeldes ist ganz oder fast ganz frei davon.

Diese Sätze fussen auf Untersuchungen in der mittleren Vertikalen und Horizontalen. Auf die Dauer konnte man sich damit nicht begnügen, sondern musste die Grenzen des Zitterfeldes nach allen Seiten bestimmen.

Das Zitterfeld.

Gang der Untersuchung. — Nach einem gewissen Aufenthalt im Dunkelzimmer wurde der Kopf der Kranken durch Kinn und Hinterhauptstütze bei wagerechter Lage der Ohr-Augenlinie ruhiggestellt. Alsdann wurde an einer $1^1/_2$ m entfernten Tangententeilung, die in den Fig. 77—84 wiedergegeben ist, eine Glühlampe vom Kranken fixiert und in der mittleren Vertikalen von tiefster Senkung langsam nach oben geführt und der Punkt festgestellt, wo das Zittern auftrat. Bei weiterer Hebung der Lampe bleibt das Zittern in der Regel bis zur obersten Grenze des Blickfeldes. Darauf wurde die Lampe wieder gesenkt und der Punkt ermittelt, an dem das Zittern aufhört. Diese Messungen wurden dann von 10^0 zu 10^0 sowohl nach rechts als nach links weiter betrieben. Die erstgenannten Punkte sind in den Figuren durch die gestrichelte, die letztgenannten durch die punktierte Linie verbunden. Die gestrichelte Linie grenzt das Feld des absoluten Zitterns ab. Zwischen ihr und der punktierten liegt das Feld des relativen Zitterns oder der Differenzwinkel. Das absolute Zitterfeld ist ausserdem noch durch doppelte, das relative durch einfache Schraffierung bezeichnet.

Bisweilen fällt die obere Grenze des Zitterfeldes nicht mit der Blickfeldgrenze zusammen. Lässt man hier die Lampe heben, bis das Zittern aufhört (obere punktierte Linie in Fig. 78), und dann wieder senken, bis es von neuem anfängt (obere gestrichelte Linie), so erhält man auch oben ein relatives Zitterfeld.

Auf diese Weise gewinnt man einen klaren Ausdruck für die Beziehungen des Zitterns zum Blickfeld, der allerdings über die Heftigkeit desselben in den verschiedenen Richtungen noch nichts enthält. Um ganz genau zu sein, muss man die Prüfung in ganz ähnlicher Weise auch in den wagerechten Schnitten des Blickfeldes anstellen. In Anbetracht des schwankenden Charakters des Augenzitterns kann man bei diesen Untersuchungen nicht die Konstanz der Gesichtsfeldaufnahmen erwarten. Um einwandsfreie Resultate zu erzielen, fange man mit der Prüfung erst nach Anpassung an die Dunkelheit an. Man beachte, dass bei manchen Fällen das Zittern bei ganz ruhiger Haltung bald nachlässt. Deshalb ist, da die Untersuchung Zeit erfordert, bisweilen eine Pause zu machen, in der der Kopf frei bewegt werden soll. Auch beginne man bei mehreren Untersuchungen derselben Kranken einmal auf der rechten, das andere Mal auf der linken Seite. Endlich darf man die ruckartigen Bewegungen in der äussersten Peripherie, die mir bei den Augenzitterern besonders ausgiebig zu sein scheinen, nicht mit dem typischen Augenzittern verwechseln.

Unter Beachtung dieser Vorsichtsmassregeln wird man bald finden, dass hinsichtlich des Zitterfeldes von Fall zu Fall ganz eigenartige Unterschiede vorkommen, die z. B. den alten Lehrsatz, das Augenzittern sei eine Störung der Blickhebung, als fundamentalen Irrtum erweisen.

Einige Beispiele:

Fall 570. Beiderseits Raddrehung. Die Untersuchung des Zitterfeldes (Fig. 77) ist zwei Jahre später angestellt als die S. 116 erwähnte.

Das absolute Zitterfeld überschreitet die mittlere Horizontale nach unten in mässigem Grade unter Freilassung eines kleinen Bezirks in der linken Peripherie. Das relative Zitterfeld ist klein.

Fall 732. Zittern rechts senkrecht, links unklar (Raddrehung oder senkrecht?). Amplitude rechts mässig gross, links ganz klein. Das Zittern verschont im Blickfeld fast die ganze untere Hälfte und einen schmalen Bezirk an der oberen Grenze. So lässt sich sowohl unten wie oben ein

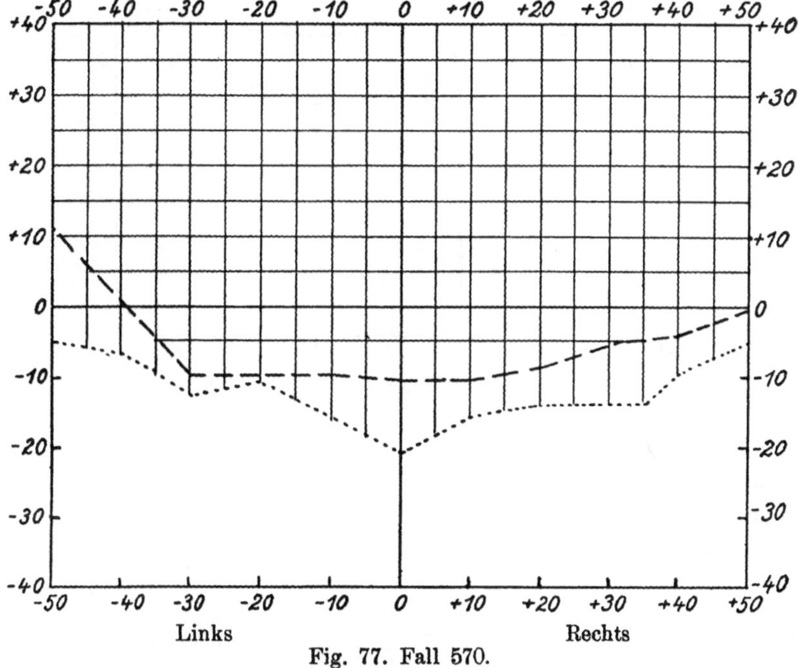

Fig. 77. Fall 570.

relatives Zitterfeld nachweisen. In der äussersten seitlichen Peripherie ist das absolute Feld kleiner als mehr zur Mitte hin (Fig. 78).

Fall 449. Zittern rechts senkrecht, links Raddrehung. Amplitude rechts sehr gross, links ganz klein. Die Grenze des absoluten Zitterfeldes läuft schräg von unten links nach oben rechts, so dass auf der linken Seite ein grösseres Gebiet von Zittern befallen ist als auf der rechten. Bei allen Blickrichtungen zittert das rechte Auge stärker als das linke. Die Amplitude ist ferner bei mittlerer Linkswendung grösser, als bei mittlerer Rechtswendung. In der äussersten Peripherie auf beiden Seiten ist das Zittern ganz gering, vermischt mit ruckartigen Bewegungen (Fig. 79).

Fall 416. Zittern rechts nicht ganz klar, scheinbar senkrecht, links diagonal von oben aussen nach unten innen. Amplitude links grösser als rechts. In der rechten Hälfte des Blickfeldes ist ein viel grösserer Teil von Zittern ergriffen, als in der linken (Fig. 80).

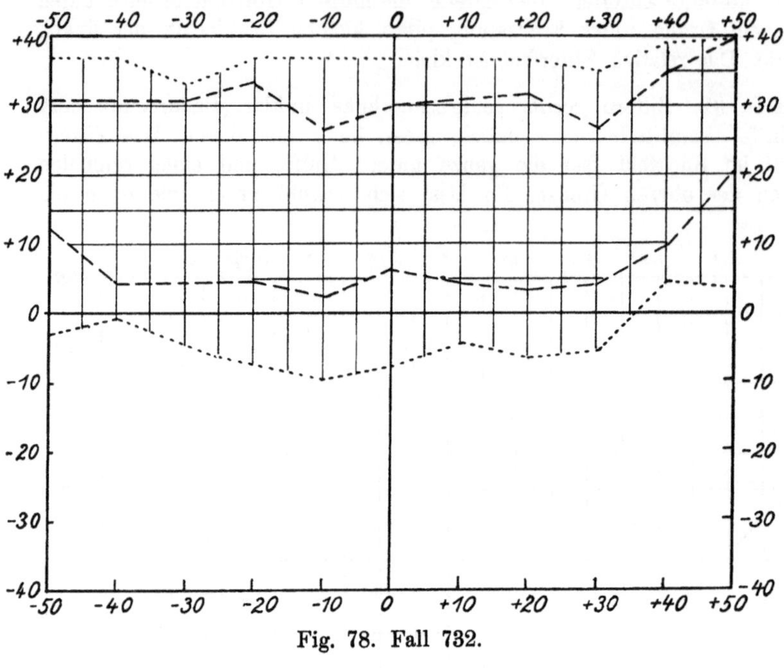

Fig. 78. Fall 732.

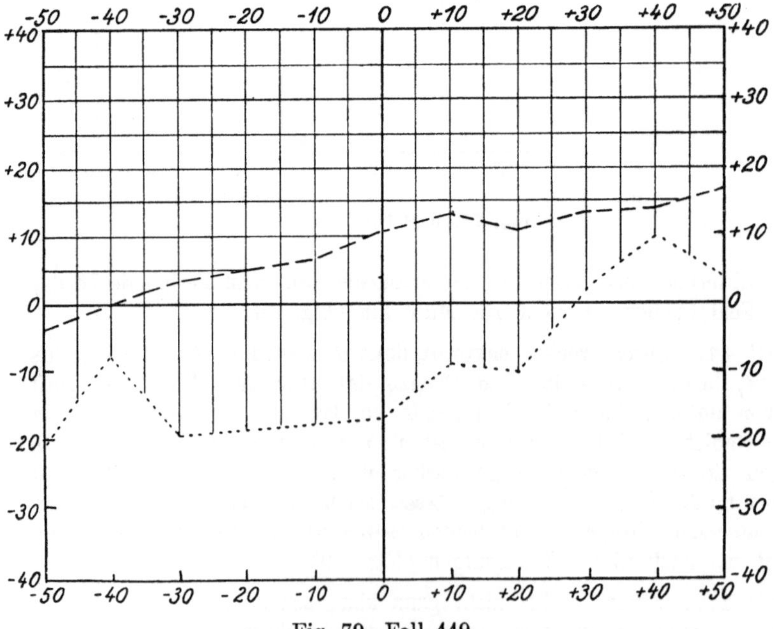

Fig. 79. Fall 449.

Fall 78. Zittern rechts kreisförmig gegen Uhrzeiger, links schräg von oben aussen nach unten innen. Der Mann hält den Kopf nach rechts gedreht und fixiert mit links gerichteten Augen. Die Prüfung des Zitterfeldes

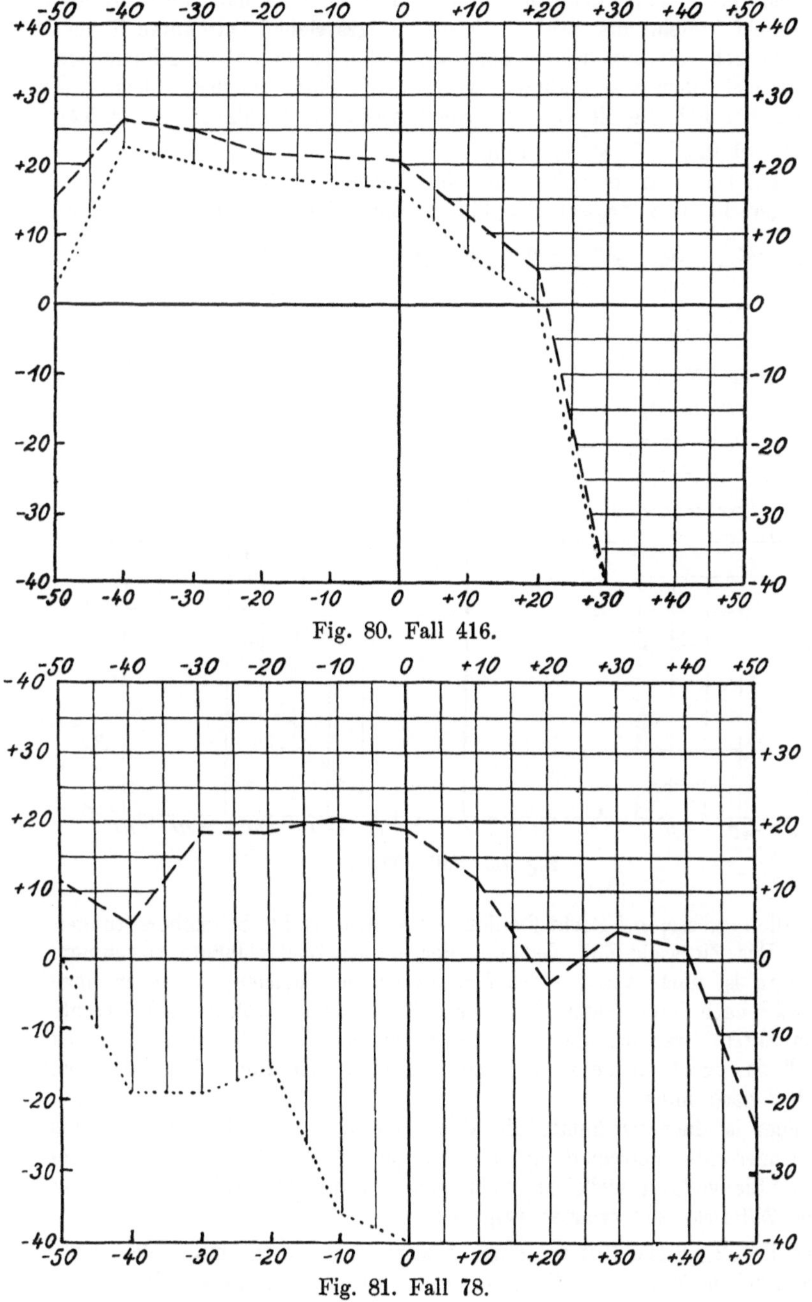

Fig. 80. Fall 416.

Fig. 81. Fall 78.

lehrt, dass er bei dieser Blickrichtung am wenigsten von Zittern belästigt wird. Das relative Zitterfeld ist sehr gross (Fig. 81).

Fall 882. Zittern rechts unklar, wahrscheinlich schräg von oben links nach unten rechts, links deutlich schräg, von oben links nach unten rechts. Das Zitterfeld besteht aus zwei durch ein ruhiges Gebiet getrennten Teilen. Das Zittern geht bis zur tiefsten Senkung herab, ist unten am schlimmsten und wird nach oben viel geringer. Das relative Zitterfeld liegt oben. Bei den Blickrichtungen, die Zittern hervorrufen, besteht auch Lidkrampf (Fig. 82).

Fall 99 (auch S. 85 erwähnt).

13. I. 1916. Zittern rechts entweder fehlend oder nur ganz spurweise, links wagerecht von grosser Amplitude. Ein feiner Lichtpunkt soll bei

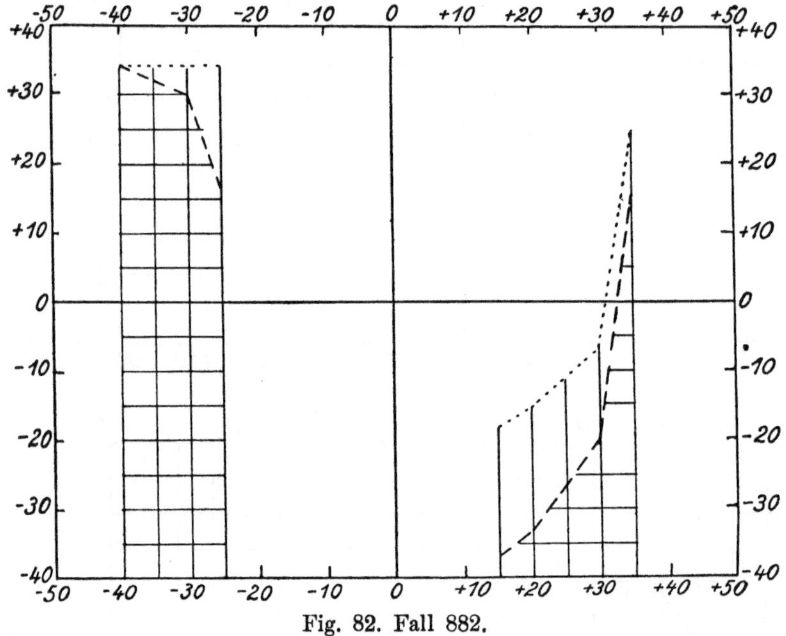

Fig. 82. Fall 882.

Linksfixation grosse, bei Rechtsfixation kleine wagerechte Scheinbewegungen machen. Das Zitterfeld fällt fast mit der linken Blickfeldhälfte zusammen. Das Zittern ist nach Aussage des Mannes am schlimmsten, wenn er horizontal 32° nach links blickt. Bei dieser Augenstellung soll auch das rechte Auge mitzittern, was ich aber nicht wahrnehmen kann. Bei Blick 50° nach links soll das rechte Auge nicht mehr zittern, später auch nicht mehr bei Blick 30° nach links.

Leider ist hier versäumt, die Grenzlinie des Blickfeldes nach rechts durch wagerechte Verschiebung der Lampe auf der Querteilung zu bestimmen. Sie verläuft vielleicht nicht genau senkrecht. Auch ist hier ein relatives Zitterfeld zu erwarten (Fig. 83).

Fall 862. Siehe Zittern ganz verworren, vermischt mit vielen senkrechten Rucken (siehe S. 64). Nur unten ist ein kleines Stückchen des

Blickfeldes bisweilen frei von Zittern, aber nur dann, wenn der Kranke zunächst bei tiefster Blicksenkung einen nahen Punkt fixiert (siehe den nächsten Abschnitt) und dann langsam die Augen auf den tiefsten Punkt der Tan-

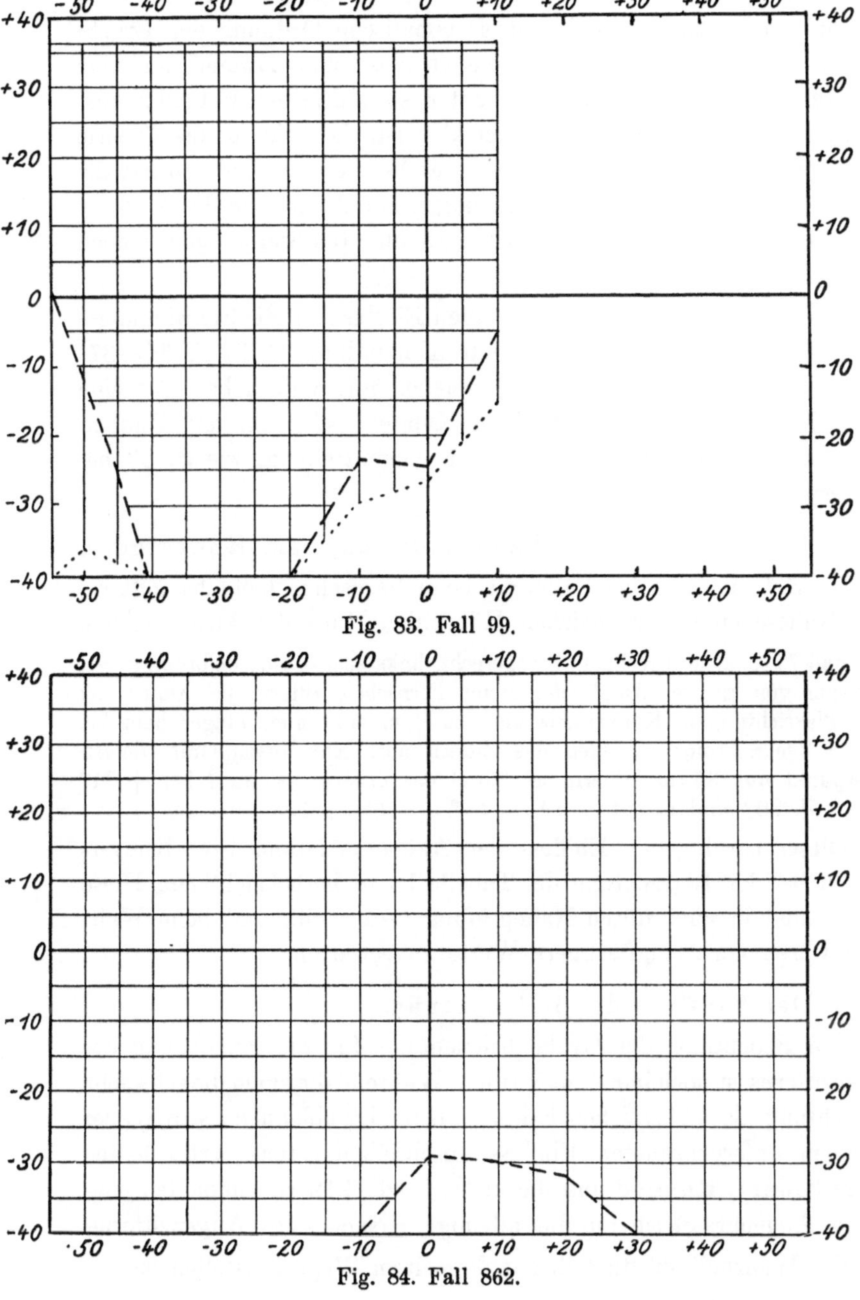

Fig. 83. Fall 99.

Fig. 84. Fall 862.

gentenskala richtet. Am Schluss der Untersuchung, als die nervösen Zentren durch längeres Bestehen des Zitterns ganz in Verwirrung versetzt sind, erfreut sich der Mann nicht einmal dieses kleinen Gebietes relativer Ruhe mehr.

Diese Untersuchungen stammen aus jüngster Zeit. Da mein Material noch klein ist, war eine systematische Ordnung der Ergebnisse noch nicht möglich. Sie verdienen aber ohne Zweifel, auf eine grössere Zahl von Augenzitterern unter sorgfältigster Methodik ausgedehnt zu werden, weil schon jetzt klar ist, dass sie für die Theorie der Augeninnervation von nicht geringer Wichtigkeit sind. So hat die Lage des Zitterfeldes sicher Beziehungen zur Amplitude des Zitterns und wahrscheinlich auch zur Zuckungsbahn. Ich werde später noch näher hierauf eingehen.

Weiter hat die Augenstellung einen Einfluss auf die Schwingungsrichtung, wozu ich in meiner ersten Abhandlung (169, S. 35—37) und auch oben eine Reihe von Beispielen mitgeteilt habe. Für eine abgeschlossene Darstellung ist dieses Kapitel noch nicht reif. Endlich ändert sich die Zuckungszahl mit der Augenstellung, wie S. 83 bereits erwähnt ist.

2. Der Einfluss der Akkommodation, bzw. Konvergenz.

Es gibt nicht wenige Fälle, die beim Fernsehen lebhaftes Zittern, beim Nahesehen in der gleichen Höhe aber Ruhe der Augen zeigen.

Fall 719. Zittern rechts fast wagerecht, links schräg ellipsenförmig gegen Uhrzeiger von grosser Amplitude. Beim Fernsehen zittern die Augen bei allen Blickrichtungen. Konvergenz auf den $^1/_2$ m entfernten Finger hebt bei gerader Blickrichtung bisweilen das Zittern auf. Am Messapparat, dessen Fixierpunkt nur 35 cm entfernt ist, fängt das Zittern erst an $\uparrow$ bei $+ 21^0$ $+ 21^0 + 20^0$ und endigt $\downarrow$ bei $+ 12^0 + 16^0 + 18^0$.

Dieser beruhigende Einfluss der Akkommodation, bzw. Konvergenz ist bei der Betrachtung der Tabelle 18 zu berücksichtigen. Diese Zahlen sind ja auch durch Naheprüfung festgestellt, und beim Weitsehen wären noch ungünstigere Werte zu erwarten.

3. Der Einfluss der Beleuchtung.

Die Bedeutung der Grubenbeleuchtung für die Entstehung des Augenzitterns ist noch immer umstritten. Während die einen die schwache Beleuchtung als ursächlichen Faktor vollständig ablehnen (Snell) oder ihr einen untergeordneten Einfluss zuschreiben (Dransart), halten andere (Court, Romiée und die in Oxford 1912 versammelten englischen Augenärzte) sie für die alleinige Ursache des Augenzitterns.

Die Wahrheit dürfte sich auf doppeltem Wege feststellen lassen:

a) durch Vergleich von Gruben mit verschiedener Beleuchtung (Court). Dieser Weg ist bei uns, wo überall die Wolfbenzinlampe benutzt wird, nicht gangbar.

b) durch den Versuch am Kranken.

Dransart (19, S. 12) gibt in seiner ersten Mitteilung 1877 an, dass sowohl Dunkelheit wie zu starkes Licht den Anfall auslösen. Manche hätten nur im Dunkeln Zittern. Andere würden davon befallen, wenn sie abends einen hellen Raum beträten oder aus der Grube ans Tageslicht kämen. Auch 1908 (107, S. 7) äussert er sich dahin, dass Dunkelheit und zu starkes Licht das Zittern verschlimmern.

Auffallend erscheint da, dass zwei entgegengesetzte Dinge, Hell und Dunkel, die gleiche Wirkung haben sollen. Betritt ein Bergmann, der im hellen Tageslicht, selbst bei starker Hebung der Augen frei von Zittern erscheint, das Dunkelzimmer, so findet man sehr häufig allerstärkstes Zittern. So angestellt ist der Versuch aber nicht eindeutig, weil dabei auch die körperliche Bewegung (siehe unten) mit hineinspielt. Die Wirkung der Beleuchtung muss bei ruhiger Haltung der Augen und des Körpers geprüft werden.

Versuche.

Fall 746. 31 Jahre alt. Lichtsinn 46000. $S = {}^4/_4\,E$. Zittern rechts Raddrehung, links wagerecht.

6. VIII. 1914. Im hellen Tageslicht 4 m vom Fenster bei geradem Blick kein Zittern. Es beginnt erst bei ziemlich starker Hebung.

$10^{\mathrm{h}}\,15'$ wird eine auf der Fensterbank in Augenhöhe stehende 16 kerzige Glühlampe entzündet und vom Kranken betrachtet. Kein Zittern. Dann wird die Rollade herabgelassen. Schon beim Verdunkeln beginnt das Zittern.

$10^{\mathrm{h}}\,17'$ kurze Ruhepause des Zitterns; aber bald beginnt es wieder und bleibt auch bei ziemlich tiefer Senkung.

$10^{\mathrm{h}}\,19'$ stehen die Augen bei geradem Blick still bis $10^{\mathrm{h}}\,25'$. Jetzt wird die Lampe ausgelöscht, wodurch das Zimmer so dunkel wird, dass man die Augen nicht beobachten kann. Der Kranke erklärt, dass die Augen sofort anfingen zu zittern.

$10^{\mathrm{h}}\,35'$ Lampe hell, noch lebhaftes Zittern bei geradem Blick.

$10^{\mathrm{h}}\,35'\,45''$ kurze Ruhepause, dann wieder Zittern.

$10^{\mathrm{h}}\,36'\,45''$. Augen dauernd ruhig.

Einige Minuten später wird die Rollade gehoben. Dabei soll nach Aussage des Kranken einige Sekunden lang Zittern aufgetreten sein, aber bemerken konnte ich es nicht.

15. VIII. 1914. Im Tageslicht Zittern bei stärkster Hebung.

$9^{\mathrm{h}}\,02'$. Rollade herab. Bei Betrachtung der Lampe in Augenhöhe zuerst Zittern: „Wenn ich die Augen zuschlage, hört es auf" (beruhigender Einfluss des Lidschlags! Siehe oben).

Bei $+ 15^0$ wieder Zittern.

$9^h\,08'$. Zittern zeitweise auch bei $+ 15^0$ fehlend.

$9^h\,09'$. Lampe aus. Zimmer nur ganz spärlich erhellt. Zittern bei geradem Blick.

$9^h\,12'$ noch Zittern. Jetzt Lampe an. Zittern lebhaft bei geradem Blick.

$9^h\,12'\,30''$. Ruhe bei geradem Blick, aber Zittern bei $+ 15^0$. Jetzt Rollade hoch. Sofort Ruhe auch bei $+ 15^0$.

19. VIII. 1914. Zwecks Lichtsinnprüfung 61 Minuten im Dunkeln. Er hat dabei Zittern. Sofort nachher besteht das Zittern im Tageslicht bei geradem Blick noch, aber nach $^1/_2$—$^3/_4$ Minute hört es auf, selbst bei starker Hebung.

Die Versuche an diesem Kranken lehren, dass bei ihm durch Herabsetzung der Beleuchtung von Tageslicht auf Lampenlicht sofort bei derselben Blickrichtung Zittern ausgelöst wird, dass aber nach 4 Minuten im 1. Versuch (Adaptation) Ruhe eintritt. Nach fast völliger Verdunklung wieder Zittern und wieder Beruhigung nach Ablauf von 4 Minuten (Adaptation). Rückkehr aus der Dunkelheit, wo Zittern bestand, zum Tageslicht hebt das Zittern auf.

Fall 552. 45 Jahre alt. Lichtsinn 5000. Zittern rechts schräg ellipsenförmig mit Uhrzeiger, links schräg.

29. VII. 1914. Kein Zittern im Tageslicht. 65 Minuten im Dunkeln zur Lichtsinnprüfung. Dabei war zuletzt Zittern aufgetreten. Bei der Rückkehr ans Tageslicht heftiges Zittern bei tiefer Senkung, das nach 3—4 Minuten aufhört.

Fall 744. 50 Jahre alt. Lichtsinn 103000. Zittern beiderseits schräg ellipsenförmig gegen Uhrzeiger.

7. VIII. 1914. Im Tageslicht bei geradem Blick kein Zittern. Es fängt an bei ungefähr $+ 40^0$ und bleibt danach auch bei tiefer Senkung.

$2^h\,48'$. Zimmer verdunkelt. Blick auf die Lampe. Ruhe der Augen.

$2^h\,51'$. Ruhe der Augen. Lampe aus.

$2^h\,52'\,30''$. Beginn des Zitterns, durch Betastung zu erkennen.

3^h. Heftiges Zittern, auch bei Blick auf den Boden.

$3^h\,03'$. Lampe hell. Heftiges Zittern.

$3^h\,05'$. Dasselbe. Rollade hoch.

$3^h\,07'$. Heftiges Zittern bei geradem Blick, wird durch tiefe Senkung des Blickes beruhigt.

$3^h\,08'\,30''$. Auch Ruhe bei geradem Blick.

11. IX. 1914. Im Tageslicht bei stärkster Hebung kein Zittern.

$9^h\,30'$. Zimmer verdunkelt. Blick auf die Lampe. Das Zittern fängt erst nach einigen Minuten an, wird ausserordentlich schlimm und bleibt auch bei tiefster Senkung.

Nach einiger Zeit Rollade hoch.

$3^1/_2$ Minuten später ist das Zittern noch nicht zu Ende, kann aber jetzt durch starke Rechtswendung des Blickes sofort beseitigt werden.

Das Zittern bricht hier also erst einige Zeit nach der Verdunklung aus. Einmal aufgetreten, ist es masslos schlimm, und jetzt ist die Einwirkung des Tageslichts für sich nicht fähig, es zu beruhigen.

Fall 752. 29 Jahre alt. Lichtsinn 1250. Zittern rechts unbestimmbar, links schräg ellipsenförmig mit Uhrzeiger. Es beginnt im Dunkeln bei der Lichtsinnprüfung und ist $1^{1}/_{2}$ Minuten nach der Rückkehr ins Tageslicht beendet bei geradem Blick.

Aus diesen Versuchen lässt sich folgern:

Die Dunkelheit übt auf das Augenzittern der Bergleute einen erregenden, das Licht einen beruhigenden Einfluss aus.

Damit stimmen die Klagen der Bergleute sehr gut überein. Fast ausnahmslos gaben sie an, dass Dunkelheit (Grube, Weg zur Grube, Keller) und die Dämmerung und selbst nebeliges Wetter ihr Zittern hervorruft oder verschlimmert. Einzelne fühlen sich allerdings auch durch das Sonnenlicht belästigt.

Wenn ihnen im Querschlag die Grubenlampen der Vordermänner oder der Übergang vom dunkeln in einen hellen Raum besonders unangenehm ist, so liegt das nicht an dem Licht an sich, sondern an den Scheinbewegungen, die im Dunkeln wegfallen.

Hier verdient eine Beobachtung Dransarts (141, S. 13) erwähnt zu werden. Er fand, dass die Erkrankungen an Augenzittern in den Monaten Dezember bis März viel häufiger sind als von Mai bis Juli.

Llewellyn (174, S. 37), der dies bestätigt, gibt unter Vereinigung seines Materials mit dem Dransarts folgende Statistik:

Januar—März	162 Fälle	=	31,1 $^{0}/_{0}$,
April—Juni	119 „	=	22,7 $^{0}/_{0}$,
Juli—September	87 „	=	16,6 $^{0}/_{0}$,
Oktober—Dezember	156 „	=	29,7 $^{0}/_{0}$.

Dransart erblickt in dieser Verschiedenheit keinen Einfluss der Jahreszeit als solcher, sondern glaubt, dass die im Winter häufiger auftretenden Allgemeinerkrankungen durch Schwächung des Körpers eher Augenzittern nach sich ziehen. Llewellyn dagegen führt die grössere Erkrankungsziffer im Winter auf die Abwesenheit des Sonnenlichts zurück. Dieser Erklärung schliesse ich mich an. Die Helligkeitsunterschiede der Jahreszeiten müssen nach obigen Versuchen geeignet sein, das Befinden der Augenzitternkranken in hohem Grade zu beeinflussen, und man kann hier gleich aus ihnen für die Behandlung des Augenzitterns die Folgerung ziehen, dass jede Anwendung dunkler

Schutzbrillen unzweckmässig, möglichst ausgiebige Einwirkung des Sonnenlichts für die Kranken aber heilsam ist.

Zu dieser mehr allgemeinen Einwirkung der Beleuchtung auf die Auslösung des Augenzitterns kommt dann noch der besondere Einfluss auf gewisse Eigenschaften, Zuckungsdauer und -ausschlag, der bereits beschrieben ist, hinzu.

In ungemein anschaulicher Weise lässt sich der Einfluss des Lichtes mittels der Registrierung nachweisen. Vgl. die Fig. 82—87.

Fall 841 bekommt im Dunkeln bei starker Blickhebung Zittern, das bis zu tiefer Senkung heruntergeht und hier nach Zuckungszahl und -ausschlag sehr gleichmässig ist (flache, stehende Ellipse gegen Uhrzeiger). Belichtung mittels einer 16 kerzigen Glühlampe ruft folgende Veränderungen hervor (Fig. 85 a—b):

1. Während bei schwachem Kerzenlicht die Kurve der Zeitlinie in einer Entfernung von etwa 13 mm ungefähr parallel geht, senkt sie sich nach Belichtung und nähert sich bis zur 64. Sekunde der Zeitlinie auf 5 mm. Das Auge steigt also um 2 mm.

2. Es verkleinert sich die Amplitude, und zwar bis zur 18. Sekunde kaum merklich, dann deutlicher und von der 26. Sekunde ganz beträchtlich.

3. Es steigt (sinkt) die Zuckungszahl (-dauer). Näheres zu 2. und 3. ergibt sich aus Tabelle 18.

Tabelle 19.

	Beleuchtung	Augen-zuckungen	pro Sek.	Zuckungs-dauer	Amplitude
0.— 5. Sek.	schwach. Kerzenlicht	25	5,0	0,2 Sek.	1,3 mm
8.—18. „	16 kerzige Glühlampe	51,5	5,15	0,194 „	
18.—28. „	„	54 + 2 kleine Lidschläge			
(26.—28.) „	„	12,47	6,23	0,164 „	0,3 „
28.—38. „	„	60 + 3 kleine Lidzuckung.			
38.—48. „	„	59,5 + 3 Lid-zuckungen			
(44.) „	„		6,17	0,162 „	0,2 „
66. (unter Mikroskop)			7	0,143 „	winzig

4. Während im Dunkeln ein Lidschlag höchst selten ist, treten nach Belichtung in der Kurve eine Reihe feinster Lidzuckungen, erkennbar an den scharfen Spitzen, auf. Das Zittern hört schliesslich mit einem grösseren Lidschlag auf. Nachdem das Zittern ganz zur Ruhe gekommen ist, tritt es nach Auslöschen der Lampe (—) nicht sofort wieder auf. Löscht man aber das Licht aus, bevor der Anfall beendet

Einfluss des Lichtes auf das Augenzittern.

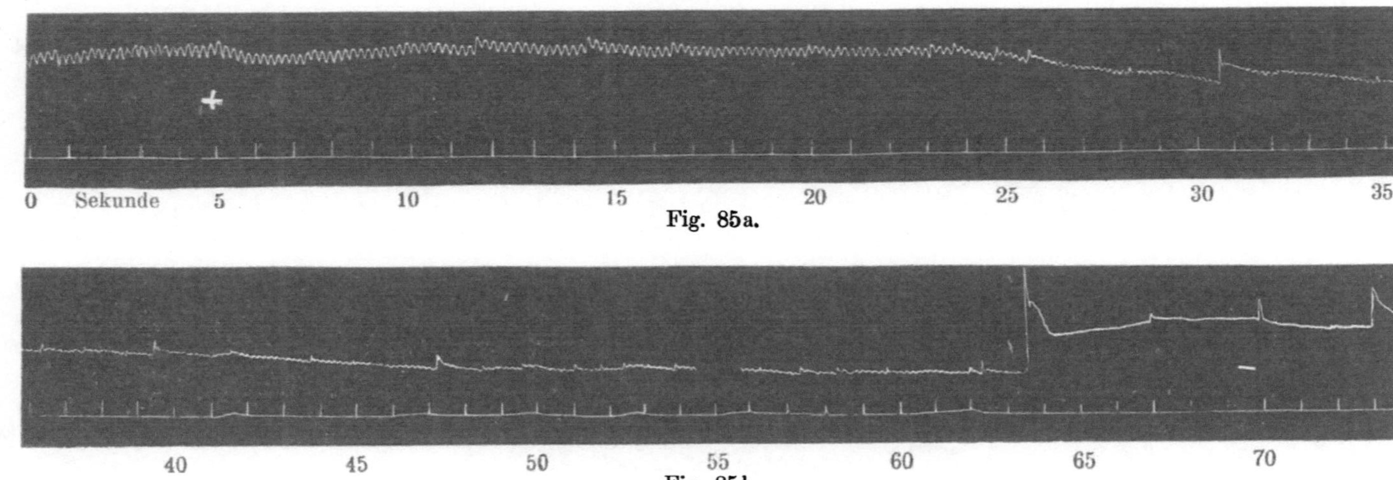

Fig. 85a.

Fig. 85b.

Fall 841. 23. X. 1915. R. A. Blick — 20°. Hebel 10 : 40 cm. 0—5 Sek. Zimmer dunkel bis auf schwaches indirektes Kerzenlicht: konstant 5 grosse Zuckungen in 1 Sek. Bei + 16 kerzige Glühlampe an: Zuckungen nehmen an Amplitude ab, an Zahl zu; 8.—18. Sek. je 5,15; von 26.—28. Sek. je 6,23, 66. Sek. (unter Mikroskop) 7 Zuckungen. — Glühlampe aus. Zittern fängt nicht sofort wieder an.

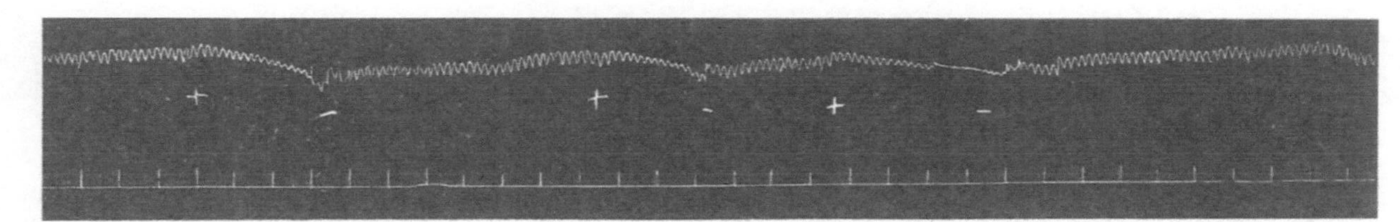

Fig. 86. Fall 841. 23. X. 1915. Bedingungen wie in Fig. 85; aber 50 kerzige Glühlampe. Das Zittern antwortet auf Belichtung (+) sofort mit Verkleinerung der Amplitude und Zuckungsdauer und Senkung der Kurve. Wird das Licht ausgeschaltet (—), bevor der Anfall zu Ende ist, so vollziehen sich die entgegengesetzten Veränderungen.

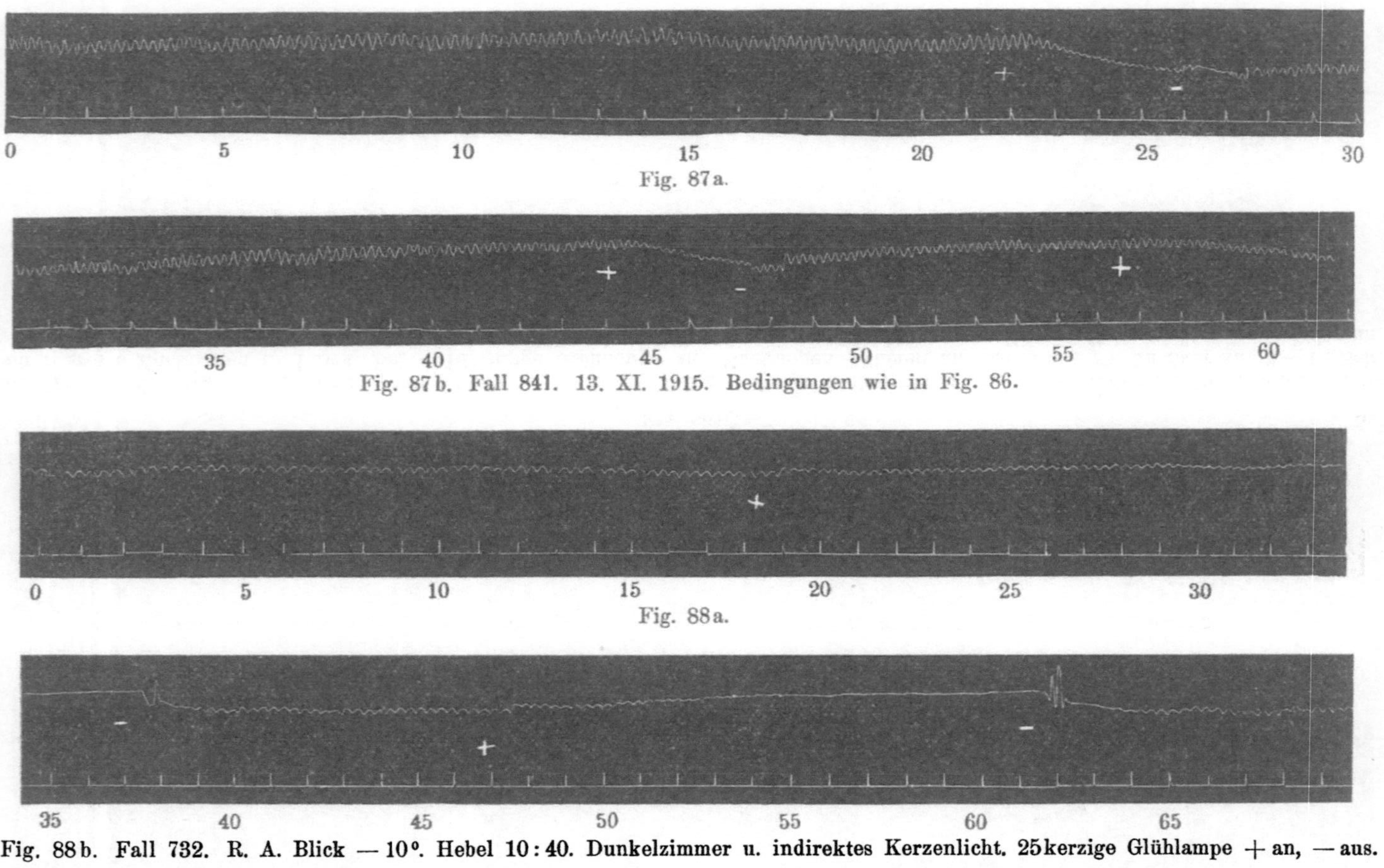

Fig. 87 a.

Fig. 87 b. Fall 841. 13. XI. 1915. Bedingungen wie in Fig. 86.

Fig. 88 a.

Fig. 88 b. Fall 732. R. A. Blick — 10°. Hebel 10 : 40. Dunkelzimmer u. indirektes Kerzenlicht. 25 kerzige Glühlampe + an, — aus.

ist, so schwillt das Zittern sofort wieder an, was in Fig. 86 3 $\times$ sehr schön zu sehen ist. Da hier eine stärkere Lampe verwandt ist, als in Fig. 85, nämlich 50 Kerzen, so gehen alle Veränderungen: Senkung der Kurve, Verkleinerung der Amplitude, Zunahme der Zuckungszahl, schneller vor sich als vorhin. Nach Verdunklung zeigt sich das Gegenteil, mit dem Unterschied, dass das Ansteigen der Kurve langsamer, die Rückkehr zur ursprünglichen Amplitude und Zuckungszahl aber ziemlich plötzlich vor sich geht. Die Kurve nimmt so eine Bogenform an. Fig. 87 ist eingefügt, um die Gleichmässigkeit des Zitterns bei schwachem Licht (0.—22. Sek.) zu zeigen, das sich mit Belichtung plötzlich ändert. Der Vergleich der beiden letzten unter gleichen Bedingungen aufgenommenen Kurven lehrt aber, dass die Reaktion des Zitterns auf Belichtung und Verdunklung keine mechanische ist.

Fall 732. Fig. 88 a—b. Das Zittern ist gewölbeförmig, im Dunkeln von fast vollkommener Regelmässigkeit. Nach Belichtung in der 19. Sek. klingt es ganz allmählich ab und ist in der 38. Sek. nur unter der Lupe noch wahrzunehmen.

1.—11. Sek.	34,3 Zuckungen	à 3,43
19.—29. „	$<$ 36,5 „	„ 3,65
29.—37. (8) Sek.	$>$ 29 „	„ 3,62.

Licht aus in der 37. Sekunde, kleiner Lidschlag. Das Zittern beginnt nach kurzer Pause wieder und ist nach 2—3 kleinen Zuckungen wieder auf der Höhe.

39.—46. (7) Sek.	$24^1/_3$ Zuckungen	à 3,49.

Licht an in 47. Sek. Zittern sofort wieder kleiner bis zum völligen Verschwinden.

48.—59. (11) Sek.	41,33 Zuckungen	à 3,76.

Licht aus in 62. Sek. 3 kleine Lidschläge und kurze Pause. Dann fängt das Zittern mit 3 kleinen Zuckungen wieder an.

Bei der nächten Kurve desselben Falles betrug die Zuckungszahl in den der Belichtung folgenden ersten 10 Sekunden je 3,65, in der 23.—26. Sek. je 3,88 Zuckungen bei ganz winzigem, nur unter der Lupe wahrnehmbarem Ausschlag. Bei diesem Fall beobachtete ich also folgende Spannung:

3,41 vollausgebildete Zuckungen im Dunkeln pro Sek. (= 204,6 in 1 Min.)
3,88 versiegende Zuckungen im Hellen pro Sek. (= 232,8 in 1 Min.)

Fall 584. Von ihm ist eine Doppelkurve (R. A. unten, L. A. oben) in Fig. 89 abgebildet, die drei Anfälle von Augenzittern enthält. Sie wurde aufgenommen im Dunkelzimmer bei einer Kerze, deren Licht die Augen der Kranken nicht unmittelbar traf. Das Zittern zeigt sich bei dieser schwachen Beleuchtung auch bei tiefer Senkung. Die Augen blicken auf — 20° (unter der Horizontalen) an der Skala auf $1^1/_2$ m. Wird nun in der 3. Sekunde eine 16kerzige Glühlampe entzündet (+), so hört das Zittern, schnell an Amplitude abnehmend, in der 7.—8. Sekunde auf, beginnt etwa 3 Sekunden nach Auslöschen des Lichtes (—) wieder unter zunehmender Amplitude und verschwindet gleichfalls nach Einschaltung des Lichtes (19. Sekunde) alsbald wieder (21. Sekunde) usw. Die Kurve ist eine Seltenheit in ihrer Art, indem, besonders deutlich in der unteren Kurve, die gewöhnliche Wellenform durch einen Sattel ersetzt ist. Ich habe diese Form nur noch einigemal z. B. bei Fall 373 (Fig. 25 u. 26) beobachtet, und interessant ist, dass beide in der Zuckungszahl übereinstimmen (186 × in 1 Min.). Hier wie dort beruht der abweichende Kurventypus auf der Kombination mehrerer Innervationsreize. Fig. 89 zeigt somit in übersichtlicher Weise den beruhigenden Einfluss des Lichtes und den erregenden der Dunkelheit, der sich an beiden Augen ganz gleichmässig und gleichzeitig äussert.

4. **Der Einfluss der Deutlichkeit des zentralen Sehens.**

Fall 723 (siehe auch S. 80). 43 Jahre alt.

Sehschärfe rechts $= {}^4/_5$, links $= {}^4/_4$ *E*. Zittern beiderseits diagonal nach oben rechts.

20. VI. 1914. Sitzt in aufrechter Haltung dem Fenster gegenüber und hat kein Zittern bei geradem Blick. Nach Vorsetzen von + 20 Di. vor beide Augen im Brillengestell tritt sofort bei unveränderter Augenstellung Zittern auf. Wird ein Glas, gleichgültig ob rechts oder links, weggenommen, so hört es gleich auf, um unmittelbar nach Einsetzen des Glases wieder zu beginnen.

Rechts + 20 Di., links mattes Glas: immer Zittern.

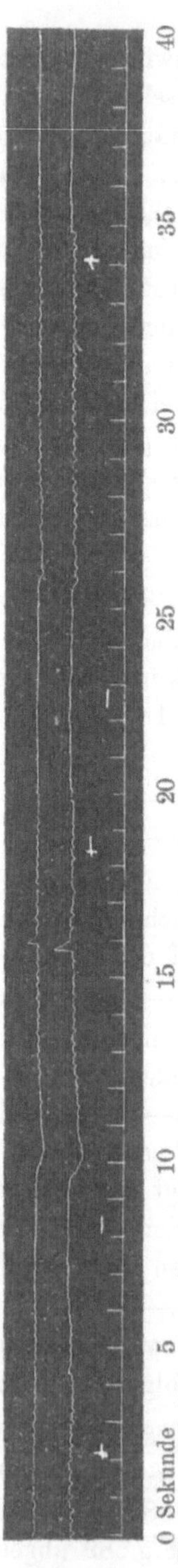

Fig. 89. Fall 584. Doppelkurve. R. senkrecht, L. schräg ellipsenförmig gegen Uhrzeiger, beiderseits verbunden mit anderer Innervation. Blick —20°. Bei Glühlampe im Dunkelzimmer 186 × in 1 Min.

Rechts $+ 20$ Di., links rauchgraues durchsichtiges Glas: kein Zittern.

„ $+ 20$ „ , „ $+ 20$ Di. und rauchgraues Glas: Zittern von ungefähr 10 Minuten Dauer. Dann verschwindet es von selbst. Nach Wegnahme beider Gläser vom linken Auge besteht weiter Ruhe, die sofort wieder in Zittern übergeht, nachdem $+ 20$ Di. wieder aufgesetzt ist. Nach einiger Zeit wieder Ruhe.

Aus diesem Versuch geht hervor, dass eine starke plötzliche Verschlechterung des zentralen Sehens bei diesem über normale Sehschärfe verfügenden Mann sofort einen Anfall von Augenzittern hervorruft, der nach einiger Zeit von selbst aufhört. Als ich später den Versuch mit schwächeren Gläsern wiederholen wollte, konnte ich mit keinem Glas das Zittern zur Entwicklung bringen, ein Beweis, welch feinen Stimmungen das „Nystagmuszentrum" unterworfen ist.

Mit Rücksicht auf diese und ähnliche Beobachtungen habe ich es früher (S. 13) zweifelhaft gelassen, ob hohe Ametropiegrade eine Disposition zum Augenzittern schaffen. Ohne weiteres lässt sich das nicht aus ihnen folgern, weil es sich ja um einen plötzlichen Wechsel zwischen deutlichem und sehr undeutlichem Sehen handelt, der bei hohen Refraktionsfehlern nicht in Frage kommt, und dessen erregende Wirkung in bezug auf das Augenzittern ja auch vorübergehend ist. Immerhin könnte man vielleicht daraus schliessen, dass es zweckmässig ist, Refraktionsfehler der Augenzitterer auszugleichen.

5. Der Einfluss der Bewegung und Haltung des Körpers.

Viele Bergleute geben an, dass ihr Augenzittern bei ruhiger Haltung fehlt oder ganz gering ist, durch körperliche Bewegungen, z. B. Bücken, schnelles Laufen, Niessen, Radfahren, dagegen ausgelöst oder wesentlich verschlimmert wird. Diese Klage wird durch die tägliche Erfahrung bestätigt. Es ist allen Forschern wohl bekannt, dass man bei Bergleuten, die bei ruhiger aufrechter Haltung weder im Tageslicht, noch im Dunkeln Zittern darbieten, noch oft einen Anfall hervorrufen kann, wenn man sie schnelle körperliche Bewegungen ausführen lässt. Die Kunstgriffe, die zu diesem Zweck bisher angewandt wurden, sind. Umdrehen und Bücken [Graefe (9), S. 233], Drehungen des Kopfes, Bewegungen des ganzen Körpers, schnelles Bücken und Wiederaufrichten [Dransart (19), S. 7], starke Senkung des Schädels in bückender Haltung, rasches Hin- und Herlaufen oder Schüttelbewegungen des Kopfes [Nieden (79), S. 21], schnelles Drehen um die senkrechte Achse [Reid (97), S. 369]. Auch Stassen und Benoit (136, S. 12) bedienen sich der Drehprobe, die Llewellyn (174, S. 102) verwirft, weil sie nach Bárány beim normalen Menschen Nystagmus erzeugt.

Abgesehen von Benoit und Stassen, die das Augenzittern der Bergleute mit dem Labyrinth in Verbindung bringen, nehmen die Autoren keine Stellung zu der Frage, welcher nervöse Mechanismus durch die Erschütterung des Körpers in Tätigkeit versetzt wird. Zur Klarstellung wird es nötig sein, die Versuche möglichst einfach zu gestalten und auf das ausgelöste Augenzittern den oben angeführten Galileischen Grundsatz anzuwenden. Man kann, was am einfachsten ist, die Ausdehnung des Augenzitterns über das Blickfeld, ferner die Dauer des Anfalls, die Amplitude und die Zuckungsbahn beobachten.

Das mir vorliegende reiche Material will ich nach den Hauptmerkmalen der Fälle nach drei Gesichtspunkten ordnen.

1. Die Bedeutung körperlicher Erschütterungen.

Fall 273. 56 Jahre alt. 169,7 cm. Lichtsinn 12700. 32 Jahre in der Grube. „In der Grube sieht er so schlecht, dass er sich fürchtet, umgelaufen oder umgefahren zu werden. Auch übertage, besonders abends, ist er ganz unsicher." 1910 habe ich bei ihm schon starkes Augenzittern beobachtet.

26. II. 1914. Geringes Zittern.

27. II. Massloses Zittern bei starker Senkung; im Dunkeln bei Aufwärtsbewegung der Augen ($\uparrow$) beginnend bei — 25°, bei Abwärtsbewegung ($\downarrow$) aufhörend bei — 44°. Amplitude sehr gross; Zuckungsbahn unklar, fortwährend sich ändernd, in der Hauptsache kreisförmig gegen den Uhrzeiger. Sehschärfe während des Zitterns R. und L. $=$ Fingerzählen: 3 m.

$9^{\mathrm{h}} 35'$. 0,5 Aleudrin.

$9^{\mathrm{h}} 55'$. Bei geradem und etwas gehobenem Blick kein Zittern. Als jetzt eine Sehprüfung gemacht werden soll, fängt es wieder an. 0,25 Aleudrin. Bald darauf $S = {}^4/_5$ binokular. Schliessung eines Auges löst einen neuen Anfall aus.

$10^{\mathrm{h}} 18'$. Bei geradem Blick R. und L. $= {}^4/_4$. Erst bei mittlerer Hebung geringes Zittern. Im Dunkeln bald sehr heftiges Zittern, auch bei stark gesenktem Blick. Im Tageslicht darauf wieder Ruhe bei geradem Blick.

$10^{\mathrm{h}} 50'$. Starkes Zittern bei gesenktem Blick im Tageslicht. (Aleudrinwirkung vorüber.)

28. II. $9^{\mathrm{h}} 40'$. Bei geradem Blick Ruhe, bei gehobenem heftiges Zittern, das dann auch bei Senkung bleibt. 0,5 Adalin.

$10^{\mathrm{h}} 35'$. Zittern fängt erst bei starker Hebung an. 0,25 Adalin.

$11^{\mathrm{h}} 20'$. Zittern nur bei starker Hebung.

3. III. Geringes Zittern im Dunkeln bei erhobenen Augen. Zwecks Lichtsinnprüfung 75 Min. im Dunkeln. Zuletzt wurde das Zittern heftig, desgleichen im Tageslicht.

5. III. Bei erhobenem Blick im Tageslicht kein Zittern, im Dunkeln geringes Zittern.

Versuche auf dem Drehstuhl:

<pre>
    1 × rechts herum (360°) kein Zittern der Bergleute,
    1 × links   „   „   lebhaftes „   „   „   ,
    1 × rechts   „   „   kein   „   „   „   ,
</pre>

1 ⨯ links herum (360⁰) kein Zittern der Bergleute,

1 ⨯ rechts „ „ „ „ „ „ ,

1 ⨯ links „ „ heftiges „ „ „ ,

das nach 4 Min. auch bei mittlerer Senkung des Blickes noch fortdauert und mit Lidkrampf verbunden ist.

9. III. Im Dunkeln kein Zittern bei starker Hebung; gestern morgens und nachmittags je 2 Glas Bier. Drehung auf dem Drehstuhl 1 ⨯ 2 ⨯ 3 ⨯ rechts und links herum ergibt vestibulären Rucknystagmus, aber kein Zittern der Bergleute.

10. III. Der Mann erzählt, dass seine Augen gestern bis 5 Uhr nachmittags ruhig waren. Heute morgen

$10^h 00'$ Zittern, beginnend bei erhobenem und aufhörend bei gesenktem Blick.

16. III. Gestern Bier getrunken.

$2^h 00'$. Kein Zittern im Dunkeln, Drehprobe 1 ⨯, 2 ⨯ rechts herum kein Zittern, 1 ⨯ links herum nichts, 2 ⨯ links herum heftiges Zittern der Bergleute, auch bei tiefer Senkung.

18. III. $2^h 50'$. Zittern im Tageslicht bei Senkung.

21. III. Dasselbe.

$3^h 05'$. 0,25 Adalin.

$3^h 40'$. Zittern besser, nur bei erhobenem Blick. 0,25 Adalin.

$4^h 45'$. Kein Zittern bei starker Hebung. 2 ⨯ Rechtsdrehung kein Zittern, 2 ⨯ Linksdrehung noch Zittern. Der Kranke nimmt jetzt regelmässig 2 ⨯ täglich 0,25 Adalin.

2. IV. Messung des Augenzitterns, an dem S. 76 beschriebenen Apparat. Beleuchtung nicht konstant (Tageslicht).

In aufrechter Haltung Zittern ↑ + 35⁰ + 35⁰ + 33⁰ ↓ — 38⁰ — 27⁰ — 24⁰.

„ rechter Seitenlage „ ↑ + 27⁰ + 27⁰ + 27⁰ ↓ — 36⁰ — 35⁰ — 31⁰.

„ Bauchlage „ ↑ — 22⁰ — 25⁰ — 18⁰ ↓ — 40⁰ — 40⁰ — 35⁰.

„ linker Seitenlage „ ↑ — 11⁰ 0⁰ — 18⁰ ↓ — 42⁰ — 32⁰ — 35⁰.

Das Zittern beginnt überall mit ganz kleinen Zuckungen, wird aber sehr schnell heftig.

$10^h 10'$. 0,25 Adalin.

$11^h 15'$. Zittern fast weg. 0,25 Adalin.

$12^h 00'$. In aufrechter Haltung kein Zittern.

In Rückenlage Zittern gering ↑ + 32⁰ ↓ + 32⁰.

„ rechter Seitenlage Zittern ↑ + 32⁰ + 35⁰ ↓ + 25⁰.

„ Bauchlage „ ↑ + 35⁰ + 30⁰ + 6⁰ ↓ — 28⁰ — 24⁰ — 20⁰.

„ linker Seitenlage „ ↑ + 28⁰ + 15⁰ + 15⁰ ↓ — 35⁰ — 35⁰ — 30⁰.

„ aufrechter Haltung „ ↑ + 30⁰ + 44⁰ + 45⁰ ↓ — 15⁰ + 16⁰ + 40⁰.

4. VI. Zittern bei gerader Körperhaltung nur bei stark nach oben links gerichtetem Blick. Drehversuche:

5 ⨯ rechts herum kein Zittern der Bergleute, nur Nystagmus vestibularis.

5 ⨯ links herum Zittern der Bergleute, 12 Sekunden.

5 ⨯ rechts herum kein Zittern der Bergleute.

10 ⨯ links herum heftiges Zittern der Bergleute, 70 Sekunden lang mit Lidschlägen.

10 ⨯ rechts herum Zittern der Bergleute mit Lidschlägen, 15 Sek. lang.

20. VI. Versuche mit kalorischer und galvanischer Reizung negativ. Drehversuche: Brille $+ 20\,D$ auf beiden Augen.

5 ✕ links herum heftiges Zittern bei wenig erhobenem Blick, ist nach 5 Min. noch ebenso heftig und wird durch Blick nach unten (auf Befehl) beendigt.

5 ✕ rechts herum kein Zittern der Bergleute.

5 ✕ „ „ „ „ „ „ .

5 ✕ links „ heftiges „ „ „ , nach 5 Min. noch bestehend.

Während dieses Anfalls 5 ✕ Rechtsdrehung. Danach zuerst heftiges Zittern der Bergleute, aber nach 40 Sek. Ruhe (alles bei etwas erhobenem Blick mit Brille $+ 20\,D$). Bei Linksdrehung hat er etwas Schwindel.

Bei Anoden- und Kathodenreizung vor und hinter dem linken Ohr ist eine Beeinflussung des Augenzitterns nicht erkennbar.

3. VII. Kurvenaufnahme.

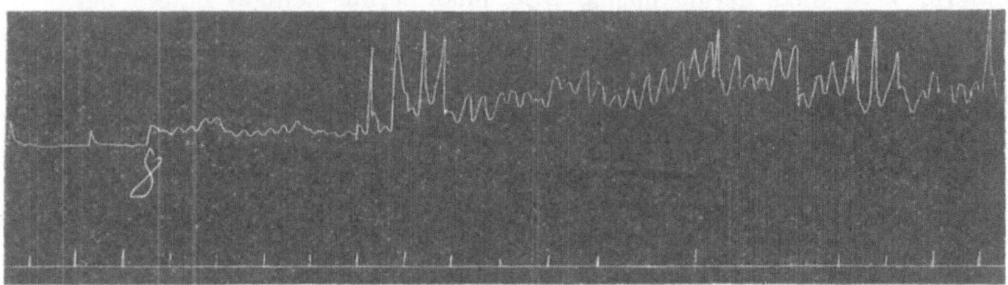

Fig. 90. Fall 273.

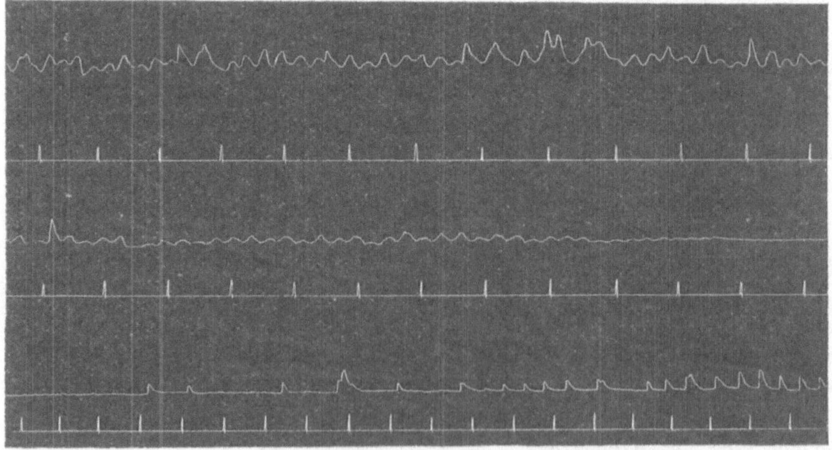

Fig. 91. Fall 273.

In Fig. 90 ist zu Anfang (Blick nach oben links) das Zittern ganz gering (Amplitude $= 0{,}05$ mm) und mit kleinen Lidschlägen vermischt. Später bei 8 (Blick geradeaus) wird die Amplitude viel grösser (0,5 bis 0,65 mm). Zahl 210 ✕ in der Min., ungefähr 6 Sek. später (Blick gesenkt) gehört die Amplitude zu den grössten, überhaupt beobachteten. Doch schwankt sie häufig (1,5 — 2,3 — 3,0 — 3,6 mm). Dazwischen einige Lidschläge, erkennbar an den scharfen Spitzen.

23. VII. Kurve bei verschiedener Blickrichtung (Fig. 91). Die unterste (bei Blick nach oben links) zeigt ganz geringes, wellenförmiges Zittern mit kleinen Lidschlägen. Die mittlere Kurve (bei geradem Blick) ergibt viel grössere Amplitude, zuerst 0,8 mm, allmählich kleiner werdend und schliesslich aufhörend. Zahl: 223 ✕ in der Min. In der oberen Kurve (bei gesenktem Blick) ist die Amplitude zum Teil sehr gross, wechselnd. Zahl: 220 ✕ in der Min. Auch dieser Fall gehört zu der Klasse der bereits früher erwähnten, deren Augenzittern bei gesenktem Blick viel schlimmer ist, als bei erhobenem.

Bei scharfer Betrachtung der mittleren Kurve sieht man auf den Augenzitternzuckungen noch kleine Wellen, die auch nach Aufhören des Augenzitterns noch wahrnehmbar sind. Ihre Amplitude ist ganz winzig, ungefähr 0,05 mm; ihre Zahl sehr gross, an mehreren Stellen 20,5 Zuckungen in 1 Sek., also über 1200 in der Min., eine Zuckungszahl, die alles weit hinter sich lässt, was ich bisher beobachtet habe. Es muss sich hier um körper-

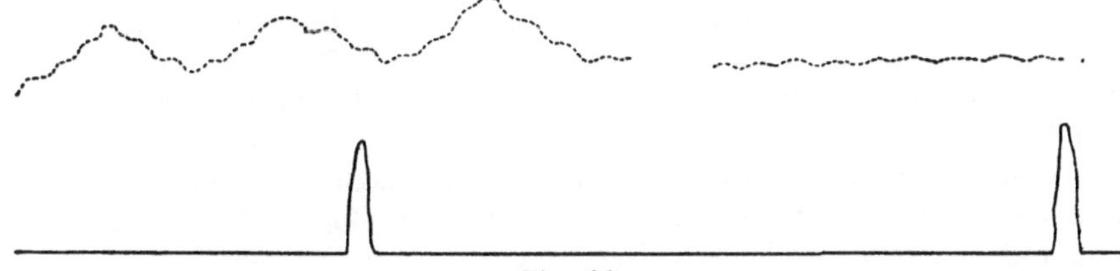

Fig. 92.

liches Zittern handeln, dessen Charakter unter dem Mikroskop durchaus wellenförmig erscheint. Fig. 92 versucht, 2 Stücke aus dieser Kurve bei 10 facher Vergrösserung wiederzugeben. Die ersten drei grossen Zuckungen rühren vom Augenzittern her, worauf das körperliche aufgepfropft ist. Das Endstück wird nur durch körperliches Zittern gebildet. Am 3. VII. hatte der Augenhebel auch bereits ein sehr kleinschlägiges Zittern von schwankender Amplitude (0,5 — 0,1 — 0,2 mm) im Halbdunkeln aufgezeichnet. Die Zahl betrug aber nur 420 in der Min. Auch da muss es sich um körperliches Zittern handeln. Die beteiligten Muskelgruppen sind nicht festgestellt.

11. VIII. Kein Zittern im Dunkeln bei starker Hebung.

14. VIII. Arbeitsfähig. Oktober 1914 gestorben.

Dieser Kranke ist einer der schlimmsten Fälle, die ich beobachtet habe, lehrreich durch sein sprunghaftes Verhalten, das vielleicht Folge des Alkoholgenusses war, durch den Einfluss von Körperlage und -drehung, die günstige Wirkung von Aleudrin und Adalin und die Verbindung mit überaus schnellem Körperzittern. Hervorzuheben ist die bis jetzt noch nicht mitgeteilte Erscheinung, dass das Augenzittern der Bergleute sich bei Rechts- und Linksdrehung verschieden verhält. Es lässt sich durch Rechtsdrehung entweder gar nicht oder nur für wenige Sekunden hervorrufen, während es sich durch Linksdrehung fast immer erzeugen lässt und minutenlang andauert. Das durch Drehung hervorgerufene Augenzittern stimmt mit dem bei ruhiger Haltung allein durch Blick nach oben erzeugten Augenzittern durchaus überein, ist daher echtes Augenzittern der Bergleute, aber besonders grobschlägig, ganz verschieden von Nystagmus vestibularis, mit dem es nach der Drehung kombiniert sein kann.

Von den 5 Hauptlagen wirken Bauch- und Seitenlagen am ungünstigsten auf das Augenzittern.

Fall 552. 48 Jahre alt, seit 1896 in der Grube, seit 1906 an Augenzittern leidend, 170 cm. Lichtsinn 5000. R. $= {}^4/_5 + 0,5\,D$, L. $= {}^4/_5\,E$.
22. VI. 1914. Das Zittern schwankt, manchmal ganz gering, manchmal heftig, durch Blick nach oben links am leichtesten auszulösen; rechts schräg nach oben links, manchmal mit Rotation mit dem Uhrzeiger, etwas unregelmässig, links schräg nach oben links, regelmässig. Daneben besteht auch Rucknystagmus, schnelle Phase nach oben links. Drehversuche bei geradem Blick:

5 ✕ rechts herum: vestibulärer, horizontaler Nachnystagmus, 15 Sek. lang.

5 ✕ links herum: heftiges Augenzittern der Bergleute, 24 Sek. lang.

5 ✕ rechts herum: vestibulärer Nachnystagmus, 15 Sek. lang.

5 ✕ links herum: nur vestibuläres Zittern von kurzer Dauer.

24. VI. 5 ✕ rechts herum: vestibuläres Zittern von kurzer Dauer.

5 ✕ links herum: Augenzittern der Bergleute bei geradem Blick, 88 Sek. lang.

2. VII. Kurvenaufnahme, wellenförmig, Zuckungszahl 240 ✕ in der Min.

8. VII. Dunkelzimmer, Lampe seitlich vom Kopf, in relativ gleicher Stellung bei Lagewechsel des Körpers.

1. In aufrechter Haltung. Das Zittern hört zunächst erst bei ziemlich tiefer Senkung der Augen auf, die allmählich von unten aus etwas über die Horizontale erhoben werden können, ohne zu zittern.

2. In Rückenlage. Zittern bei mittlerer Senkung. Nach einer Weile können die Augen etwas über die Horizontale gehoben werden, ohne zu zittern.

3. In linker Seitenlage. Zittern bei mittlerer Senkung, wird im weiteren Verlauf nicht besser.

4. In Bauchlage. Dasselbe.

5. In rechter Seitenlage. Zittern bei mittlerer Senkung; allmählich Ruhe bis zur Horizontalen.

6. In aufrechter Haltung am Messapparat im Dunkeln Zittern ↑ + 21⁰ + 22⁰ + 28⁰ ↓ — 27⁰ — 27⁰ — 21⁰.

18. VII. Im Tageslicht bei geradem Blick kein Zittern. Drehversuche mit Brille $+\,20\,D$ beiderseits:

10 ✕ rechts herum: vestibuläres Zittern, 15 Sek. lang.

10 × links herum: Zittern der Bergleute lebhaft, nach 2 Min. noch nicht zu Ende, durch Abnahme des linken Glases sofort beruhigt.

5 × links herum: lebhaftes Zittern der Bergleute mit $+ 20 D$, nach 35 Sek. abgelaufen.

5 × rechts herum: vestibuläres Zittern, einige Sekunden lang.

Der Mann bezeichnet sich als Linkshänder. Er hat lebhaftes, aber schwankendes Zittern und stimmt mit dem vorhergehenden darin überein, dass der Anfall am leichtesten durch Blick nach oben links für sich allein und durch Linksdrehung bei geradem Blick hervorgerufen werden kann, während Rechtsdrehung nur vestibulären Nachnystagmus zur Folge hat. Bemerkenswert ist, dass Herabsetzung der zentralen Sehschärfe durch ein sehr starkes Konvexglas den durch Drehung ausgelösten Anfall des Augenzitterns der Bergleute verlängert.

Fall 676. 47 Jahre alt, seit 1883 in der Grube, seit 8—9 Jahren an Augenzittern leidend. Lichtsinn 31 400. 172 cm.

3. XI. 1913. Im Tageslicht bei etwas hintenübergelegtem Kopf wenig oder kein Zittern bei starker Blickhebung. Bei vorübergebeugtem Kopf dagegen heftiges Zittern, auch bei starker Blicksenkung. Im Dunkeln Zittern bei geradem Blick, von sehr grosser Amplitude, beiderseits schräg nach oben links mit Rotation gegen den Uhrzeiger, anfallsweise. Die Augeninnervation ist sehr labil, indem geringe Kopfbewegungen Augenzittern hervorbringen können.

Das Zittern ist durch Aleudrin und Adalin zeitweise völlig zu unterdrücken.

Vom 19. XII. an bekommt er regelmässig 2 × täglich 0,25 Adalin. Danach wird die Innervation der Augen allmählich stabiler. Sie reagieren nicht mehr so leicht auf körperliche Bewegungen mit einem Anfall von Zittern.

21. I.* 1914. Bei aufrechter Haltung, in Rückenlage und Bauchlage nur geringes Zittern bei starker Hebung, in rechter und linker Seitenlage dagegen heftiges Zittern bei geradem Blick.

29. I. Langsame Kopfbewegung zieht kein Zittern nach sich. Schnelle Änderung der Kopflage bewirkt einen heftigen, aber kurzen Anfall, dessen Dauer an der Zahl der Zuckungen gemessen wird. Jedesmal 4 Versuche: Einmal. Kopfbewegung von geradeaus nach unten 13, 11, 5, 14 Zuckungen.

”	”	”	unten nach geradeaus 11, 6, 8, 9			”	.
”	”	”	geradeaus nach hinten 13, 16, 8, 14			”	.
”	”	”	”	” links 7, 9, 7		”	.
”	”	”	”	” rechts 13, 12, 12, 13		”	.

2. III. Dreht er sich im Stehen 1 × rechts herum, so entsteht heftiges Zittern der Bergleute, 4 Sek. lang.

Einmalige Linksdrehung ruft entweder kein Zittern der Bergleute oder viel geringeres hervor.

Bei manchen Fällen ist das Gleichgewicht der Augenmuskelinnervation so empfindlich, dass geringe körperliche Bewegungen genügen, um es in Unordnung zu bringen.

Fall 734. 32 Jahre alt. 154 cm. Lichtsinn 50000. Seit 16 Jahren in der Grube; seit 2 Jahren Augenzittern. 2 Glas Bier täglich, manchmal auch Schnaps. 4—8 Zigaretten in der Woche. $R. = {}^4/_4 E$; $L. = {}^4/_7 + 0,5 D$.

26. V. 1914. Lebhaftes Zittern im Tageslicht auch bei gesenktem Blick. Im Dunkeln wechseln bei gleicher Augenstellung relativ langsame Raddrehung mit grossem, schnellem, wagerechtem Zittern ab.

$2^h 50'$. Aleudrin.

$4^h 00'$. Im Tageslicht ist das Zittern geringer, mehr Raddrehung als wagerecht. Nach Betreten des Dunkelzimmers zeigt sich zuerst nur wagerechtes Zittern; später längere Zeit Raddrehung. Dann Ruhe bei etwas erhobenem Blick.

29. V. Kurve wellenförmig

bei erhobenem Blick Raddrehung $222 \times$ in der Min.,

 „ geradem   „   wagerechtes Zittern $300 \times$ „   „   „   ·

6. VI. Bei geradem Blick meistens wagerechtes Zittern, selten Raddrehung. Es scheint mir, dass kräftiger, willkürlicher Lidschlag immer für kurze Zeit das wagerechte Zittern in Raddrehung verwandelt.

9. VII. Im Dunkelzimmer bei gleichbleibender seitlicher Beleuchtung:

1. Aufrechte Haltung: Bis zu tiefer Senkung des Blickes abwechselnd Raddrehung und wagerechtes Zittern. Sehr bald Beruhigung, so dass die Augen ziemlich hoch gehoben werden können, ohne zu zittern. Dann wieder heftiger Anfall.

2. Rückenlage: Bei starker Hebung ganz geringes Zittern.

3. Rechte Seitenlage: Heftiges Zittern bei tiefer Senkung. Beide Arten kommen vor. Allmählich ruhiger. Am Schluss neuer Anfall bei tiefer Senkung.

4. Rückenlage: Kein Zittern.

5. Linke Seitenlage: Heftiges Zittern bei mässiger Senkung. Nur Raddrehung beobachtet.

6. Bauchlage: Heftiges Zittern, das erst bei starker Senkung verschwindet. Bei starker Hebung geringe Raddrehung; bei geradem Blick schlimmes wagerechtes Zittern.

7. Rückenlage: Jetzt Zittern bei geringer Senkung, das aber nach einigen Sekunden aufhört.

19. VIII. Drehversuche auf dem Drehstuhl:

a) Gerade aufrechte Haltung:

$5 \times$ rechts herum: kurzer vestibulärer Nystagmus.

$5 \times$ links herum: kein Zittern.

b) Gesicht nach oben, so dass die Ohraugenlinie einen nach vorn offenen $\sphericalangle$ von 45^0 mit der Horizontalen bildet:

5 ✕ rechts herum: Raddrehung für einige Sekunden.

5 ✕ links herum: Raddrehung, nach 3 Min. noch nicht zu Ende.

c) Kopf 45° gegen die rechte Schulter geneigt:

5 ✕ rechts herum: geringes vestibuläres Zittern.

5 ✕ links herum: lebhaftes Augenzittern der Bergleute.

d) Kopf 45° gegen die linke Schulter geneigt:

5 ✕ rechts herum: heftige Raddrehung für einige Sekunden.

5 ✕ links herum: heftige Raddrehung, 10 Sek. lang.

22. VIII. a) Kopf auf die Brust geneigt (Ohraugenlinie 30° nach unten). Von selbst geringe Raddrehung bei starker Hebung. Jetzt:

10 ✕ rechts herum: heftiges Zittern, und zwar vestibuläres Zittern in Verbindung mit Raddrehungszittern der Bergleute. Das erstere hört nach 10 Sek. auf, das letztere erst nach 65 Sek., kommt aber noch mehrere Male zurück. Nach 2 Min. ist es ungefähr so, wie vor der Drehung.

10 ✕ links herum: heftiges vestibuläres Zittern mit Raddrehungszittern der Bergleute zusammen. Das erstere ist nach 20 Sek. zu Ende, das letztere nach 30 Sek. so schwach, wie vor der Drehung.

b) Kopf 35° nach hinten gelegt:

10 ✕ rechts herum: Raddrehung, von der dahingestellt bleibt, ob sie zum labyrinthären oder zum Zittern der Bergleute gehört. Einige Sekunden lang bei erhobenem Blick.

10 ✕ links herum: Raddrehung, gering, nur einige Sekunden.

1. IX. Der Mann hat seit dem 30. VI. regelmässig 2 ✕ täglich 0,25 Adalin bekommen. Bis jetzt deutliche Besserung.

1. In aufrechter Haltung: Sofort nach Verdunklung einige Sekunden lang geringes Zittern bei Hebung.

2. In Rückenlage kein Zittern.

3. In rechter Seitenlage: geringe Unruhe beim Blick nach oben.

4. In linker Seitenlage: sofort mehr Zittern bei mässiger Hebung.

5. In Bauchlage: lebhaftes Zittern, bei erhobenem Blick Raddrehung, bei geradem wagerechtes Zittern von 15 Sek. Dauer.

Nach Beendigung des Anfalls wird eine Brille mit $+ 20\,D$ beiderseits aufgesetzt, wodurch das Zittern sofort wieder hervorgerufen wird. Es beruhigt sich aber bald. Später hat Auf- und Absetzen der Brille keinen Einfluss mehr. Bewegungen des Drehstuhls in Bauchlage von ungefähr 15° Ausmass lösen zunächst kurze Anfälle von Augenzittern der Bergleute aus. Die Drehung gegen den Uhrzeiger (von oben gesehen) scheint etwas stärker zu wirken als die entgegengesetzte. Später bleibt das Drehen erfolglos.

Als die Augen bei ruhig gehaltenem Kopf stillstehen, zieht langsames Neigen des Kopfes zur rechten und linken Schulter in Bauchlage kurzes Augenzittern nach sich. Aufrichten und schnelles Wiederhinlegen erzeugt bei geradem Blick heftiges, wagerechtes Zittern, das nach 100 Sek. noch nicht zu Ende ist und bei Hebung des Blickes durch langsame Raddrehung ersetzt wird. Schliesslich Ruhe.

Bemerk.: Es ist sicher, dass nach Drehversuchen vestibuläres Zittern und Zittern der Bergleute gleichzeitig auftreten können. Für die Dauer und Heftigkeit des Anfalls des Zitterns der Bergleute ist die Haltung des Kopfes während der Drehung von Wichtigkeit.

2. Die Bedeutung der Körperlage.

In Betracht sollen hier hauptsächlich gezogen werden aufrechte Haltung, Rücken-, rechte und linke Seiten- und Bauchlage. Der Übergang von einer Lage in die andere wirkt zunächst als Erschütterung. Um ihren Einfluss möglichst abzuschwächen, muss man den Lagewechsel recht allmählich und sacht vollziehen lassen und, da die Erschütterung gewöhnlich zwar heftig, aber nur kurze Zeit nachwirkt, mit der Anstellung der Beobachtung eine Weile warten. Auch diese Untersuchungen werden am besten im Dunkelzimmer bei elektrischer Beleuchtung, die sich dem Lagewechsel anpasst, vorgenommen.

Fall 618. 48 Jahre alt, 159 cm, ist von mir 1912 wegen Augenzitterns, nach 2jähriger Dauer des Leidens, behandelt und invalidisiert worden. Das Zittern war damals von kleiner Amplitude und wechselnder Schwingungsrichtung. Im April 1914 wurde ihm die Invalidenrente entzogen. Auf seine Beschwerde beim Oberbergamt wurde er mir zur Begutachtung zugeschickt. Er klagte noch über Augenzittern bei schwerer Arbeit, besonders im Keller.

Im Tageslicht besteht in aufrechter Haltung bei Blick gerade nach oben und rechts oben kein Zittern und nach links oben geringes Zittern. Nach zehnmaliger Rechts- und Linksdrehung auf dem Drehstuhl nur Ruckzittern, kein Zittern der Bergleute.

In Rückenlage kein Zittern bei Blick nach oben links.

In rechter Seitenlage lebhaftes Zittern, zuerst bei geradem, später nur bei erhobenem Blick.

In Bauchlage sehr heftiges Zittern, auch unterhalb der Horizontalen, aber nicht lange. Hier spielt der Blick nach oben links keine Rolle.

In linker Seitenlage sofort Zittern; sehr bald Ruhe bei geradem und nach links oben gerichtetem Blick. Am längsten bleibt es bei Blick nach oben rechts.

Mit Rücksicht auf diesen Befund müssen die Klagen des Mannes als gerechtfertigt angesehen und die Invalidität aufrecht erhalten werden.

Fall 769. 35 Jahre alt, 180,2 cm, Lichtsinn 56000; R. und L. $^4|_4$ *E.* Seit 22 Jahren in der Grube, seit 2 Jahren Augenzittern.

5. IX. 1914. Er klagt über Zittern bei Lampenlicht, Schienennageln, Holzbehauen, geschwindem Umdrehen, Bücken, schnellem Laufen, Radfahren, nach Erschrecken, heftigen Geräuschen. Im Tageslicht nach Bücken kein Zittern. Im Dunkeln bei starker Blickhebung kein Zittern in aufrechter Haltung, rechter Seitenlage und Rückenlage. In linker Seitenlage sofort heftiges Zittern bei mittlerer Senkung, nach einer Weile etwas geringer. In

Bauchlage heftiges Zittern bei ziemlich tiefer Senkung und längerer Beobachtung. Dann in rechter Seitenlage auch Zittern bei Hebung, aber nur kurze Zeit. Dann in Bauchlage wieder Zittern, aber geringer als vorhin. In Rückenlage kein Zittern. Das Zittern des Mannes ist so stark, dass man die Augen nicht spiegeln kann.

9. IX. Zittern nur in linker Seitenlage, auch bei mittlerer Senkung, einige Minuten lang. Nach Aufrichten und Wiederhinlegen auf die linke Seite neuer heftiger Anfall von 4 Minuten Dauer. Dann in Bauchlage kein Zittern. Dann in linker Seitenlage wieder Zittern für 2 Minuten.

Nach 5 $\times$ Rechts- und Linksdrehung auf dem Drehstuhl (3 $\times$ wiederholt) kein Zittern bei Lampenlicht.

14. IX. Kein Zittern in linker Seitenlage. Dreht man bei dieser Lage den Stuhl 15^0 gegen den Uhrzeiger (von oben gesehen), so tritt bei erhobenem Blick lebhaftes, aber kurzes Zittern der Bergleute auf. Drehung mit dem Uhrzeiger erfolglos (mehrmals wiederholt).

In aufrechter Haltung tritt bei zweimaligem Auf- und Abbücken kurzes Zittern auf.

19. IX. Im Dunkeln bei starker Hebung kein Zittern.

3 $\times$	Vornüberbücken	kein Zittern.
5 $\times$	„	kurzes Zittern bei starker Hebung.
5 $\times$	„	kein Zittern.
10 $\times$	„	Zittern 6 Sek. lang.
10 $\times$	„	kein Zittern.
10 $\times$	„	ganz flüchtiges Zittern.
10 $\times$	„	kein Zittern.

Fall 226. 35 Jahre alt, 174 cm, Lichtsinn 31750, S R. und L. $= {}^4\!/_5$; seit 1896 in der Grube, seit 1909 Augenzittern.

22. VII. 1914. Im Dunkeln kein Zittern in aufrechter Haltung, Rücken-, rechter und linker Seitenlage. In Bauchlage bei erhobenem Blick starke Konvergenzbewegung. Wird nun ein Auge verdeckt, so tritt lebhaftes Zittern ein, das dann auch bei offenem Auge bleibt. Beiderseits Raddrehung.

Fall 538. 34 Jahre alt, 167 cm, Lichtsinn 23500. 1911 wegen Augenzittern von mir behandelt.

7. V. 1914. In aufrechter Haltung bei starker Hebung geringes Zittern, Raddrehung. In Rückenlage ebenso, eher noch geringer. In linker Seitenlage bei geringer Hebung rechts grosses senkrechtes Zittern, dessen Amplitude bei starker Hebung kleiner wird. Bei maximaler Hebung hört es ganz auf. Links ist das Zittern viel geringer, seine Bahn unbestimmbar. In Bauchlage regelmässiges senkrechtes Zittern von gleicher Amplitude auf beiden Augen.

In rechter Seitenlage ist das Zittern geringer als bei den vorigen beiden Lagen, aber hier ist die Amplitude des linken Auges grösser als die des rechten. Zuckungsbahn links senkrecht.

Fall 730. 22 Jahre alt (also sehr jung!), 165,5 cm, Lichtsinn 34300, $S =$ R. und L. ${}^4\!/_4$ E, seit 1908 in der Grube. $1^1\!/_2$ Jahre Schlepper, dann Lehrhauer. Seit 2 Monaten Sehstörung. Sonntags trinkt er bis zu 10 Glas

Bier, sonst nur an Lohntagen 2 Glas, keinen Schnaps; täglich 2—3 Zigaretten, Sonntags 10—15. Klagt weder über Schwindel, noch Kopfschmerzen.

1. V. 1914. Zittern im Dunkeln bei geradem Blick, rechts deutlich wagerecht, links viel geringer, unbestimmbar.

2. V. Bei Lampenlicht:

In aufrechter Haltung rechts deutliches Zittern bei Hebung, aber nicht immer; links nicht mit Sicherheit zu finden. In Rückenlage rechts leicht zu beobachten, wagerecht, aber nicht immer; links zunächst nichts. Nachdem er sich aufgerichtet und wieder hingelegt hat, auch links für kurze Zeit wagerechtes Zittern.

In linker Seitenlage beiderseits wagerechtes, geringes Zittern, rechts stärker als links.

In Bauchlage beiderseits Zittern, auf beiden Augen gleich, am schlimmsten ist es bei Blick nach oben links, aber hier am linken Auge stärker als am rechten. Bei Blick nach rechts oben kein Zittern.

In rechter Seitenlage Zittern, links schlimmer als rechts. Später Ruhe. Nach Aufrichten und Wiederhinlegen Zittern. Bei Blick nach oben links ist es auf dem linken Auge viel stärker als auf dem rechten.

Auf dem Drehstuhl 10 ✕ rechts und links herum: bei geradem Blick nur vestibuläres, bei erhobenem Blick nur Augenzittern der Bergleute.

Fall 369. 36 Jahre alt, 167,5 cm, Lichtsinn 21 700. $S = $ R. und L. $^4/_4 E$; 1910 von mir Zittern im Dunkeln bei stark gesenktem Blick beobachtet, sehr heftig. Rechts schräg nach oben aussen, links wagerecht, vielleicht mit Rotation mit dem Uhrzeiger.

18. III. 1914. Im Dunkeln kein Zittern bei starker Hebung und gerader Kopfhaltung. Dann sagt er, er will es selbst machen. Er beugt nun im Tageslicht den Kopf weit nach vorn, worauf sofort heftiges Zittern entsteht. Im Dunkeln Untersuchung am Apparat von S. 113.

Die Blickrichtung wird durch Fixierung des grossen Zeigers in die physiologische Horizontale gebracht und so beibehalten, während der Kopf langsam nach vorn geneigt wird. Das Zittern beginnt, als der Kopf 55° nach vorn gebeugt ist, hört aber bald wieder auf.

Zittern beginnt wieder bei 60° nach vorn und hört wieder auf,

„	„	„	„	62°	„	„	„	„	„	„ ,
„	„	„	„	65°	„	„	„	„	„	„ ,
„	„	„	„	70°	„	„	„	„	„	„ ,
„	„	„	„	75°	hier bleibt es lange Zeit und hört erst					

auf, wenn der Fixierpunkt 42° unter und ebenso, wenn er 23° über die physiologische Horizontale gehoben wird.

Das Zittern ist äusserlich annähernd wagerecht und ziemlich heftig in der mittleren Blickrichtung. Auch hier zeigt sich wieder, dass die Blickhebung für sich allein nicht die auslösende Bedingung des Augenzitterns zu sein braucht. Bei aufrechter Haltung wirkt sie gar nicht, und bei vornübergebeugtem Kopf ist das Zittern in der physiologischen Horizontale am stärksten und kann durch starke Blickhebung zum Verschwinden gebracht werden.

1. IV. Kein Zittern in aufrechter Haltung, Rücken- und linker Seiten-
lage. Lebhaftes Zittern in rechter Seitenlage bei geradem Blick eine gewisse
Zeit. In Bauchlage zuerst kein Zittern, dann lebhaftes Zittern bei geradem
Blick.

Drehung auf dem Drehstuhl in aufrechter Haltung:

$10 \times$ links und rechts herum: nur geringes vestibuläres Zittern.

1. V. Zittern deutlich besser. Zweimaliges schnelles Vornüberbücken
ruft 3—4 Sek. langes Zittern hervor.

24. VI. Kein Zittern in aufrechter Haltung, Rückenlage, Bauch- und
linker Seitenlage. In rechter Seitenlage sofort Zittern bei geradem Blick für
kurze Zeit. Nach Vorsetzen von $+ 20 D$ fängt es wieder an. Schliesslich
auch in dieser Lage kein Zittern mehr.

3. Die Bedeutung der Kopfhaltung.

Manche Augenzitterer tragen den Kopf nach hinten geneigt
[Graefe (9, S. 233); Nieden (79, S. 22); Llewellyn (174, S. 9)].
Sie setzen nicht selten der Geradrichtung des Kopfes grossen Widerstand entgegen. Peters (101, S. 670) sucht mit dieser Beobachtung
seine Ansicht von dem labyrinthären Ursprung des Augenzitterns zu
begründen. Die meisten Forscher schliessen sich aber der Erklärung
an, die schon Graefe gegeben hat. Da die Unruhe der Augen bei
vielen Bergleuten nur bei geradem oder bei gehobenem Blick auftritt, so suchen sie die Sehgegenstände in das von Scheinbewegung
freie Gebiet des Blickfeldes, also meistens den unteren Teil desselben zu bringen, was bei grosser Ausdehnung des Zitterns eher
möglich ist, wenn sie den Kopf nach hinten legen.

Es gibt auch Augenzitterer, die den Kopf ausgesprochenermassen
um die senkrechte Achse nach rechts oder links drehen und die
Augen in die entgegengesetzte Ecke der Lidspalte stellen. Da oben
nachgewiesen ist, dass das Augenzittern bisweilen bei Rechtswendung
des Blickes lebhaft ist, bei Linkswendung aber fehlt, so ist es ganz
natürlich, dass in diesen Fällen die Augen instinktiv unter Zuhilfe-
nahme von Kopfdrehung in die linke Hälfte der Lidspalten gebracht
werden, ähnlich wie ja auch bei Augenmuskellähmungen Doppelbilder durch eine entsprechende Kopfbewegung vermieden zu werden
pflegen. Also mit dem Hinweis auf schiefe Kopfhaltung lässt sich
ein Einfluss letzterer auf das Augenzittern nicht beweisen, solange
genaue Messungen des Augenzitterns bei verschiedener Kopfhaltung fehlen. Es ist wohl die herrschende Meinung, wenn Butler
(123, S. 524) sich kurz und bündig äussert: „Head position, per
se, has no influence upon the disease“. Ich selbst habe früher
erklärt, dass man das Augenzittern in jeder Lage des Kopfes hervor-

rufen und beruhigen kann, wenn man nur den Augen die erforderliche Lage anweist (169, S. 64). Diese Meinung erheischt eine Einschränkung.

Zur Lösung dieser Frage bedarf es einer ziemlich genauen Methodik, die durch den S. 113 beschriebenen Apparat ermöglicht wird, der sowohl die Kopf- als die Augenstellung innerhalb gewisser Änderungen zu bestimmen gestattet. Die Fragestellung der im folgenden Abschnitt mitgeteilten Untersuchungen war die, ob die Ausdehnung des Augenzitterns über das Blickfeld, d. h. seine Beziehung zur physiologischen Horizontalen, sich mit der Kopfhaltung ändert oder nicht. In ersterem Falle würde die Kopfhaltung von Bedeutung sein, in letzterem nicht. Die Beleuchtung wurde durch eine am Scheitelpunkte des grossen Zeigers befestigte Lampe konstant gehalten und die Lageänderungen des Kopfes langsam durchgeführt. Die Beschreibung der Versuche folgt im Einzelfalle der Reihenfolge, in der sie angestellt sind.

Fall 745. 40 Jahre alt, 170,5 cm, Lichtsinn 24 000; seit 17 Jahren in der Grube; seit 2 Jahren Augenzittern, sehr lebhaft im Tageslicht.
R. und L. kreisförmig mit Uhrzeiger.

| | | Beginn des Zitterns bei Aufwärtsbewegung d. Augen ↑ Messungen | | | Ruhe des Zitterns bei Abwärtsbewegung der Augen ↓ Messungen | | |
Kopfhaltung		1.	2.	3.	1.	2.	3.
gerade	0^0 0^0	$+ 6^0$	$+ 10^0$	$+ 13^0$	$- 30^0$	$- 10^0$	$+ 5^0$
nach vorn	$+ 10$ 0	$+ 12$	$+ 24$	$+ 28$	$+ 12$	$- 6$	$+ 5$
„ „	$+ 20$ 0	$+ 19$	$+ 30$	$+ 30$	$+ 14$	$+ 10$	$+ 13$
„ „	$+ 30$ 0	$+ 27$	$+ 28$	$+ 33$	$+ 17$	$+ 20$	$+ 23$
„ „	$+ 45$ 0	$+ 31$	$+ 35$	$+ 30$	$+ 21$	$+ 21$	$+ 20$
„ hinten	$- 10$ 0	$+ 17$	$+ 27$	$+ 27$	$+ 17$	$+ 4$	$+ 5$
„ „	$- 20$ 0	$+ 15$	$+ 23$	$+ 25$	$+ 1$	$+ 6$	$+ 5$
„ „	$- 30$ 0	$- 3$	$+ 5$	$+ 15$	$- 39$	$- 5$	$- 2$
„ „	$- 45$ 0	0	$- 1$	$+ 4$	$- 20$	$- 9$	$- 15$
„ rechts	$0 + 25$	$+ 15$	$+ 21$	$+ 23$	$+ 15$	$- 30$	$+ 8$
„ links	$0 - 25$	$+ 10$	$+ 20$	$+ 17$	$- 5$	$- 14$	$- 30$

Erläuterung. Die erste Zahl der ersten senkrechten Spalte gibt die Beziehung der Kopfhaltung zu seiner Querachse an, 0^0 gerade, + nach vorn, — nach hinten. Die zweite Zahl bestimmt die Drehung um die Achse von vorn nach hinten, + Neigung zur rechten, — Neigung zur linken Schulter.

Bei gerader Kopfhaltung ($0^0\,0^0$) beginnt das Zittern bei Aufwärtsbewegung der Augen (↑) 6^0 über der physiologischen Horizontalen

und endigt bei Abwärtsbewegung bei 30⁰ unter ihr. (1. Messung.)
Wird der Kopf und damit die physiologische Horizontale 10⁰ nach
vorn geneigt, so beginnt das Zittern erst, wenn der Blick 12⁰ über
die physiologische Horizontale gehoben wird, und beruhigt sich sofort
in dieser Stellung, d. h. die Ausdehnung des Zitterns über das Blickfeld wird kleiner. Mit weiterer Vorwärtsbeugung des Kopfes bis zu
45⁰ wird das Zittern immer mehr nach oben gedrängt, so dass es
bei letzterer Stellung erst bei $+ 31^0$, also erst bei sehr starker Blickhebung beginnt.

Bei Rückwärtsbeugung des Kopfes um 10⁰ (in Fig. 93, D 10)
fängt das Zittern erst bei 17⁰ über der physiologischen Horizontalen

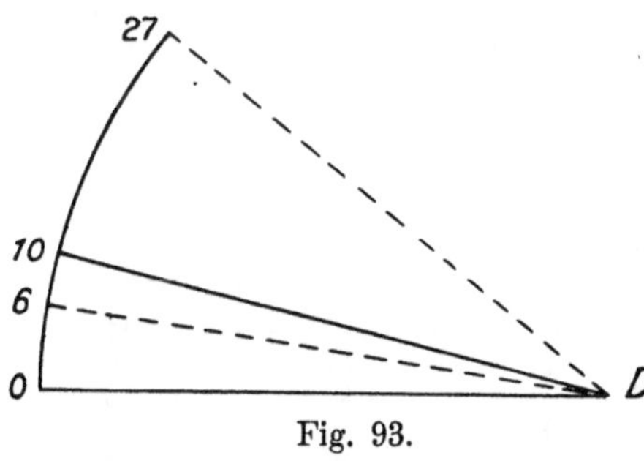

Fig. 93.

(D 27) an. Dieser Mann hat
also, wenn er den Kopf 10⁰
nach hinten legt, einen doppelten Vorteil. Das Gebiet der
Augenruhe wird nicht um
diese 10⁰ allein, sondern um
21⁰ nach oben vergrössert
gegenüber der geraden Kopfhaltung (D 0), bei der das
Zittern schon bei $+ 6^0$ (D 6)
auftritt. Bei weiterer Rückwärtsbeugung des Kopfes wird der Zustand
für den Mann wieder ungünstiger. Bei — 30⁰ stellt sich das Zittern
schon 3⁰ unter der physiologischen Horizontalen ein. Bei dieser
Kopfhaltung ist der von Zittern befallene Teil des Blickfeldes am
grössten.

Ferner sind noch zwei Messungen gemacht, wenn der Kopf aus
gerader aufrechter Haltung 25⁰ nach rechts und 25⁰ nach links geneigt wird. Die Linksneigung ist etwas ungünstiger als die Rechts-
neigung. Beide sind aber für den Mann vorteilhafter als die gerade
Haltung.

Die zweite und dritte Messung bei derselben Kopfhaltung zeigen
gegenüber der ersten fast überall ein Zurückweichen des Zitterns nach
oben, wie es S. 115 schon erwähnt ist.

Für die Beurteilung des Einflusses der Kopfstellung richtet man
sich am besten nach dem Beginn des Zitterns bei Aufwärtsbewegung
der Augen, weil er sich im allgemeinen gesetzmässiger verhält, als die
Beendigung des Anfalls bei Abwärtsbewegung. Aber auch bei letzterer ist eine Einwirkung der Kopfhaltung als solcher unverkennbar,
wenn auch einzelne Messungsergebnisse aus dem Rahmen heraustreten.

Nach dieser Erläuterung werden die folgenden Mitteilungen verständlich sein.

Fall 373. 39 Jahre alt, 177 ccm, Lichtsinn 38000; seit 20 Jahren in der Grube, seit 5 Jahren Augenzittern. Beiderseits Raddrehung mit anderer Innervation. Das Zittern ist von ausserordentlicher Gleichmässigkeit (vgl. Fig. 25, S. 61).

Kopfhaltung	Beginn des Zitterns bei Aufwärtsbewegung der Augen (↑) Messungen			Ruhe des Zitterns bei Abwärtsbewegung der Augen (↓) Messungen		
	1.	2.	3.	1.	2.	3.
5. VIII. 1914						
gerade 0° 0°	+ 1° [1]	+ 4°	+ 4°	— 24°	— 25°	— 24°
nach vorn + 10 0	+15	+15	+18	— 20	— 14	— 12
„ „ + 20 0	—12	+ 1	+11	— 35	— 35	— 31
„ „ + 30 0	— 3	— 1	+ 6	— 37	— 36	— 30
„ hinten — 10 0	+ 7	+ 9	+ 9	— 26	— 27	— 30
„ „ — 20 0	0	+ 4	+ 6	— 33	— 35	— 34
„ „ — 30 0	+ 5	+ 2	0	— 37	— 34	— 34
7. VIII. 1914						
gerade 0° 0°	— 2	0	+ 1	— 40	— 40	— 36
nach links 0 — 20	— 7	0	0	— 45	— 42	— 44
„ „ 0 — 40	—18	— 14	— 11	— 44	— 46	— 45
„ „ 0 — 60	—11	— 10	— 6	— 42	— 39	— 40
„ rechts 0 + 20	— 2	0	+ 3	— 35	— 31	— 32
„ „ 0 + 40	— 6	— 2	0	— 39	— 40	— 34
„ „ 0 + 60	—21	— 10	— 4	— 44	— 40	— 36
gerade 0 0	— 2	— 4	— 4	— 40	— 37	— 40

In bezug auf die Sagittalebene ist das Zittern am geringsten, wenn der Kopf 10° nach vorn, am grössten, wenn er 20° nach vorn gerichtet ist. Mit der seitlichen Neigung vergrössert sich das Gebiet des Zitterns ganz beträchtlich. Am 7. VIII. ist das Zittern bei gerader Kopfhaltung sowohl am Anfang, als am Schluss der ganzen Untersuchungsreihe beobachtet. Beide Messungen stimmen fast genau überein, unterscheiden sich aber wesentlich von den übrigen, ein Beweis, dass hier nicht die mit dem Lagewechsel einhergehende Erschütterung, sondern die Lage des Kopfes als solche die Ausdehnung des Zitterns über das Blickfeld bedingt.

Fall 582. 35 Jahre alt, 163 cm, Lichtsinn 5000. Seit 17 Jahren in der Grube, seit 3 Jahren Augenzittern. R. schräg, L. wagerecht ellipsenförmig gegen Uhrzeiger.

---

[1] Das Zittern, das bei + 1° beginnt, ist bei + 4° ganz regelmässig und gross, bei + 25° viel geringer, bei + 29° fehlend, wird also mit zunehmender Blickhebung schwächer. Werden die Augen von + 29° wieder gesenkt, so fängt es wieder an und wird heftig.

Kopfhaltung			Beginn des Zitterns bei Aufwärtsbewegung der Augen (↑) Messungen			Ruhe des Zitterns bei Abwärtsbewegung der Augen (↓) Messungen		
			1.	2.	3.	1.	2.	3.
gerade	0°	0°	+ 29°	+ 27°	+ 28°	− 32°	− 26°	− 24°
nach vorn	+ 30	0	+ 41	+ 40	+ 40	− 21	− 15	− 12
„ „	+ 60	0	+ 14	+ 12	+ 15	− 19	− 17	− 14
nach hinten	− 30	0	+ 21	+ 20	+ 35	− 32	− 35	− 33
„ „	− 60	0	+ 20	+ 20	+ 33	− 37	− 38	− 30
Rückenlage	− 90	0	+ 22	+ 30	+ 30	− 40	− 30	− 35
R. Seitenlage	0	+ 90	Zittern hört bei tiefster Senkung nicht auf					
Bauchlage	+ 90	0	− 24	− 8	− 10	− 35	− 30	− 34
L. Seitenlage	0	− 90	Zittern hört auch bei tiefster Senkung nicht auf					
Rückenlage	− 90	0	zuerst Zittern bei tiefster Senkung					
nach 2 Minuten			− 14	+ 1	+ 6	− 41	− 41	− 39
gerade	0	0	nach einer Weile					
			+ 33			− 21		

Bemerk.: Auch hier auffallende Unterschiede. Am ungünstigsten sind rechte und linke Seitenlage, in der das Zittern bei keiner Blickrichtung zur Ruhe gebracht werden kann.

Fall 843. 28 Jahre alt, 158 cm. Seit 6 Jahren in der Grube, seit 2 Wochen (!) Augenzittern. Beiderseits Raddrehung.

Kopfhaltung			Beginn des Zitterns bei Aufwärtsbewegungen der Augen (↑) Messungen			Ruhe des Zitterns bei Abwärtsbewegung der Augen (↓) Messungen		
			1.	2.	3.	1.	2.	3.
gerade	0°	0°	+ 11°	+ 15°	+ 16°	+ 11°	+ 13°	+ 13°
nach vorn	+ 15	0	+ 16	+ 19	+ 20	+ 16	+ 19	+ 19
„ „	+ 30	0	+ 15	+ 18	+ 23	+ 15	+ 18	+ 23
„ „	+ 45	0	+ 21	+ 25	+ 26	+ 21	+ 25	+ 25
„ „	+ 60	0	+ 25	+ 30	+ 34	+ 25	+ 30	+ 33
gerade	0	0	+ 4	+ 5	+ 5	+ 2	+ 4	+ 5
nach hinten	− 15	0	+ 3	+ 5	+ 6	− 5	+ 5	+ 5
„ „	− 30	0	+ 1	+ 5	+ 6	− 2	+ 2	+ 1
„ „	− 45	0	− 3	− 3	− 2	− 8	− 5	− 4
„ „	− 60	0	− 11	− 10	− 8	− 11	− 11	− 10
nach links	0	− 15	+ 15	+ 18	+ 20	+ 15	+ 18	+ 20
„ „	0	− 30	+ 12	+ 19	+ 20	+ 12	+ 19	+ 19
„ „	0	− 45	+ 10	+ 13	+ 16	+ 10	+ 13	+ 15
„ „	0	− 60	+ 7	+ 10	+ 10	+ 7	+ 8	+ 10
„ rechts	0	+ 15	+ 18	+ 22	+ 26	+ 18	+ 22	+ 24
„ „	0	+ 30	+ 18	+ 21	+ 24	+ 18	+ 21	+ 20
„ „	0	+ 45	+ 23	+ 27	+ 28	+ 23	+ 25	+ 28
„ „	0	+ 60	+ 9	+ 11	+ 14	+ 9	+ 11	+ 2
Kopf gerade	0	0	+ 8	+ 12	+ 11	+ 8	+ 8	+ 7
in Rückenlage n. hinten	− 90	0	+ 1	+ 2	+ 3	+ 1	+ 1	+ 1
„ rechter Seitenlage	0	+ 90	+ 6	+ 9	+ 11	+ 6	+ 8	+ 9
„ Bauchlage nach vorn	+ 90	0	+ 13	+ 17	+ 20	+ 13	+ 14	+ 16
„ linker Seitenlage	0	− 90	+ 10	+ 12	+ 14	+ 10	+ 12	+ 14

Fall 570. 34 Jahre alt, 168 cm, Lichtsinn 780. Seit 17 Jahren in der Grube, seit 2 Jahren Augenzittern. Beiderseits Raddrehung.

Kopfhaltung			Beginn der Zitterns bei Aufwärtsbewegung der Augen ($\uparrow$) Messungen			Ruhe des Zitterns bei Abwärtsbewegung der Augen ($\downarrow$) Messungen		
			1.	2.	3.	1.	2.	3.
2h 45								
gerade	0°	0°	+ 9°	+ 7°	+ 9°	+ 9°	+ 3°	+ 7°
nach vorn	+ 25	0	+ 11	+ 13	+ 14	+ 9	+ 12	+ 13
„ „	+ 50	0	+ 20	+ 22	+ 24	+ 19	+ 22	+ 24
„ hinten	— 25	0	— 13	— 8	— 10	— 14	— 17	— 17
„ „	— 50	0	— 21	— 29	— 23	— 25	— 30	— 29
gerade	0	0	— 11	— 10	— 12	— 17	— 14	— 20
3h 02								
3h 45			0,5 Aleudrin					
gerade	0	0	+ 2	+ 13	+ 13	— 3	— 1	+ 13
4h 25								
gerade	0	0	+ 7	+ 9	+ 10	+ 7	+ 7	+ 6
nach hinten	— 50	0	— 7	— 7	— 8	— 7	— 17	— 8
„ vorn	+ 50	0	+ 18	+ 28		+ 18	+ 12	

Eine Änderung der Zuckungsbahn in verschiedenen Lagen konnte mit dem Augenspiegel hier nicht festgestellt werden.

Schlussbetrachtung. Die angeführten Untersuchungen erweitern das Bild des Augenzitterns nach einer wichtigen, bisher noch wenig bearbeiteten Seite, sind aber von einem befriedigenden Abschluss, der wertvolle Aufklärung über das Wesen des Augenzitterns verspricht, noch weit entfernt. Die Hauptschwierigkeit liegt darin, unter den verschiedenen Untersuchungsbedingungen einen genauen Befund zu erheben, um auch die feineren Schwankungen des Augenzitterns festzuhalten. Er müsste sich nicht allein auf die Verteilung über das Blickfeld, sondern auch auf Form, Ausschlag, Dauer und Bahn der Zuckung erstrecken.

Heftige körperliche Erschütterungen verschlimmern also jedes Augenzittern, insofern sie seine Amplitude und Ausdehnung über das Blickfeld vergrössern, und sind das stärkste Mittel, Augenzittern da, wo es latent ist, sichtbar zu machen. Der so ausgelöste Anfall kann sehr heftig sein, ist aber in der Regel kurz, manchmal nur 1—2 Sekunden lang.

Die Art der Bewegung ist nicht gleichgültig. Ich konnte z. B·

nachweisen, dass Linksdrehung in einigen Fällen Augenzittern zur Folge hat, Rechtsdrehung dagegen nicht oder in viel geringerem Masse.

Ferner besteht ein bedeutender Einfluss der Körper- und Kopfhaltung als solcher. Von den vier wagerechten Lagen des Körpers ist die Bauchlage fast immer die ungünstigste, die Rückenlage die vorteilhafteste.

Unterschiede zwischen rechter und linker Seitenlage sind oft vorhanden.

Die einzelnen Fälle verhalten sich unter dem Einfluss der Körper- und Kopflage verschieden. Ob gesetzmässige Beziehungen zwischen der Zuckungsbahn und der Einwirkung der Körperhaltung auf das Augenzittern bestehen, muss noch untersucht werden.

Theoretisch wichtig ist, dass der Lagewechsel mitunter die Amplitude des Augenzitterns verschiebt, insofern bei einer Lage die Amplitude des rechten, bei einer andern die des linken Auges grösser ist, während bei einer dritten Lage die Amplitude auf beiden Augen gleich ist.

Für die praktische Diagnostik ergibt sich aus diesen Untersuchungen die Notwendigkeit, Leute mit Klagen über Augenzittern, die zunächst nicht oder nur wenig begründet erscheinen, in verschiedenen Körperlagen zu beobachten.

Die Bedeutung dieses Abschnitts für die Theorie des Augenzitterns wird später gewürdigt werden.

6. Der Einfluss des galvanischen Stromes.

Dransart (19, S. 50), Romiée (61) und Nieden (79, S. 132) erwähnen unter den Mitteln der Behandlung auch die Elektrizität. Nieden bemerkt, dass während der Sitzung ein grösserer Stillstand bei dem nicht zu hochgradig entwickelten Nystagmus eintritt, oder dass es den Patienten möglich ist, die Blickebene höher als sonst zu heben. Doch hat er später dieses Verfahren wieder verlassen.

Ich kann hier nur über einige wenige Versuche, mittels des galvanischen Stromes die Kurve des Augenzitterns zu beeinflussen, berichten. Die äusseren Bedingungen wurden peinlichst konstant gehalten, und die Amplitude mikrometrisch bestimmt.

Fall 773. Zittern senkrecht. Kurve des rechten Auges in mässig verdunkeltem Zimmer, Kerze seitlich. Blick — 25°. Stromstärke 2 M. A.

Sekunden	ohne Strom Zahl | Grösse der Zuckungen		Anode hinter r. Ohr Kathode hinter l. Ohr Zahl | Grösse der Zuckungen		Kathode hinter r. Ohr Anode hinter l. Ohr Zahl | Grösse der Zuckungen	
0—10	> 44	0,23 mm	41	0,19 mm	< 40	0,22 mm
11—20			41		39,5	
21—30		0,31 „	> 41	0,22 „	39	0,2 „
31—40	> 42	0,28 „	40,5	0,26 „	39	0,24 „
41—50					38,5	
74—84					38,75	0,22 „
Durchschnitt		0,27 mm		0,23 mm		0,22 mm

Ohne Strom ist die Zuckungszahl zunächst 44 in 10 Sekunden. Allmählich sinkt sie auf 42. Unter Einwirkung des galvanischen Stromes sinkt sie langsam auf 38,5. Ob diese Verminderung aber Folge des Aufenthaltes in herabgesetzter Beleuchtung (siehe S. 80) oder des Stromes ist, bleibt unentschieden.

Das Mass der Amplitude ist überall der Durchschnittswert aus acht aufeinander folgenden regelmässigen Zuckungen. Die Amplitude zeigt ohne Strom geringe Schwankungen von 0,08 mm. Bei Anwendung des Stromes ist sie etwas geringer. Die Stromrichtung scheint ohne Belang zu sein (0,23 : 0,22 mm). Bei Anode hinter dem rechten Ohr, Kathode hinter dem linken Ohr ist die Amplitude zuerst deutlich kleiner als ohne Strom (0,19), allmählich steigt sie aber und erreicht fast den gewöhnlichen Stand (0,26).

Aus dieser Versuchsanordnung wird man also nichts Sicheres entnehmen können.

Fall 837. Zittern rechts senkrecht, links unbestimmt. Grosse Glühlampe im Dunkelzimmer fixiert. Blick $+ 15^0$. Stromstärke 5 M.-A.

Sekunden	ohne Strom Zahl | Grösse der Zuckungen		Anode hinter beiden Ohren Kathode in l. Hand Zahl | Grösse der Zuckungen		Kathode hinter beiden Ohren Anode in l. Hand Zahl | Grösse der Zuckungen		ohne Strom Zahl | Grösse der Zuckungen	
0—10	42,5	0,10 mm [1]	44,75	0,14 mm	44,25	0,11 mm	45,25	0,11 mm
11—20	42,25	0,13 „	44	0,15 „	44,25	0,15 „	45,25	0,13 „
21—30	42	0,11 „	44	0,14 „	43,75	0,17 „	44,5	0,09 „
31—40		0,11 „	44,5	0,15 „	44,25	0,17 „	44	0,11 „
41—50	42,5	0,10 „	44,25	0,18 „		0,18 „	44,25	0,10 „
51—60	42,75	0,11 „	43,75	0,18 „		0,14 „		
61—70			44,5	0,17 „	43,5	0,19 „	44,5	0,09 „
72—82			44,5	0,16 „				
Durchschn. 1 Minute	253,5	0,11 mm	265,25	0,16 mm	264,5	0,16 mm	267,5	0,10 mm

[1] Durchschnitt aus 5 Messungen.

Bei dieser Versuchsanordnung ist ein deutlicher Einfluss des konstanten Stromes erkennbar. Die Zuckungszahl steigt mit der Einwirkung der Anode auf beiden Ohren deutlich an, bleibt bei Umschaltung fast genau so, wird aber nach Ausschaltung des Stromes noch etwas grösser.

Letzterer Umstand erweckt jedoch gewisse Zweifel, ob der Strom für die Zunahme der Zuckungszahl verantwortlich zu machen ist. Allerdings könnten Erregungszustände auch nach Ausschalten des Reizes nachwirken, was ja bei Augenzittern unter andern Bedingungen feststeht.

Eindeutig beeinflusst wird aber die Zuckungsgrösse. Sie ist bei Anoden- und Kathodenreizung im Durchschnitt gleich, aber um die Hälfte grösser als ohne Strom, eine Spannung, die ganz erheblich zu nennen ist. Lidzuckungen sind bei diesem Fall sehr selten.

Fall 836. Zittern rechts Raddrehung, links wagerecht. Untersuchung im Tageslicht + Glühlampe; Blick 0°. Stromstärke 5 M.-A.

		Zuckungszahl	Zuckungsgrösse
Kurve 1	ohne Strom	306	0,170 mm [1]
„ 2	Anode hinter beiden Ohren, Kathode in linker Hand	309	0,195 „
3	Kathode hinter beiden Ohren, Anode in linker Hand	310	0,170 „
„ 4	ohne Strom	309	0,170 „
„ 5	„ „	315	0,140 „

Als einigermassen gesichertes Ergebnis dieser Versuche darf man annehmen, dass die Anodenreizung beider Ohren die Zuckungsgrösse des Augenzitterns steigert.

7. Der Einfluss des Äthylalkohols.

Eine Reihe von Forschern — Graefe (9, S. 233), Dransart (19, S. 13), Taylor Ch. Bell (10), Ohm (169, S. 51 u. 181), Hessberg (181) — sprechen dem Alkohol eine beruhigende Wirkung auf das Augenzittern zu. Nach Nieden (79, S. 79) wirkt er teils mildernd, teils verstärkend. Stülp (181) konnte den Anfall durch drei

---

[1] Diese Zahlen stellen den Durchschnitt aus 30—40 Messungen dar, da die Zuckungsgrösse jeder Kurve nicht unbeträchtlichen Schwankungen unterworfen ist. Alle Kurven enthalten viele Lidzuckungen, am wenigsten die zweite. Die Unterschiede in der Zuckungszahl sind zu gering, um charakteristisch genannt werden zu können. Die Zuckungsgrösse dagegen wird unter dem Einfluss der Anodenreizung deutlich grösser als vorher, sinkt bei Kathodenreizung aber wieder auf den ursprünglichen Stand.

Schnäpse nicht unterdrücken. Im ersten Abschnitt habe ich nachgewiesen, dass der Alkoholismus unter den Faktoren der Veranlagung einen Platz einnimmt. Damit ist ein zeitweiliger, vorübergehender günstiger Einfluss auf das Augenzittern sehr wohl zu vereinen, und ich will jetzt eine Anzahl derartiger, für die Praxis nicht unwichtiger Beobachtungen mitteilen.

Wenn man bei Leuten, die bei einer Reihe von Vorstellungen in der Sprechstunde immer Augenzittern darboten, eines Tages Ruhe der Augen findet, so kann man ziemlich sicher sein, dass die Frage, ob alkoholische Getränke genossen sind, bejaht wird. Vielen Bergleuten ist der beruhigende Einfluss des Alkohols wohl bekannt, und sie wissen auch Gebrauch davon zu machen, z. B. wenn sie „gesund geschrieben" werden wollen. Fast immer wird die verbrauchte Alkoholmenge auf einige wenige Schnäpse oder Glas Bier angegeben. Versucht man nun, experimenti causa, mit dieser Alkoholmenge das Augenzittern im Sprechzimmer zu beseitigen, so bleibt der erwartete Erfolg aus. Es gelang mir nicht, diese Frage restlos aufzuklären. Entweder spielt noch etwas Unbekanntes hinein, oder es war — was wahrscheinlicher ist — die Alkoholgabe zu klein.

Fall 214. 38 Jahre alt, 157 cm, Lichtsinn 6 600. 1909 wegen Augenzitterns von mir invalidisiert, 1911 wieder in der Grube.

21. V. 1912 will er feiern, weil er unten nicht sehen kann. Nach Bücken kein Zittern. Alkoholgenuss geleugnet.

22. V. im Dunkeln links spurweises Zittern bei erhobenem Blick, rechts nichts.

26. VI. angetrunken, starker Foetor alcohol.

10. VII. wieder angetrunken, kein Zittern im Dunkeln.

17. VII. kein Zittern nach Bücken; ins Krankenhaus geschickt, woraus er am 22. VII. wegen Trunksucht entlassen werden muss.

1. VIII. zur Arbeit entlassen.

12. VIII. 1914. Hat sich am Kopf verletzt, weil er nicht sehen kann. Im Tageslicht kein Zittern, im Dunkeln bei mittlerer Senkung Zittern, nach 1—2 Minuten viel geringer; nach Bücken wieder schlimmer.

19. VIII. Foetor alcohol., kein Zittern; ins Krankenhaus geschickt.

20. VIII. Morgens bei der Lampe Zittern, auch bei Senkung des Blickes, nicht kontinuierlich.

24. VIII. Morgens nach heftigem Bücken kein Zittern. Seine Frau teilt mit, dass er sehr oft betrunken ist.

1. IX. zur Arbeit.

Fall 307. 53 Jahre alt, 168 cm, Lichtsinn 50.

19. III. 1910. Heftigstes Zittern.

3. III. 1914. Allgemeiner Tremor; heftiges Augenzittern, im Tages-

licht bei geradem, im Dunkeln bei gesenktem Blick; beiderseits schräg nach oben rechts.

10^h 05. 0,15 Luminal.

10^h 50. Zittern viel geringer, bisweilen fehlend, auch im Dunkeln bei starker Hebung.

10. III. Kein Zittern; leugnet, Alkohol genossen zu haben, abgesehen von „Brennspiritus für hohlen Zahn".

13. III. Kein Zittern im Dunkeln; gestern 3 Glas Bier, heute angeblich nichts. Vor Alkohol ernstlich gewarnt.

14. III. Lebhaftes Zittern im Tageslicht, im Dunkeln auch bei starker Senkung.

16. III. Zittern im Tageslicht.

23. IV. Aufnahme ins Krankenhaus.

26. IV. abends kein Zittern. „Brennspiritus für hohlen Zahn."

27. IV. morgens geringes Zittern bei Hebung.

2. V. Behauptet, keinen Alkohol mehr zu sich zu nehmen. Die Schwester entdeckt aber in seinen Taschen und in seinem Bett je 2 Flaschen Schnaps. Ferner wird bemerkt, dass er im Bett noch spät raucht, während er früher behauptet hat, monatlich nur $1/4$ Pfund Presstabak zu verbrauchen. Es wäre also möglich, dass ausser dem Alkohol auch das Nikotin eine Rolle spielt.

Fall 436. 41 Jahre alt, 183 cm, Lichtsinn 11800. 1911 wegen Augenzitterns von mir behandelt.

25. X. 1913. Kommt wieder zur Behandlung des Augenzitterns.

3^h 45. Kein Zittern nach Bücken im Dunkeln. Er hat von 8—$3^1/_2$ Uhr $2^1/_2$ l. Bier getrunken (Lohntag).

27. X. 10^h 25. Zittern langsam, klassisch regelmässig, Raddrehung, $\uparrow + 8^0 + 8^0 \downarrow - 30^0 - 20^0$. 0,5 Adalin.

10^h 46. $\uparrow + 8^0 \downarrow - 18^0$. 0,25 Adalin.

11^h 17. $\uparrow + 10^0 \downarrow - 20^0$.

31. X. 9^h 30. $\uparrow + 8^0 \qquad \downarrow - 18^0$. \qquad 1,0 Adalin.

$\qquad 10^h$ 00. $\uparrow + 15^0 + 16^0 \downarrow + 4^0 + 3^0$. 0,5 \qquad „ .

$\qquad 10^h$ 25. $\uparrow + 15^0 +^0 19 \downarrow + 13^0 + 2^0$.

$\qquad 10^h$ 53. $\uparrow + 15^0 \qquad \downarrow + 6^0$.

4. XI. Gestern auf der Hochzeit 20 Glas Bier und etwas Schnaps getrunken. Heute morgen 2 Glas Bier.

10^h 00. Kein Zittern im Dunkeln bei starker Hebung.

7. XI. 9^h 10. Zittern $\uparrow + 10^0 \downarrow - 17^0$ 0,5. Adalin.

$\qquad 9^h$ 25. \qquad „ \qquad $\uparrow + 12^0 \downarrow + 6^0$ 0,5. \qquad „ .

$\qquad 9^h$ 45. \qquad „ \qquad $\uparrow + 20^0 \downarrow + 10^0$.

10. I. 1914. 2^h 25. Zittern $\uparrow - 10^0 \downarrow - 30^0$. 0,1 Luminal.

$\qquad 3^h$ 05. \qquad „ \qquad $\uparrow - 1^0 \downarrow - 17^0$. 0,1 \qquad „ .

$\qquad 3^h$ 55. \qquad „ \qquad $\uparrow + 17^0 \downarrow + 15^0$.

2. II. 9^h 30. Zittern $\uparrow + 39^0 + 39^0 + 39^0 \downarrow + 37^0 + 36^0 + 37^0$.

$\qquad\qquad\qquad\qquad\qquad\qquad\qquad\qquad$ 30 g Kognak.

$\qquad 9^h$ 50. \qquad „ \qquad $\uparrow + 39^0 + 41^0 + 43^0 \downarrow + 36^0 + 39^0 + 39^0$.

$10^h\,25.$ Zittern $\uparrow + 41^0 + 40^0 + 40^0 \downarrow + 39^0 + 39^0 + 37^0.$
20 g Kognak.

$11^h\,17.$ „ $\uparrow + 39^0 + 40^0 + 42^0 \downarrow + 37^0 + 40^0 + 40^0.$
20 g Kognak.

$11^h\,55.$ „ $\uparrow + 41^0 + 42^0 + 42^0 \downarrow + 39^0 + 40^0 + 40^0.$

Es ist also nicht gelungen, mit Hilfe von 70 g Kognak das Zittern zu unterdrücken. Der Kranke, dem der Einfluss des Alkohols bekannt ist, erklärt, dass er das Zittern, allerdings nur bei Tageslicht, durch 1 Schoppen Schnaps zum Verschwinden bringen könne.

Fall 736. 42 Jahre alt, 162,3 cm, Lichtsinn 11 000.

2. VI. 1914. Zittern im Tageslicht bei Hebung, im Dunkeln auch bei mässiger Senkung, sehr schnell, von wechselnder Amplitude, nicht immer. Er macht den Eindruck eines Alkoholikers.

8. VI. Von seinen Verwandten wird gewünscht, dass er ins Krankenhaus geschickt wird, weil er täglich betrunken ist.

9. VI. Zittern im Tageslicht; im Dunkeln auch bei Senkung Zittern, allgemeiner Tremor.

10. VI. Im Krankenhaus heftiges Zittern.

Vom 12. VI. bis 30. VI. während der Beobachtung im Krankenhaus kein Zittern mehr bemerkt, weder von mir, noch von der Schwester. Er leugnet jeden Alkoholgenuss, ist auch nie dabei ertappt worden, noch erweckt er den Eindruck, weiter zu trinken.

Vielleicht übt also die Enthaltsamkeit bei Gewohnheitstrinkern einen guten Einfluss auf das Zittern aus.

Fall 591 (erwähnt S. 110).

23. IV. 1912. Lebhaftes Zittern beider Augen unter der Horizontalen; starker Tremor der Hände und des Kopfes.

11. VII. Aufnahme ins Krankenhaus wegen Trunkenheit bis zum 27. VII. Hier immer Zittern.

13. VIII. Er will arbeiten; kein Zittern nach Bücken; leugnet Alkoholgenuss (hat Pfefferminzplätzchen gegessen!).

27. VIII. Starkes Zittern im Tageslicht.

3. IX. Kein Zittern im Tageslicht (hat Bier getrunken).

4. IX. arbeitsfähig.

19. VII. 1913. Feiert wegen Verletzung des rechten Auges. Lebhaftes Zittern im Tageslicht, im Dunkeln auch bei mittlerer Senkung.

21. VII. $9^h\,00.$ Gestern um $4^h\,00$ 2 Flaschen Bier getrunken; nur geringes Zittern bei Hebung; am Perimeter Zittern $\uparrow + 20^0$; Amplitude klein. Im Dunkeln einige Schwingungen bei geradem Blick, diskontinuierlich. Nachmittags Zittern viel schlimmer. Im Dunkeln Zittern $\uparrow - 3^0 - 5^0 - 3^0$ $\downarrow - 25^0 - 15^0 - 16^0.$

$2^h\,13.$ 1 g Urethan in Lösung.

$3^h\,00.$ Zittern im Dunkeln $\downarrow - 9^0.$ 1 g Urethan.

$3^h\,30.$ „ $\uparrow - 10^0 \downarrow - 12^0$ im Dunkeln am Perimeter.

$4^h\,05.$ „ $\uparrow - 3^0 \downarrow - 7^0.$

4^h 40. Zittern ↑ — 2^0 ↓ — 4^0.

22. VII. 2 × 2 g Urethan. Zittern nicht wesentlich zu bessern.

30. VII. Wegen Beerdigung 2 (?) Glas Bier um 10^h 00 getrunken.

2^h 42. Am Perimeter im Tageslicht kein deutliches Zittern, im Dunkeln bei geringer Hebung winziges Zittern, diskontinuierlich. Eindringlich vor Alkohol gewarnt.

31. VII. 2^h 20. Heute macht der Mann einen ganz andern Eindruck, bebt an Kopf, Händen und dem ganzen übrigen Körper; heftiges Augenzittern ↓ — 30^0 — 30^0. 500 g Bier.

2^h 45. Zittern ↑ — 25^0 ↓ — 30^0.

3^h 17. „ ↑ — 9^0 (wieder aufhörend) — 6^0 (wieder anfangend). 500 g Bier.

3^h 58. Zittern ↑ — 7^0 ↓ — 12^0.

4^h 30. „ ↑ — 15^0.

1. IX. 2^h 10. Heftiges Zittern im Tageslicht. Am Perimeter ↑ — 14^0 ↓ — 22^0. 1 g Chloralhydrat, dann Aufenthalt im Dunkeln.

2^h 45. Zittern ↑ — 15^0 ↓ — 28^0.

3^h 15. „ ↑ — 19^0 ↓ — 28^0. 1 g Chloralhydrat (schläft danach etwas).

4^h 35. „ ↑ — 9^0 ↓ — 20^0.

13. IX. 1^h 00 mittags mit „3 Mann" $^1/_2$ Liter Schnaps getrunken und Pfeife geraucht.

2^h 55. Kein Zittern im Tageslicht und im Dunkeln nach 5 und 10 × Bücken.

17. IX. 2^h 20. Fürchterliches Augenzittern im Tageslicht und Kopfzittern, so dass der Kopf kaum auf der Kinnstütze gehalten werden kann. Zittern ↑ — 26^0 ↓ — 35^0; 40 g Schnaps.

2^h 45. Zittern ↑ — 18^0 ↓ — 25^0, Kopfzittern entschieden geringer; 40 g Schnaps.

3^h 00. Zittern ↑ — 3^0 ↓ — 5^0.

3^h 30. „ ↑ — 16^0 ↓ — 20^0; 40 g Schnaps.

3^h 43. „ ↑ — 8^0 ↓ — 16^0.

4^h 02. „ ↑ — 19^0 ↓ — 30^0; 40 g Schnaps.

4^h 45. „ ↑ — 16^0 ↓ — 20^0.

24. IX. 2^h 12. Zittern ↑ — 15^0 ↓ — 21^0; 40 g Schnaps und eine Zigarre.

2^h 39. Zittern ↑ — 15^0 ↓ — 18^0; 40 g Schnaps.

3^h 17. „ ↑ — 3^0 ↓ — 5^0; 40 g „ und eine Zigarre.

3^h 45 wieder schlimmer.

4^h 02. Zittern ↑ — 19^0 ↓ — 26^0.

27. IX. 2^h 35. Zittern ↑ — 18^0 ↓ — 22^0; 0,5 Adalin.

3^h 11. „ ↑ — 5^0 ↓ — 5^0; 0,25 „ .

3^h 45. „ ↑ — 3^0 ↓ — 3^0.

20. XI. Angeblich eine Flasche Bier und Bromsalz getrunken; im Dunkeln kein Zittern.

1. XII. 1^h 30. 3 Kognaks zu Hause.

2^h 30. Kein Zittern im Tageslicht, im Dunkeln nur spurweise.

Kurve des Augenzitterns ist früher gegeben (207, Fig. 1 und 2) und Kurve der Hand siehe Fig. 73.

Fall 659. 40 Jahre alt, ist von mir oft auf der Strasse in angetrunkenem Zustande gesehen worden.

Seit 24 Jahren in der Grube, seit 2 Jahren Augenzittern.

18. VI. 1913. Langsames regelmässiges Zittern im Tageslicht, auch bei geringer Senkung, R. $>$ L.

28. VI. $1^h\,00$ eine Flasche Bier, um $2^h\,00$ eine Flasche Bier, zwei Pfeifen geraucht und eine Tasse Kaffee getrunken. (Zu Hause.)

$2^h\,50$. Bei mir weder im Hellen, noch im Dunkeln Zittern nach heftigem Bücken.

30. VI. Eine Flasche Bier. Zittern bei erhobenem Blick.

$3^h\,00$. 20 g Schnaps.

$3^h\,50$. Zittern $\uparrow + 25^0$. 20 g Schnaps.

$4^h\,05$.   „ $\uparrow + 10^0$. Koffein. natriobenz. 0,2.

$5^h\,00$.   „ $\uparrow + 5^0$.

15. VII. Morgens nach Begräbnis nacheinander Kaffee, 1 Kognak, Wurst, wieder 4 Kognaks, dann 1 Boonekamp. Nach dem Essen 1 Glas Bier.

$3^h\,15$. Bei mir in stark angetrunkenem Zustand; weder im Hellen, noch im Dunkeln Zittern.

14. VII. ins Krankenhaus aufgenommen.

15. VII. $^1/_2 6^h\,00$. Eine Flasche Bier.

      $7^h\,20$.   „   „   „ .

      $8^h\,30$. Lebhaftes Zittern im Tageslicht.

      $9^h\,30$. Am Perimeter im Tageslicht $\uparrow 0^0$, im Dunkeln $\uparrow - 8^0$.

      40 g Schnaps.

   $10^h\,15$. Zittern im Dunkeln $\uparrow - 2^0$.

   $11^h\,45$.   „ $\uparrow + 4^0$.

     $2^h\,00$. 2 Schnäpse.

     $2^h\,45$. $\uparrow 0^0$.

     $4^h\,15$. Ebenso.

     $6^h\,00$.   „ .

17. VII. abends $^1/_2 10^h$ 1,0 Veronal.

$12^h\,30$ (nachts) von der Schwester nachgesehen und kein Zittern gefunden, als er wach geworden war.

$4^h\,30$ (morgens) zunächst kein Zittern, dann leises Zittern.

$2^h\,00$ (nachmittags) 1,0 Aleudrin.

$3^h\,30$. Zittern im Tageslicht, am Perimeter $\uparrow + 14^0$.

Fall 719. 49 Jahre alt, 161 cm, Lichtsinn 5750. 33 Jahre in der Grube. Das Augenzittern soll schon im Alter von 18 Jahren begonnen haben.

9. III. 1914. Kommt zur Behandlung des Augenzitterns um $4^h\,00$ nachmittags. Im Tageslicht kein Zittern, im Dunkeln leises Zittern bei starker Hebung. Gibt an, um $3^h\,00$ für 0,50 M Bier getrunken zu haben.

10. III. $^1/_2 10^h\,00$ im Tageslicht bei mässiger Hebung Zittern, im Dunkeln heftiges Zittern auch bei tiefer Senkung von sehr grosser Amplitude.

21. IV. morgens starkes Zittern auch bei Senkung, mehr als an den vorigen Tagen. Gibt spontan an, dass er gestern um 10^h abends $^1/_2$ Schoppen Schnaps getrunken habe. $^1/_2$ Stunde sei das Zittern ganz still gewesen, heute morgen aber sei es wieder schlimmer.

7. V. „Will gesund werden." Kein Zittern bei starker Hebung im Dunkeln. Zunächst gibt er zu, $^1/_2$ Schoppen Schnaps getrunken zu haben. Nach längerem Zureden gesteht er, dass die genossene Menge in Wirklichlichkeit $^3/_4$ Liter betrug. Dann äussert er sich so: „Das Augenzittern ist eine Krankheit, die gar nicht zu heilen ist, und die Schnapstrinker kriegen die Krankheit umso viel schlimmer." Er raucht stark, trinkt aber nur zweimal in der Woche 1 Schoppen Schnaps. Dann verspricht er, am nächsten und übernächsten Tage nichts zu trinken.

9. V. Das Zittern ist so schlimm, wie ich es noch nie gesehen habe. Die Augen können auch im Tageslicht überhaupt nicht zur Ruhe gebracht werden. Daneben Zittern des Kopfes, der Hände und besonders des Kinnes. (Siehe auch S. 110.)

Ergebnis. Die Annahme, dass der Alkohol das Zittern vermindern und selbst in schlimmen Fällen ganz beseitigen kann, ist durch diese Beobachtungen hinreichend begründet. Experimentell ist es mir wohl gelungen, es zu mildern, aber nicht, es völlig zu unterdrücken. Es sind dazu wahrscheinlich bedeutend grössere Mengen Alkohol erforderlich (z. B. bei Fall 719 $^3/_4$ Liter Schnaps), als man in der Sprechstunde aus naheliegenden Gründen verabreichen kann. Über 160 g Schnaps und 1 Liter Bier bin ich nicht hinausgegangen.

Die Wirkung des Alkohols ist vorübergehend; sie beruht auf seiner narkotischen Eigenschaft.

8. Der Einfluss von Medikamenten.

Bisher gebräuchliche Mittel waren Strychnin, Eisen, Chinin (Dransart, Nieden, Snell), Bromsalz (Nieden, Snell), Atropin und Eserin (Romiée), Hypophosphite (Tomlin), Ameisensäure (Arch. Stanley Percival 134).

Von Eisen, Chinin, den Hypophosphiten ist ein experimentell nachweisbarer Einfluss wohl nicht zu erwarten. Sie wurden nicht geprüft.

Atropin und Eserin sind von Romiée (61) auf Grund seiner Anschauungen über die Beziehungen des Augenzitterns der Bergleute zur Akkommodation, die unhaltbar sind, empfohlen. Gleichwohl wäre ein günstiger Einfluss der Pupillenerweiterung möglich wegen der Abhängigkeit des Augenzitterns von der Beleuchtung, indem die ins Auge gelangende grössere Lichtmenge beruhigend wirkt.

Die Ameisensäure ist den weiter unten genannten Stoffen chemisch verwandt. Ich habe sie nicht nachgeprüft, weil mir ihre Dosierung nicht bekannt ist, und weil ich sie wegen ihres chemischen Baues für nicht tauglich halte.

Es bleiben noch Strychnin und Brom, die unten besprochen werden sollen.

Neue Wege. Die Beobachtung der beruhigenden Wirkung des Athylalkohols auf das Augenzittern veranlasste mich, eine Reihe von Stoffen, die ihm chemisch verwandt sind, zu untersuchen (190). Die Zahl derartiger Stoffe ist sehr gross, und sie steigt von Tag zu Tag. Weil unter ihnen sich möglicherweise einzelne zur Behandlung des Augenzitterns eignen, gebe ich zunächst eine grössere Übersicht, die aber auf Vollständigkeit keinen Anspruch macht[1]).

Sie sind ziemlich willkürlich geordnet nach ihren Beziehungen zu den verschiedenen Alkoholen.

a) Stoffe aus der Fettreihe.

1. Ableitungen des Methylalkohols (Karbinol) $CH_3.OH$.

Chloroform, $CHCl_3$, Ameisensäure, $H-COOH$. Antipyrin = Phenyl-dimethylpyrazolon, $C_{12}H_2N_2O$. Pyramidon-(Höchst)=Dimethylamidoanti-pyrin, $C_{11}H_{11}N_2O . N{<}{CH_3 \atop CH_3}$, (0,3—0,5). Die Gruppe NCH_3, die im Antipyrin enthalten ist, sitzt auch im Morphium und allen stark narkotischen natürlichen Alkaloiden.

Trigemin (Höchst) = Dimethylamidoantipyrin-Butylchloralhydrat, $C_{13}H_{17}N_3O . C_4H_7O_2Cl_3$, 0,5—0,75.

Migränin (Höchst) = Antipyrinum coffeinocitricum (1,1).

2. Ableitungen des Äthylalkohols, $C_2H_5.OH (CH_3—CH_2OH)$.

Chloräthyl, C_2H_5Cl.
Bromäthyl, C_2H_5Br.
Äther, $C_2H_5 . O . C_2H_5$.
Paraldehyd, $(CH_3 . CHO)_3$ (3,0—6,0).
Chloralhydrat, $CCl_3—CH(OH)_2$ (1,5—2,5).
Hypnalum (Höchst) = Chloralhydrat-Antipyrin:

$$CCl_3CH(OH)_2 . C_{11}H_{12}N_2O.$$

Urethan entstehend aus:

$$NH_2 . CO \boxed{NH_2 + H}\ O . C_2H_5\ (1,0—2,0—4,0).$$
Harnstoff $\qquad\qquad$ Alkohol

Hedonal (Bayer) = Methylpropylkarbinolurethan:

$$\left.{CH_3 \atop C_3H_7}\right\rangle CH—O—CO . NH_2\ (2,0—3,0).$$

---

[1]) Bearbeitet nach Bernthsen, Organische Chemie; Tappheiner, Arznei-mittellehre; Remedia „Höchst"; Pharmazeutische Produkte der Farbenfabriken vorm. Bayer & Co., Elberfeld und Leverkusen.

Adalin (Bayer) = Bromdiäthylacetykarbamid:

$(C_2H_5)_2 Br—C—CO . NH . CO . NH_2$ (0,25—0,5—0,75—1,0—1,5).

Valyl (Höchst) = Valeriansäurediäthylamid:

$$C_4H_9 . CO . N . (C_2H_5)_2.$$

Sulfonal:

$$\begin{array}{c} CH_3 \\ \diagdown \\ \diagup \\ CH_3 \end{array} C \begin{array}{c} \diagup SO_2 . C_2H_5 \\ \diagdown SO_2 . C_2H_5 \end{array} \quad (2,0—4,0\ !)$$

Trional (Methylsulfonal) = Diäthylsulfonmethyläthylmethan:

$$\begin{array}{c} CH_3 \\ \diagdown \\ \diagup \\ C_2H_5 \end{array} C \begin{array}{c} \diagup SO_2C_2H_5 \\ \diagdown SO_2C_2H_5 \end{array} \quad (1,0—1,5).$$

Diäthylmalonylharnstoff = Acid. diäthylbarbituricum (Höchst) = Veronal (Bayer) [0,5—0,75 (!) —1,0 (!)].

$$\begin{array}{c} C_2H_5 \\ \diagdown \\ \diagup \\ C_2H_5 \end{array} C \begin{array}{c} \diagup CO—NH \\ \diagdown CO—NH \end{array} CO$$

und sein Natriumsalz.

Phenylmalonylharnstoff = Luminal (Bayer):

$$\begin{array}{c} & CH—NH \\ C_6H_5 & | \quad\quad | \\ \diagdown & \\ \diagup C & CO \quad (0,15—0,3—0,6—0,8). \\ C_2H_5 & | \quad\quad | \\ & CO—NH \end{array}$$

3. Ableitungen des Propylalkohols, $C_3H_7 . OH . OH$, und zwar normaler Propylalkohol (Äthylkarbinol) $CH_3—CH_2—CH_2—OH$, und sekundärer Propylalkohol (Isopropylalkohol = Dimethylkarbinol, $(CH_3)_2 = CH . OH$.

Dipropylmalonylharnstoff = Acidum dipropylbarbituricum (Höchst) = Proponal (Bayer) (0,15—0,3):

$$\begin{array}{c} C_3H_7 \\ \diagdown \\ \diagup \\ C_3H_7 \end{array} C \begin{array}{c} \diagup CO—NH \\ \diagdown CO—NH \end{array} CO.$$

Aleudrin (Beckmann) = Karbaminsäureester des $\alpha\alpha$-Dichlorisopropylalkohols:

$$\begin{array}{c} CH_2Cl \\ | \\ CH . O . CO . NH_2 . \\ | \\ CH_2Cl \end{array}$$

Isopral (Bayer) = Trichlorisopropylalkohol:

$$\begin{array}{c} CCl_3 \\ \diagdown \\ \diagup \\ CH_3 \end{array} CH . OH.$$

4. **Ableitungen des Amylalkohols**, $C_5H_{11} . OH$, und zwar des tertiären Amylalkohols (= Amylenhydrat):

$$CH_3\!\!\diagdown\!\!\underset{CH_3\diagup}{}\!\!COH\!-\!CH_2CH_3.$$

Valamin (Neumann) = Valeriansäureester des Amylenhydrats:

$$\begin{matrix}CH_3\diagdown\\CH_3\!\!-\!\!\\C_2H_5\diagup\end{matrix}COOC_5H_9.$$

b) Stoffe aus der Benzolreihe.

Adamon (Bayer) = Dibromdihydrozimtsäureborneolester (0,5—1,0):

$$C_6H_5CHBr\!-\!CHBrCOOC_{10}H_{17}.$$

Manche der früher genannten Stoffe hätten auch hier angeführt werden können.

Ferner Alkaloide wie Opium, Belladonna, Strychnin, Koffein usw.

In diesen Stoffen spielen die Alkoholradikale (C_nH_{2n+1}) z. B. C_2H_5, einfach und mehrfach, eine grosse Rolle. Zutritt von Chlor, Brom, Ammoniak verstärkt die Wirkung, die als eine beruhigende und schlafmachende zu bezeichnen ist.

Was zunächst die Frage nach dem Verhalten des Augenzitterns im Schlaf und in der Narkose angeht, so ist anzunehmen, dass es darin aufhört (vgl. S. 157). Doch hatte ich bis jetzt keine Gelegenheit, der Narkose eines Augenzitterers beizuwohnen.

Eine systematische Prüfung aller oben genannten Stoffe konnte noch nicht durchgeführt werden. Mein Hauptaugenmerk richtete ich zunächst auf die Abkömmlinge des Äthyl- und Propylalkohols.

Prüfungsmethode. Das einfachste Mittel, den feineren Ablauf der Arzneimittelwirkung zu verfolgen, ist die Feststellung der Blickrichtung, in der das Augenzittern bei Aufwärtsbewegung der Augen beginnt und bei Abwärtsbewegung aufhört.

Zunächst mass ich am Perimeter, später z. T. an dem S. 113 beschriebenen Apparat und z. T. an einer $1^1/_2$ m entfernten Gradeinteilung. Der Kopf wird durch Kinn- und Nackenstütze befestigt, und die Ohr-Augenlinie wagerecht eingestellt. Alle bisher genannten Einflüsse, denen das Augenzittern unterliegt, sind als Fehlerquelle möglichst auszuschalten, besonders Kopf- und Körperbewegungen und Änderungen der Beleuchtung. Hat ein Mann einen längeren Marsch hinter sich, so kann er bei der ersten Prüfung unmittelbar nachher ein ungünstigeres Verhalten zeigen, als nach längerem Sitzen im

Wartezimmer. Auf geringe Unterschiede vor und nach der Verabreichung von Medikamenten ist kein Gewicht zu legen. Auch eine einmalige Besserung beweist nichts. Ein Mittel ist nur dann als wirksam zu bezeichnen, wenn sein günstiger Einfluss sich bei mehreren Prüfungen wenigstens bei demselben Fall feststellen lässt.

Beobachtungen. Den früher schon eingestreuten Fällen sind noch folgende hinzuzufügen.

Fall 802. 32 Jahre alt, 1907 wegen Augenzitterns schon gefeiert.

28. XI. 1914. Zittern sehr lebhaft bei tiefer Senkung, beiderseits schräg ellipsenförmig gegen den Uhrzeiger.

29. III. 1915. Im Tageslicht $+$ Glühlampe Zittern. $\uparrow + 25^0 + 25^0 \downarrow$. Ruhe erst unter $- 40^0$.

6. IV. Tagesl. $+$ Glühl. Zittern $\uparrow + 28^0 + 28^0 + 28^0 \downarrow - 35^0 - 32^0 - 35^0$. Dunkel $+$ Glühlampe Zittern $\uparrow + 28^0 \downarrow - 35^0$.

$10^h 05$. 0,5 Adalin.

$10^h 23$. Zittern weder im Tageslicht, noch im Dunkeln bei starker Hebung. Also glänzende Besserung, um so sicherer, als das Zittern hier sehr konstant ist.

$11^h 00$. Im Tageslicht $+$ Glühlampe Zittern $\uparrow + 25^0$, Ruhe, $+ 28^0 \downarrow - 35^0$, Ruhe, $- 36$. Im Dunkeln $+$ Glühlampe Zittern $\uparrow + 28^0 + 28^0 + 28^0 \downarrow - 38^0 - 42^0 - 35^0$.

12. IV. Im Tageslicht $+$ Glühlampe Zittern $\uparrow + 27^0 + 30^0 + 30^0 \downarrow - 28^0 - 28^0 - 28^0$. Im Dunkeln $+$ Glühlampe Zittern $\uparrow + 30^0 \downarrow - 31^0$.

$9^h 55$. 0,2 Coffein. natriobenzoic.

$10^h 05$. Zittern $\uparrow + 28^0 + 33^0 + 33^0 \downarrow - 29^0 - 29^0 - 29^0$.

$10^h 24$. „ $\uparrow + 33^0 + 34^0 + 35^0 \downarrow - 28^0 - 26^0 - 27^0$.

$10^h 45$. „ $\uparrow + 33^0 + 33^0 + 33^0 \downarrow - 30^0 - 32^0 - 25^0$.

$11^h 22$. „ $\uparrow + 27^0 + 27^0 + 27^0 \downarrow - 32^0 - 35^0 - 37^0$.

Koffein wirkt also gar nicht.

3. V. Zittern $\uparrow + 25^0 + 26^0 + 26^0 \downarrow - 38^0 - 39^0 - 39^0$.

1. VI. „ $\uparrow + 29^0 + 29^0 + 29^0 \downarrow - 38^0 - 38^0 - 38^0$.

Invalide entlassen. Er hat eine Anzahl Röhrchen Adalin genommen. Obgleich es im Einzelversuch prompt wirkt, ist hier von einer Dauerwirkung im ersten halben Jahr nichts zu merken.

Fall 81. 40 Jahre alt. Seit 1900 an Augenzittern leidend; Zittern rechts schräg nach rechts oben, links ellipsenförmig nach links oben mit Uhrzeiger.

6. IV. 1915. Im Tageslicht $+$ Glühlampe Zittern $\uparrow + 28^0 + 24^0 + 24^0 \downarrow + 11^0 + 12^0 + 17^0$.

Dunkel $+$ Glühlampe Zittern $\uparrow + 14^0 + 12^0 + 12^0 \downarrow + 5^0 + 6^0 + 5^0$.

$2^h 45$. 0,5 Adalin.

$3^h 00$. Zittern $\uparrow + 28^0 + 15^0 + 15^0 \downarrow + 15^0 + 11^0 + 12^0$.

Dunkel „ $\uparrow + 15^0 + 15^0 + 15^0 \downarrow + 12^0 + 12^0 + 12^0$.

$3^h 44$. Tageslicht Zittern $\uparrow + 32^0 + 28^0 + 25^0 \downarrow + 17^0 + 13^0 + 16^0$.

Dunkel „ $\uparrow + 16^0 + 19^0 + 19^0 \downarrow + 12^0 + 13^0 + 16^0$.

12. IV. Tagesl. + Glühl. Zittern ↑ $+16^0+16^0+16^0$ ↓ $+10^0+10^0+10^0$.
Dunkel + Glühlampe „ ↑ $+16^0+16^0+14^0$ ↓ $+10^0+10^0+11^0$.
10^h 04. 0,001 Strychnin per os.
10^h 22. Zittern ↑ $+22^0+20^0+20^0$ ↓ $+12^0+10^0+10^0$.
10^h 43. „ ↑ $+22^0+22^0+21^0$ ↓ $+12^0+12^0+11^0$.
11^h 21. „ ↑ $+32^0+26^0+26^0$ ↓ $+16^0+16^0+16^0$.
Vergleicht man die letzte Messung mit der ersten, so ist allerdings eine gewisse Besserung bei Strychnindarreichung zu verzeichnen.

Fall 585. 45 Jahre alt. Heftigstes, mit Lidkrampf verbundenes Zittern, rotierend mit Uhrzeiger, das auch durch tiefste Blicksenkung nur selten beseitigt werden kann. Weder durch 1,0 Adalin, noch durch 0,001 Strychnin ist eine deutliche Besserung zu erreichen.

Fall 575. 44 Jahre alt, seit 11 Jahren an Augenzittern leidend, rotierend gegen Uhrzeiger, ungeordnet.

3. IV. 1915. Im Tageslicht + Glühlampe Zittern ↑ $-35^0-35^0-22^0$ ↓ $-39^0-36^0-38^0$.

Im Dunkeln + Glühlampe ↑ $-37^0-37^0-37^0$ ↓ $-40^0-40^0-40^0$.

Im Dunkeln bleibt das Zittern bis zu stärkster Hebung, wird aber bei $+30^0$ deutlich geringer.

9. IV. Zittern bei tiefster Senkung -40^0.

2^h 25, 0,001 Strychnin.

2^h 40. Zittern ↑ $-37^0-37^0-36^0$ ↓ $-40^0-40^0-40^0$.

3^h 16. „ ↑ $-37^0-37^0-36^0$ ↓ $-40^0-40^0-40^0$.

3^h 40. „ bei tiefster Senkung -40^0.

10. IV. 2^h 33. Zittern bei tiefster Senkung -35^0, Tageslicht + Glühlampe. 0,5 Adalin.

2^h 47. Zittern bei -35^0.

2^h 55. 0,25 Adalin.

3^h 08. Zittern ↑ $-2^0-25^0-25^0$ ↓ $-30^0-32^0-32^0$.

4^h 00. „ ↑ $-15^0-7^0-12^0$ ↓ $-25^0-20^0-20^0$.

Adalin bewirkt bei diesem schlimmen Fall eine mässige Besserung, Strychnin gar keine.

20. V. Zittern ↑ $-21^0-19^0-22^0$ ↓ $-27^0-30^0-27^0$.

2. VI. „ ↑ $-21^0-13^0-12^0$ ↓ $-31^0-30^0-30^0$.

Seit Anfang April hat er regelmässig brausendes Bromsalz genommen.

Fall 469. 42 Jahre alt, seit 1910 an Augenzittern leidend.

25. IX. 1913. Heftigstes Augenzittern bei geradem Blick, diagonal nach oben aussen, mit etwas Rotation gegen Uhrzeiger.

Am Perimeter Zittern ↑ -55^0 ↓ -65^0.

10^h 06. 0,5 Aleudrin.

10^h 30. Zittern ↑ $+35^0$ ↓ -44^0. 0,25 Aleudrin.

Zittern ↑ $+28^0$, dann Ruhe, weiter Ruhe ↑ bis $+35^0$. Dann Hustenanfall, wieder starkes Zittern ↓ bis -50^0. Dann Zittern ↑ $+27^0$, dann Ruhe bis ↑ $+40^0$.

2^h 20. Zittern ↑ $+30^0$ ↓ $+16^0$. 0,25 Aleudrin.

2^h 56. Am Perimeter bei maximaler Hebung kein sicheres Zittern; im

Dunkeln zuerst bei starker Hebung nur spurweises Zittern, am Schluss starker Anfall.

26. IX. $9^h 10'$ massloses Zittern bei stärkster Senkung.
Am Perimeter ↑ $+ 19^0, + 22^0$ ↓ $— 62^0 — 39^0$. 0,001 Strychnin.
$9^h 50'$. Auf dem Stuhl ganz starkes Zittern, auch bei starker Senkung.
Am Perimeter ↑ $+ 22^0 + 25^0$ ↓ $+ 22^0 — 56^0$.
$10^h 30'$. Zittern ↑ $+ 20^0$ ↓ $— 58^0$.
$2^h 40'$. Zittern wechselnd, manchmal ganz schlimm.
Am Perimeter Zittern ↑ $+ 26^0 + 24^0$ ↓ $— 18^0 + 24^0$. 0,25 Aleudrin.
$3^h 09'$. Am Perimeter ↑ $+ 16^0 + 20^0$ ↓ $+ 16^0 — 53^0$. 0,5 „ .
$3^h 30'$. Zittern ↑ $+ 22^0$, Ruhe, ↑ wieder Zittern bei $+ 30^0$, ganz gering.
$4^h 09'$. „ ↑ $+ 22^0$, dann Ruhe.
　　　　↑ $+ 25^0$, „ „ .
　　　　↑ $+ 30^0$, ganz gering.
27. IX. Zittern ↑ $+ 14^0$ ↓ $— 58^0$.
$9^h 20'$. 0,5 Adalin.
$10^h 00'$. Am Perimeter Zittern ↑ $+ 20^0$ ↓ 0^0. 0,25 Adalin.
$11^h 15'$, Zittern ↑ $+ 20^0 + 25^0$ ↓ $+ 10^0 — 3^0$.
1. X. $9^h 15'$. Zittern ↑ $+ 8^0$ ↓ $— 61^0$. 0,5 Adalin.
$9^h 54'$. Zittern ↑ $+ 19^0$, dann Ruhe.
　　　　↑ $+ 23^0$, „ „ .
　　　　↑ $+ 26^0$, ganz gering.
$10^h 37'$. Zittern ↑ $+ 20^0$, dann Ruhe.
　　　　↑ $+ 23^0$, „ „ .
　　　　↑ $+ 30^0$, meistens Ruhe.
　　　　↑ $+ 20^0$, dann Ruhe.
$11^h 27'$. Zittern ↑ $+ 21^0$, bald still.
　　　　↑ $+ 35^0$, still oder ganz winzig.
Wenn er von da heruntergeht, wird das Zittern stärker und bleibt bis $+ 21^0$.
3. X. Zittern ↑ $+ 12^0$ ↓ $— 55^0$.
$9^h 20'$. 0,5 Adalin.
$9^h 53'$. Zittern ↑ $+ 25^0$ ganz wenig, auch bei $+ 35^0$ ganz wenig.
Steigt er von da herab, so wird es ganz heftig und bleibt bis $— 32^0$. 0,25 Adalin.
$10^h 36'$. Zittern ↑ $+ 24^0$, dann Ruhe.
Bei $+ 35^0$ fast gar nichts. Beim Abstieg bleibt es bis $+ 12^0$.
29. X. Heftigstes Zittern. Zittern ↑ $+ 1^0$ ↓ $— 50^0$.
$2^h 10'$. 0,5 Aleudrin.
$2^h 50'$. Zittern ↑ $+ 6^0$ ↓ $— 46^0$. 0,5 Aleudrin.
$3^h 15'$. In ruhiger Haltung auf dem Drehstuhl kein Zittern mehr.
Zittern ↑ $+ 18^0$ wenig, bald aufhörend.
　　　↑ $+ 22^0$ etwas, „ „
　　↑ $+ 30^0$ wenig.
　　↑ bis $+ 18^0$.
$4^h 03'$. Zittern ↑ $+ 25^0 + 30^0$, kaum angedeutet.
Bei folgender Senkung ruhig.
31. X. $2^h 21'$. Zittern ↑ $+ 8^0$ ↓ $— 57^0$. 0,5 Adalin.

2^h 57. Zittern ↑ + 22⁰, dann Ruhe.

↑ + 25⁰, „ „ .

Auch bei Abwärtsbewegung des Blickes Ruhe.

4. XI. 2^h 15. Zittern ↑ + 6⁰ ↓ — 55⁰. 0,5 Adalin.

2^h 56. Zittern ↑ + 22⁰ ↓ — 48⁰.

3^h 30. Am Perimeter kein Zittern mehr.

6. XI. Zittern ↑ + 6⁰ ↓ — 53⁰.

2^h 06. 0,5 Adalin.

2^h 34. Zittern ↑ + 23⁰, dann Ruhe.

↑ + 29⁰, „ „ .

Beim Abstieg kein Zittern. 0,5 Adalin.

3^h 08. Kein Zittern am Perimeter.

31. XII. Zittern im Tageslicht bei Hebung, im Dunkeln auch bei ziemlich starker Senkung.

9^h 20. 0,25 diäthylbarbitursaures Natrium.

9^h 50. Zittern weg, auch im Dunkeln.

Fall 676. 47 Jahre alt.

4. XI. 1913. 9^h 10. Zittern wie am 3. XI. siehe S. 138. 0,5 Adalin.

9^h 40. Im Tageslicht und im Dunkeln bei vornübergebeugtem Kopf kein Zittern mehr.

10^h 43. Bei vornübergebeugtem Kopf im Dunkeln wieder Zittern.

11. XI. 2^h 30. In ruhiger Haltung auf dem Stuhl bei geradem Kopf heftiges Zittern, auch bei starker Senkung. Am Perimeter ↓ bis — 20⁰. Wenn die Augen dann nach oben gehen, kein Zittern bis + 40⁰. Wenn sie von da wieder herunter wandern, so fängt es sofort an, wird sehr heftig und bleibt ↓ bis — 3. 0,25⁰ Adalin.

2^h 45. Heftiges Zittern. 0,25 Aleudrin.

3^h 06. Kein Zittern am Perimeter bei Hebung und Senkung. Auf dem Stuhl bei vornübergebeugtem Kopf noch heftiges Zittern bei gesenktem Blick. 0,25 Aleudrin.

3^h 40. Auf dem Stuhl bei mittlerem Bücken des Kopfes kein Zittern, bei starkem Bücken noch heftiges Zittern. 0,25 Aleudrin.

4^h 08. Keine weitere Besserung, eher etwas schlimmer, indem bei geringer Kopfneigung schon Zittern auftritt.

12. XI. 2^h 45. Bei gerader Kopfhaltung nur Zittern bei starker Hebung; am Perimeter ↑ bei + 35⁰, ganz gering. Wenn er den Kopf ganz wenig nach vorn neigt, entsteht heftiges Zittern, auch bei starker Senkung des Blickes. 0,25 Aleudrin.

3^h 00. Ebenso. 0,25 Aleudrin.

3^h 25. 0,25 Aleudrin.

3^h 38. Zittern bei vornübergebeugtem Kopf nicht mehr vorhanden. Dasselbe Experiment an verschiedenen Tagen mit gleichem Erfolg wiederholt.

Adalin wirkt ebenso.

30. XII. 9^h 13. Bei vornübergebeugtem Kopf starkes Zittern. 0,25 diäthylbarbitursaures Natrium.

9^h 55. Zittern weg, auch im Dunkeln bei gebückter Kopfhaltung.

10^h 45. Zittern bei starker Hebung im Tageslicht.

10. I. 1914. 0,1 Luminal wirkt auch so · günstig.

Der Kranke bekommt vom 19. XII. 1913 an eine Zeitlang Adalin zu Hause.

Ende Januar 1914 sind durch Bücken nur noch kurze Anfälle auszulösen.

Ergebnis. Das Augenzittern der Bergleute kann durch den Äthylalkohol und die ihm verwandten Sedativa und Hypnotika, besonders Adalin, Aleudrin, Veronal und Luminal gemildert und bei genügender Gabe ganz unterdrückt werden. Während aber vom Alkohol dafür sicher grössere, aber noch nicht genaue bekannte Mengen erforderlich sind, genügen von den genannten Heilmitteln bisweilen kleine Gaben von 1 g und weniger. Am leichtesten reagieren die Fälle mit sogenanntem labilen Gleichgewicht der Augeninnervation, d. h. diejenigen, die auf geringe Kopfbewegungen mit heftigem Zittern antworten. Manche lassen sich durch die bisher verabreichten Mengen nicht bessern.

Die Wirkung beginnt in der Regel schon nach einigen Minuten mit einer Verschiebung des Zittern nach oben und einer Verkleinerung des Differenzwinkels. Nach $^1/_2$ Stunde ist sie auf der Höhe und nach 1 Stunde bereits abgelaufen.

Von Koffein sah ich keinen Erfolg, von Strychnin auch nicht, abgesehen von einem Fall, wo sich das Zittern etwas nach oben zurückzog.

9. Seelische Einflüsse.

Das Augenzittern ist in seinen hauptsächlichen Merkmalen: Ablauf, Dauer und Bahn der Zuckungen vom Willen unabhängig, in seinen nebensächlichen: Amplitude, Anfang und Ende des Anfalls auf dem Umweg über die früher geschilderten Einflüsse: Beleuchtung, Weit- und Nahesehen, Augen- und Kopfhaltung, Lidschlag usw. dem Willen zugänglich. Es gibt Leute, bei denen es dem Arzt nicht gelingt, durch Anwendung der verschiedenen Kunstgriffe das latente Augenzittern sichtbar zu machen, die aber selbst fähig sind, einen Anfall auszulösen, allerdings nicht immer auf Kommando. Der Anfall kann ausserordentlich heftig sein, ist aber in der Regel kurz. Sie gehen dabei im Dunkelzimmer wohl hin und her bei bestimmter Augen- und Kopfhaltung. Zur Erklärung wird man zunächst annehmen, dass sie sich der oben angeführten Einflüsse bedienen, von denen sie natürlich eine viel feinere, wenn auch unbewusste, Kenntnis haben müssen, als der Arzt.

Anderseits wäre es auch nicht ausgeschlossen, dass noch weitere, bisher unbekannte Einflüsse, auch seelischer Art, vorhanden sind. Unter diesem Gesichtspunkt drei Kriegsbeobachtungen.

Fall 810. 33 Jahre alt. 162,3 cm. Lichtsinn 17200. Seit 17 Jahren in der Grube. Am 4. VIII. 1914 ins Heer eingestellt; am 3. IX. Sturmangriff bei Mlawa mitgemacht. Als er sich im Feuer niederlegen musste, bemerkte er beim Zielen, dass alles vor den Augen wackelte. Als er noch zur Zeche ging, hatte er schon über Kopfschmerzen und schlechtes Sehen in der Dunkelheit, aber nie über Bewegung der Lichter zu klagen. Am 19. X. kam er nach einer Verletzung des Zeigefingers ins Lazarett, wo er wegen seiner Augenbeschwerden eine blaue Brille erhielt.

Am 19. XII. zuerst bei mir.

Er hält den Kopf nach rechts gedreht und etwas zur rechten Schulter geneigt. Bei geradem Blick sehr heftiges Zittern, rechts schräg ellipsenförmig mit Uhrzeiger, links diagonal.

$$\uparrow - 19^0 - 16^0 - 13^0 \downarrow - 25^0 - 20^0 - 21^0.$$

Bei Rechtswendung ist es stark, bei Linkswendung wird es geringer und hört bei 40^0 nach links auf.

31. XII. Heftiges Zittern.

2. I. 1915 zuletzt bei mir. Heftiges Zittern.

Fall 808[1]). 31 Jahre alt, 161,2 cm. Seit 14 Jahren in der Grube. Augenzittern zuerst im Juli 1914 bemerkt. Seit August im Heere. In der Schlacht bei Soldau (18. VIII.) soll das Augenzittern sich im Granatfeuer verschlimmert haben.

R. $= {}^4|_4 E$; L. $= {}^4|_4 + 0,5 D$.

18. XII. 1914 zuerst bei mir.

Kein Zittern bei gerader Kopfhaltung und bei 20^0 nach hinten und 20^0 und 30^0 nach vorn gelegtem Kopf.

Kopf 25^0 nach rechts geneigt Zittern: $\uparrow + 43^0 + 42^0 + 39^0 \downarrow - 4^0 - 8^0 - 5^0$.

Kopf 25^0 nach links geneigt kein Zittern.

Im Dunkelzimmer fortwährend heftiges Zittern bei tiefer Senkung. Später Ruhe bei starker Hebung. Durch Kopfschütteln wird das Zittern wieder hervorgerufen, mehr noch durch Auf- und Abgehen. Anfall immer ganz kurz. Zittern rechts schräg ellipsenförmig mit Uhrzeiger; links kreisförmig mit Uhrzeiger, nicht regelmässig. Bei der Rückkehr aus dem Dunkeln ins Helle heftiges Zittern, nach 1 Minute zu Ende.

23. XII. Heftiges Zittern.

15. I. 1915. Ebenso.

2. II. Vor 1 Stunde angeblich 1 Glas Bier; kein Zittern im Dunkeln, so dass die Lichtsinnprüfung begonnen werden kann. Nach $1|_2$ Stunde muss sie wegen heftigen Zitterns abgebrochen werden.

2. III. Lebhaftes Zittern im Tageslicht.

16. III. Kein Zittern.

23. III. Kein Zittern im Tageslicht nach Bücken. Zur Arbeit entlassen.

---

[1]) Sein Bruder, Fall 821, 24 (!) Jahre alt, 157,2 cm, Lichtsinn 12500, seit 7 Jahren in der Grube, trat am 21. I. 1915 in meine Behandlung wegen lebhaftem Augenzitterns bei gesenktem Blick.

Fall 36. Vorgeschichte S. 31.

12. VIII. 1914 zuletzt bei mir, Zittern ganz gering.

22. XI. schreibt er mir aus seiner Garnison, nachdem er vor kurzem eingerückt war: „Wie Sie sich erinnern, haben Sie mich mehrere Jahre auf Augenzittern behandelt, ohne dass sich mein Zustand wesentlich verschlimmert hätte. Nun glaubte ich doch ganz bestimmt, wenn ich jetzt für eine Zeitlang aus der Grube herauskäme, würde sich das Augenzittern verlieren oder wenigstens schwächer werden. Zu meinem Erstaunen sehe ich jedoch, dass das Gegenteil der Fall ist. In der Dämmerung und Dunkelheit habe ich hier mehr Augenzittern als zu Hause und bei meiner bergmännischen Arbeit. Woher kommt diese eigentümliche Erscheinung? Sollte sie vielleicht damit zusammenhängen, dass ich jetzt dauernd eine Brille trage? Zu Hause habe ich sie nur bei Bedarf getragen, täglich 2 Stunden."

Als ich ihm meine Meinung dahin äusserte, dass vielleicht die starken körperlichen Anstrengungen des Exerzierens daran schuld seien, antwortete er am 2. XII.: „Ich bin hier noch mit mehreren Bergleuten zusammen gekommen, die ebenfalls die Wahrnehmung gemacht haben, dass sich ihr Augenzittern verschlimmert hat. Grosse Anstrengungen habe ich bis jetzt kaum gemacht; dagegen führt man hier ein sehr unregelmässiges Leben. Spät schlafen gehen, spät aufstehen, kalte Füsse, heisser Kopf, vieles Rauchen .. Alkohol trinke ich hier sehr mässig.

Derartige Fälle, wie sie sich jetzt wohl noch häufen werden, stellen dem Gutachter zwei wichtige Fragen.

1. Ist es möglich, dass Augenzittern der Bergleute durch die Anstrengungen des militärischen Dienstes oder die Aufregungen der Schlacht bei ehemaligen Bergleuten hervorgerufen wird? Antwort: nein.

Der Beginn des Augenzitterns ist in tiefes Dunkel gehüllt. Wir wissen nicht, ob der erste Anfall nur in der Grube oder auch ausserhalb auftreten, und ob es sich allmählich oder auch mehr plötzlich, explosionsartig entwickeln kann, wenn die ursächlichen Bedingungen — ungefähr dreijährige Grubenarbeit + bestimmte körperliche Veranlagung — erfüllt sind. Mag auch die allmähliche Verschlimmerung die Regel sein, so glaube ich auf Grund einiger Beobachtungen doch, dass es bisweilen im Laufe einiger Wochen einen hohen Grad erreicht. So viel ist ziemlich sicher, dass das Augenzittern der Bergleute eine Krankheit sui generis ist, deren Ausbruch nur im engen Anschluss an die Grubenarbeit und nicht Wochen oder Monate nach der Abkehr von ihr erfolgt.

2. Erscheint es glaublich, dass bestehendes Augenzittern durch die Gemütsbewegungen des Krieges verschlimmert wird? Ich habe reichliche Gelegenheit gehabt, festzustellen, dass auf die Angaben des Kranken in dieser Beziehung im allgemeinen kein Verlass ist. Im

Falle 810 wäre es denkbar, dass ihm das Augenzittern in Bauchlage beim Zielen (Augen gehoben) besonders unangenehm zum Bewusstsein gekommen ist.

Das Augenzittern der beiden ersten Soldaten war so hochgradig, dass sie meines Erachtens für dienstuntauglich gehalten werden mussten. Man wird also vielleicht einwenden, sie wären doch gewiss nicht eingestellt worden, wenn ihr Zittern von Anfang an eine solche Heftigkeit gezeigt hätte. Dieser Einwand ist nicht stichhaltig. Denn ich habe erlebt, dass aus meiner Praxis wegen lebhaften Augenzitterns krankfeiernde Bergleute dennoch zur Waffe einberufen worden sind.

Der dritte Fall, ein sehr intelligenter Steiger, machte die Beobachtung, dass sein Zittern, das zur Zeit seiner unterirdischen Tätigkeit auch nach meinen Feststellungen sehr gering war, sich in der Garnison verschlimmerte, ohne dass bestimmte äussere Schädlichkeiten dafür verantwortlich gemacht werden konnten. Für diese Angabe, die mir übrigens schon vorher begegnet ist, fehlt mir die Erklärung. Denn die heilsame Wirkung der Abkehr von der Grubenarbeit steht ausser Zweifel, aber sie offenbart sich erst nach und nach im Laufe von Monaten. Wenn Bergleute mit Augenzittern im Sommer die schädliche Tätigkeit verlassen, so ist es auch nicht ausgeschlossen, dass ihr Leiden im Winter unter dem Einfluss der schwachen Tagesbeleuchtung nicht nur keine Fortschritte, sondern sogar Rückschritte macht. Auch dieser Umstand ist bei den ersten zwei Soldaten, die sich zur Zeit des schlechtesten Tageslichtes vorstellten, in Betracht zu ziehen.

Eine sichere Beantwortung der Frage, ob Gemütsbewegungen das Augenzittern beeinflussen, ist mir also nicht möglich. Sie berührt sich mit der früher schon behandelten Frage der Bedeutung von Unfällen für die Entstehung des Augenzitterns, und es sind die dort entwickelten Methoden der Forschung auch hier zu verwenden.

Anfang und Ende des Anfalls.

Die feineren Vorgänge am Anfang und Ende eines Anfalls gestatten einen tieferen Einblick in das Wesen des Augenzitterns, weshalb sie noch besonders eingehend beschrieben werden sollen. Zur Auslösung eines Anfalls bedarf es in der Regel eines äusseren Anstosses, wie Verdunklung, Änderung der Blickrichtung, körperlicher Erschütterungen, zur Beseitigung des Gegenteils davon. Selten entsteht er bei gleichen äusseren Bedingungen, allein aus „inneren" Ursachen heraus; z. B. bei Fall 792 (Fig. 16), bei dem ich bei einer

Kurvenaufnahme sechs Anfälle in 90 Sekunden registrierte. Nach einer gewöhnlich mehrere Sekunden dauernden Ruhe, bei der die Kurve wagerecht verläuft, beginnt das Zittern mit ganz winzigen, langsam grösser werdenden Zuckungen unter geringer Hebung der Kurve. Nach Erreichen des Höhepunktes klingt das Zittern in der Regel schneller ab, als es entstanden ist, gewöhnlich mit geringem Platzwechsel des Auges und einigen kleinen Lidzuckungen.

Die Ausmessung des zweiten Anfalls in Fig. 16 ergab folgendes:

Zuckung	Durchschnittsdauer	Amplitude
1.— 5.	0,150 Sekunde	5. Zuckung 0,2 mm
6.—10.	0,170 „	10. „ 0,3 „
11.—15.	0,176 „	15. „ 0,4 „
16.—20.	0,167 „	20. „ 0,4 „

Bezüglich eines weiteren, besonders gut registrierten Anfalls desselben Mannes, dessen Anfang sich noch länger hinzog, mögen die Werte der Dauer und Amplitude jeder einzelnen Zuckung hier angegeben werden (siehe Tab. 20 auf S. 171).

Der Beginn des Zitterns ist bei diesem Mann also durch langsame Steigerung der Zuckungsdauer und Amplitude gekennzeichnet. Beide erreichen ungefähr zur gleichen Zeit ihr Maximum. Während aber die Dauer nur um etwa $^1/_7$ zunimmt, wächst die Amplitude auf das achtfache. Das Anklingen ist aber kein mechanisches, wie z. B. bei einem Pendel, sondern ein von Rückschritten unterbrochenes. Amplituden von 0,05 mm sind nur schwer noch erkennbar, was bei dieser Hebelübersetzung (1 : 2) am Auge einem Ausschlag von 0,025 mm entspricht. Es fragt sich aber, ob in dem geradlinigen Stück der Kurve, das den Zuckungen vorausgeht, nicht noch Zuckungen enthalten sind. Um sie nicht zu übersehen, liess ich mir später einen grösseren Hebel von 10 : 40 cm anfertigen, der sich für die Auflösung des Endes des Anfalls als sehr gewinnbringend erwies, da er unter günstigen Umständen Augenzuckungen von 0,025 mm noch einwandsfrei bei mikroskopischer Betrachtung der Kurve zur Wahrnehmung bringt. Alle folgenden Fälle dieses Abschnitts sind mittels dieser vierfachen Übersetzung untersucht worden.

Bei späteren Fällen kam mir aber niemals ein so langsames Anklingen des Zitterns wieder zu Gesicht. Vielmehr war es gewöhnlich nach 1—3 kleinen Zuckungen schon auf der Höhe, wofür die Fig. 86, 87, 88 und 89 als Beispiel dienen mögen.

Tabelle 20.

	Dauer	Durchschnittsdauer	Amplitude
1. Zuckung	0,116 Sekunde		0,05 mm
2. „	0,143 „		0,05 „
3. „	0,168 „	} 0,153 Sekunde	0,1 „
4. „	0,168 „		0,1 „
5. „	0,168 „		0,15 „
6. „	0,152 „		0,15 „
7. „	0,152 „		0,1 „
8. „	0,168 „	} 0,152 „	0,15 „
9. „	0,152 „		0,1 „
10. „	0,134 „		0,15 „
11. „	0,160 „		0,15 „
12. „	0,125 „		0,1 „
13. „	0,168 „	} 0,157 „	0,05 „
14. „	0,168 „		0,15 „
15. „	0,160 „		0,15 „
16. „	0,164 „		0,15 „
17. „	0,145 „		0,15 „
18. „	0,155 „	} 0,160 „	0,15 „
19. „	0,164 „		0,25 „
20. „	0,173 „		0,35 „
21. „	0,164 „		0,35 „
22. „	0,173 „		0,35 „
23. „	0,164 „	} 0,170 „	0,35 „
24. „	0,182 „		0,4 „
25. „	0,173 „		0,35 „
26. „	0,173 „		0,35 „
27. „	0,173 „		0,4 „
28. „	0,164 „	} 0,174 „	0,35 „
29. „	0,182 „		0,25 „
30. „	0,182 „		0,35 „
31. „	0,182 „		0,45 „
32. „	0,168 „		0,35 „
33. „	0,177 „	} 0,170 „	0,35 „
34. „	0,159 „		0,45 „
35. „	0,168 „		0,3 „

Viel häufiger hat man dagegen Gelegenheit, das langsame Abklingen des Zitterns zu beobachten. Belege sind schon S. 128 u. 129 mitgeteilt. Von demselben Fall stammen auch die beiden Fig. 94 u. 95.

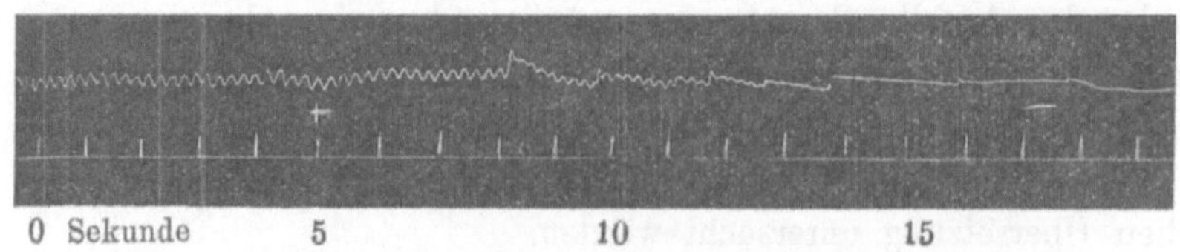

Fig. 94. Fall 841. 23. X. 1915. Versuchsanordnung wie Fig. 86.

Das Zittern klingt erst langsam, dann schneller, vermischt mit winzigen Lidzuckungen ab. Die Messung ergibt:

	Zahl der Zuckungen	Zuckungsdauer	Amplitude
3. Sekunde	4,9	0,209 Sekunde	1,2 mm
8. „	5,0	0,2 „	0,8 „
12.—13. „	5,93	0,168 „	0,3 „
13.—14. „	6,5	0,154 „	0,1 „
15.—16. „	6,9	0,145 „	$< 0,1$ „
17.—18. „	{ noch Zuckungen unter Mikroskop wahrzunehmen, aber nicht mehr mit Sicherheit zu zählen.		

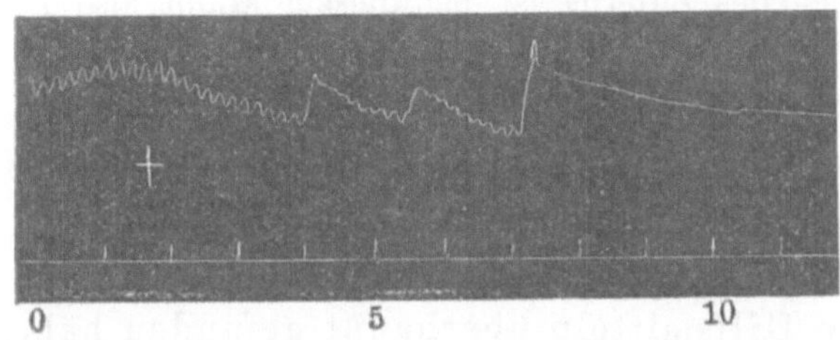

Fig. 95. Fall 841. 30. X. 15. Versuchsanordnung wie Fig 86.

Das Zittern wird nach der Belichtung (+) schnell kleiner und ist von der 8. Sekunde an dem Erlöschen nahe. Unter dem Mikroskop sind die Zuckungen aber zunächst noch gut zu sehen (im Original besser als in der Abbildung).

	Zahl der Zuckungen	Zuckungsdauer	Amplitude
8.— 9. Sekunde	6,09 pro Sek.	0,164 Sekunde	0,1 mm
10. „	6,83 „ „	0,146 „	später kleiner bis zum Erlöschen
11.—12. „	unter Mikroskop noch etwas zu sehen, aber nicht zu zählen.		

Bei diesem Mann ist also sicher nachgewiesen:

	Zuckungszahl	Kurvenhöhe
der niedrigste Wert (im Dunkeln)	294 in 1 Min.	1,3 mm
der höchste Wert (im Hellen)	420 „	$< 0,1$ „

Am 23. X. 1915 konnte ich am Schluss eines Anfalls sogar mehrmals ungefähr 8 Zuckungen in 1 Sekunde feststellen.

Fall 535. Zittern rechts klein, unbestimmt (vielleicht senkrecht) links viel grösser, schräg von oben innen nach unten aussen.

Am 16. XI. 1915 ermittelte ich mit Hilfe des grossen Hebels (10:40 cm):

im Dunkeln bei seitlichem Kerzenlicht konstant 5,25 Zuckungen pro Sek., sofort nach Belichtung mit 50 kerziger Glühl. 6,1 „ „ „ , in der 2. Kurve nach längerer Wirkung derselben Beleuchtung in der

47. u. 48. Sekunde 12,72 Zuckungen pro Sekunde,
49. u. 50. „ 11,8 „ „ „ ,
51. u. 52. „ 11,74 „ „ „ .

Der Ausschlag auf das Auge umgerechnet, betrug zuletzt ungefähr $^1/_{50}$ mm.

Das Erlöschen des Zitterns ist bei diesem Mann also gekennzeichnet:

durch eine Zuckungszahl von 763,2 pro Minute,
„ „ Dauer der Zuckung „ 0,078 Sekunde,
„ „ Amplitude des Auges „ 0,02 mm.

Das sind die höchsten, bzw. tiefsten Werte, die ich mit meinen jetzigen Hilfsmitteln überhaupt gefunden habe.

Die bisher angeführten Fälle hatten hohe Zuckungszahlen ($>$ 300 in 1 Min.).

Wie gestaltet sich nun das Ende eines Anfalls bei den Fällen mit niedrigen Zuckungszahlen ($<$ 300)?

Es ist schon früher festgestellt, dass bei diesen der Unterschied der Zuckungsdauer im Hellen und Dunkeln merkwürdig gering ist oder fast fehlt.

Bei dem S. 130 behandelten Fall 732 klingt das Zittern unter dem Einfluss des Lichtes ganz allmählich, fast pendelförmig ab. Aber die Zuckungszahl steigt am Schluss nicht über 232,8 pro Min., d. h. die Dauer der eben noch erkennbaren Zuckungen nicht unter 0,258 Sek.

Bisher sind nur Fälle beschrieben, bei denen das Ende durch

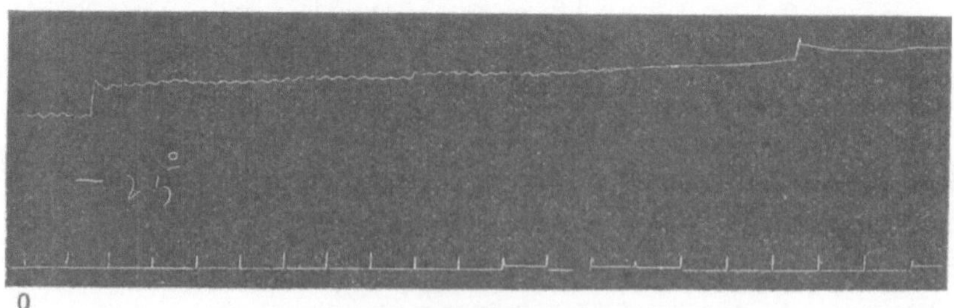

Fig. 96. Fall 732. Blick — 25°. Hebel 10 : 40. Dunkelzimmer u. indirektes Kerzenlicht.

Belichtung, also künstlich herbeigeführt wurde. Es fragt sich weiter: Wie ist das Ende eines von selbst zur Ruhe kommenden Anfalls?

Der obige Fall hat im Dunkeln bei — 15⁰ und — 20⁰ immer Zittern.
Bei — 25⁰ (Fig. 96) hört das Zittern langsam abklingend in der
16. Sekunde von selbst mit einem kleinen Lidschlag auf. Es werden
gezählt:

0.—10. Sekunde 35,25 Zuckungen à 3,52; Dauer 0,284 Sekunden,
10.—14.   „   14,75   „   „ 3,69;   „   0,271   „

Fall 449. Zittern recht sehr gross, senkrecht, links ganz klein,
Raddrehung; bei gehobenem und geradem Blick lebhaft und regelmässig; bei — 5⁰ erlischt es nach einer Weile. Die Verkleinerung
des Ausschlags nach dem Ende zu ist sehr deutlich zu sehen. In
der Regel kommt es aber nicht zu den feinsten Zuckungen, sondern
der Anfall bricht mit einem Lidschlag ab. Es scheint ihm trotz aller
Ermahnungen nicht zu gelingen, letzteren zu unterdrücken. Dieser
terminale Lidschlag hat sicher eine nähere Beziehung zum Abklingen des Augenzitterns. Es war mir schon früher (169) bei der
Augenspiegelung aufgefallen, dass ein gewisser Gegensatz zwischen
Lid- und Augenzittern besteht.

In 8 Kurven dieses Mannes findet sich bei — 5⁰ nur ein einziges Stück, wo der Übergang des Zitterns zur Ruhe, wenigstens zuletzt, ohne Lidzuckung vor sich geht. Im einzelnen sind die Veränderungen folgende:

In der 23. Sekunde Blick auf — 5⁰,
        24.   „   Lidzuckung von $1^1/_2$ mm (in der Kurve),
        25.   „   „   „ 4 mm,
        30.   „   „   „ 3 „ .

Nach den beiden letzten Lidzuckungen sind die beiden ersten
Augenzuckungen deutlich kleiner, die folgenden schwellen wieder an.
Von der 32.—42. Sekunde erlischt der Anfall ganz allmählich, pen-
delartig. Von 34.—36. Sekunde gehen 4,21 Augenzuckungen auf 1 Se-
kunde bei einer Amplitude von 0,43 mm. Von der 13.—3. letzten
Zuckung gehen 5,1 auf 1 Sekunde. Die Amplitude der 3. letzten
Zuckung ist 0,1 mm (am Auge 0,025 mm). Dann ist nichts Sicheres
mehr zu messen.

In der 44. Sekunde wieder ein Lidschlag von 2,5 mm.

Ergebnis. Das Augenzittern, das unter denselben Bedingungen meistens sehr gleichmässig ist, erreicht in der
Regel mit einigen kleineren Zuckungen, viel seltener langsam unter allmählicher Vergrösserung der Zuckungsdauer

und Amplitude seine volle Ausbildung und klingt gewöhnlich langsam unter Abnahme der Zuckungsdauer und Amplitude ab. Dabei macht es keinen Unterschied, ob der
Anfall durch einen künstlichen Reiz (Belichtung) oder von
selbst, aus inneren Gründen zur Ruhe kommt. Der Unterschied zwischen der Zuckungsdauer des voll ausgebildeten
und derjenigen des erlöschenden Zitterns ist bei den Fällen
mit an sich geringer Zuckungsdauer relativ viel grösser
(beobachtete Spannung z. B. 0,2:0,078 Sekunde) als bei den
Fällen mit an sich grösserer Zuckungsdauer (z. B. 0,293:
0,258 Sek.). Häufig wird das Ende des Anfalls durch kleine
Lidzuckungen gestört.

II. Verwandtes.

Es gibt eine Reihe von Innervationsstörungen, die eine auffallende Ähnlichkeit mit dem Augenzittern der Bergleute haben, wie äussere Betrachtung und Registrierung lehren, nämlich der Dunkelnystagmus der Tiere, eine gewisse Art des Augenzitterns bei kleinen Kindern, das Zittern der Greise und Zittererscheinungen an den Gliedmassen bei gewissen Krankheiten.

1. Der Dunkelnystagmus der Tiere.

a) Bei Hunden.

Um die Förderung der Nystagmuslehre hat sich der Kinderarzt Raudnitz (Prag) durch seine Arbeiten über den Spasmus nutans und die experimentelle Erzeugung von Augenzittern bei Hunden sehr verdient gemacht. 1897 beschrieb er zunächst auf Grund von 15 Fällen das Krankheitsbild des Spasmus nutans (83). Als bedeutungsvoll für den Vergleich mit dem Augenzittern der Bergleute hebe ich daraus folgende Punkte hervor:

1. Die Kopfbewegungen treten auf in Form von Nicken, Schütteln oder Drehen in der Schnelligkeit eines Sekundenpendels.

2. Auf der Höhe der Erkrankung zeigt sich immer Nystagmus, der wagerecht (am häufigsten), rotatorisch, diagonal oder senkrecht sein kann. Manchmal werden bei dem gleichen Fall mehrere Arten beobachtet.

Kopf- und Augenzittern sind häufig an gewisse Blickrichtungen gebunden.

3. Zwinkern und Blinzeln sind bisweilen auch vorhanden.

4. Schiefhaltung des Kopfes kann dabei sein.

5. Die Krankheit entwickelt sich bei höchstens dreijährigen Kindern in der dunklen Jahreszeit von November bis März (1 im November, 3 im Dezember, 5 im Januar, 3 im Februar, 2 im März, 1 im Februar oder März) und endigt immer mit vollkommener Genesung, meistens in den Sommermonaten, kann sich aber unter Rückfällen oder deutlichen Steigerungen, die immer in den Winter fallen, durch 2 Jahre hinziehen.

6. Die Wohnungen dieser Kinder sind immer dunkel bis stockfinster.

Raudnitz analogisiert den Spasmus nutans mit dem Augenzittern der Bergleute und ist dabei meines Erachtens in vollem Recht, denn die Ähnlichkeit ist überraschend. Züge im Bilde des Spasmus nutans, die zum Augenzittern der Bergleute nicht passen, sind das auffallend häufige einseitige Auftreten des Nystagmus und das Verschwinden des Kopfzitterns und der schiefen Kopfhaltung bei Verbinden des oder der Zitteraugen.

Raudnitz, der den Sitz der Krankheit erwägt, glaubt Störungen der halbzirkelförmigen Kanäle ausschliessen zu können, weil der von letzteren ausgehende Nystagmus von der Fixation unabhängig und immer doppelseitig ist, jedes Ohrenleiden in der Mehrzahl der Fälle fehlt und Einspritzen von Flüssigkeit ins Ohr die Erscheinungen nicht beeinflusst.

Anlegen zentraler Hornhautflecken auf einem oder beiden Augen durch Kauterisation hatte bei jungen Hunden keinen Nystagmus zur Folge.

1902 gelang es ihm nun, bei jungen Hunden durch Dunkelaufenthalt Augenzittern zu erzeugen. Zu diesen Versuchen wurde er nach eigenem Geständnis nicht etwa durch seine Ansicht über den Spasmus nutans veranlasst, sondern durch die Absicht, den Einfluss einer mit Ammoniak geschwängerten Atmosphäre auf das Knochensystem wachsender Tiere festzustellen.

Durch einen Aufsatz von Peters (93) hatte ich von diesen Versuchen Kenntnis bekommen[1]. In Ermanglung einer genaueren Beschreibung hielt ich diesen Nystagmus für identisch mit dem bei Kindern mit angeborenen oder frühzeitig erworbenen Sehstörungen so häufigem Rucknystagmus, was mich abhielt, der Sache nachzugehen. Während des Druckes dieses Aufsatzes sandte mir Herr Professor Raudnitz einen Abdruck seines schon 1911 erschienenen Artikels: „Versuche über experimentellen Spasmus nutans und über die Einwirkung von Harnzersetzungsprodukten auf junge Hunde" (Jahrbuch für Kinderheilkunde, Bd. LXXIII, 3).

Er erwähnt darin, dass junge Hunde, die man von der Geburt an im Dunkeln hält, in der 6. bis 8. Woche Nystagmus, im 3. bis

---

[1] Sie sind von Augenärzten merkwürdigerweise fast gar nicht beachtet worden. Nur Bartels (Klin. Monatsbl. 1914. S. 361) scheint sie an Hunden nachgeprüft zu baben, jedoch ohne Ergebnis, vielleicht, weil nach seiner Meinung die Beobachtungszeit zu kurz war. Mit Rücksicht auf die schnelle Entwicklung des Nystagmus bei meinen Hunden halte ich es aber auch für möglich, dass die Rasse in Betracht kommt.

4. Monat Kopfschütteln bekommen. Bei Hündchen, die erst von der 2. bis 5. Lebenswoche im Dunkeln bleiben, treten die Erscheinungen später auf; das Kopfschütteln kann fehlen. Nach dem 2. Lebensmonat ist die Dunkelhaft wirkungslos. Der Nystagmus ist immer synchron, anfangs nur horizontal, später rotatorisch. Tiere, deren Nystagmus erst wenige Tage besteht, verlieren ihn im Freien nach 1—2 Wochen wieder. Ist er aber mehrere Monate alt, so kann er im Freien bis zu 9 Monaten bestehen bleiben. Das Zittern verschwand in tiefer Narkose (Äther, Chloroform, Morphium), um beim Erwachen sofort wieder einzusetzen. Nach Abtragung der rechten vorderen Hirnrinde bestand es auf beiden Augen weiter; wurden beide Grosshirnhälften bis weit nach hinten abgetragen, so traten nur mehr seltene Augenbewegungen ohne Nystagmus auf.

Wenn auch eine genauere Charakterisierung der Zuckungen fehlt, und Kurven, die einen feinschlägigen Tremor zeigten, leider nicht beigegeben sind, so fielen mir doch sofort folgende Ähnlichkeiten dieses experimentellen Nystagmus mit dem der Bergleute auf.

1. Die grosse Schnelligkeit der Zuckungen — 600—660 in der Minute —, also weit mehr, als man bei dem gewöhnlichen Kindernystagmus zu zählen pflegt, aber nur wenig mehr, als die höchste von mir bis jetzt beobachtete Zuckungszahl der Nystagmen der Bergleute (ungefähr 500 in der Minute)[1]. 2. Die Hemmung des Hundenystagmus bei faradischer Reizung gewisser Stellen der Hirnrinde. Klinische Beobachtungen deuten, wie früher erwähnt, darauf hin, dass das Grosshirn auf das Augenzittern der Bergleute hemmend einwirkt. 3. Das spätere Auftreten des Kopfschüttelns. Dieselbe Reihenfolge nehme ich auch bei Bergleuten an. 4. Die langsame Rückbildung des voll entwickelten Hundenystagmus im Freien, die auch gut passt zu der des Augenzitterns der Bergleute. Diese Ähnlichkeiten legten mir

eigene Experimente

nahe. Zwei am 7. X. 1915 geborene weibliche Hunde, Bam und Bim, wurden am 9. XI. in einen ganz dunklen Keller gesetzt, nachdem sie vom ersten Besitzer bereits 8 Tage vorher vom Tageslicht ausgeschlossen waren. Beide waren gesund und entwickelten sich gut.

Zu ihnen gesellte sich am 24. XI. einer dritter Hund desselben Wurfs, Bum genannt, der bis dahin im Hellen aufgezogen war.

Die ersten Spuren des Augenzitterns stellte ich mit dem Augenspiegel und auch bei äusserlicher Betrachtung im Dunkelzimmer bei

---

[1] Bei doppelter Hebelübersetzung.

Bam am 18. XI., bei Bim erst am 24. XI. und bei Bum am 7. XII. fest. Es ist zunächst ganz feinschlägig und vorübergehend, verschlimmert sich aber von Tag zu Tag und ist schon in den ersten Wochen voll entwickelt. Die Untersuchung mancher Einzelheiten, z. B. der Schwingungsrichtung und der Beziehung zu der Blickrichtung stösst auf Schwierigkeiten, weil die Hunde, obgleich sie fixieren und vorgehaltene Gegenstände verfolgen, doch dieselbe Blickrichtung nur ganz kurze Zeit beibehalten. Die Schwingungsrichtung ist zunächst beiderseits ungefähr wagerecht oder leicht schräg von innen unten nach oben aussen. Bald kommt eine leichte Drehung gegen den Uhrzeiger hinzu, so dass es dann flach ellipsenförmig wird. Dieser Charakter war bei allen drei Hunden zu beobachten. Feinere Unterschiede mögen aber vorhanden sein. Z. B. war das Zittern bei Bam und Bum an Amplitude grösser als bei Bim.

Gegenüber der Blickrichtung scheint sich das Zittern zunächst verschieden zu verhalten. So schien es bei Bam am ersten Tage nur bei Blick gerade aus und nach rechts, nicht nach links aufzutreten. Sehr schnell sind aber alle Blickrichtungen betroffen.

Kurzer Aufenthalt im Tageslicht zeigt keine deutliche Verminderung des Zitterns. Bewegung der Hunde verschlimmert das Zittern, längere Fixierung des Kopfes mildert es oder hebt es zeitweise sogar auf.

Deutliches Zittern des Kopfes, wie Raudnitz es sah, kam bei meinen Hunden während der ersten 3 Monate nicht zur Entwicklung. Eine allgemeine muskuläre Unruhe, die anfallsweise auftrat, kann auf den Dunkelaufenthalt nicht zurückgeführt werden, weil sie von Anfang an zu beobachten war.

Die Registrierung der Hundenystagmen gibt wegen der Unstetigkeit der Blickrichtung und sonstigen Unruhe nicht so schöne Kurvenbilder wie beim Menschen. Zunächst wickelte ich den Hund in ein Tuch ein, drückte den Kopf bei verschiedener Körperhaltung gegen eine feste Unterlage und befestigte den Hebel mittels Heftpflaster an einer Stelle des Lides, die sich besonders gut mit bewegte. Später legte ich das etwas beschwerte Hebelende einfach an das Lid oder den Augapfel, was ebenso vorteilhaft war. Einmal ging ich so vor, dass ich den Hund in aufrechter Haltung festband, damit sein wagerechtes Zittern im Raum von oben nach unten sich vollzog. Nach Umnähung beider Lider wurde nun der Hebel mittels eines durch die Bindehaut gezogenen Fadens aussen am Auge angeknüpft und wagerecht nach hinten zur Schreibtrommel geleitet. Der Erfolg war nicht deutlich besser, als bei dem ersten Verfahren, weil die Bewegung des Hebels durch die Lider noch beschränkt wurde. Besonders störend wurde auch die Beruhigung des Zitterns bei dieser scharfen Fixierung des Hundes empfunden. Man musste zu starken Geräuschen, die den Hund zu Änderungen der Blickrichtung veranlassten, immer wieder seine Zuflucht nehmen, um es von neuem anzuregen.

Bessere Kurven sind wohl zu erwarten, wenn man den durch einen Muskelansatz gelegten Faden in der Bewegungsrichtung des Nystagmus ausspannt und sich einer ähnlichen Aufhängung bedient, wie Bartels (154). Leichter lässt sich die oben erwähnte allgemeine muskuläre Unruhe aufschreiben. Einige Proben:

a) Das Augenzittern der Hunde im Dunkeln bei Glühlampe.

1. Bam. 29. XI. 1915. Kurve 3. (Fig. 97.)

0.— 6. Sekunde	19	ganz flache Zuckungen
9.—15. (6.) „	$>$ 19 „ „ „
30.—40. „	32 „ „ „
60.—70. „	31 „ „ „
70.—80. „	31 „ „ „

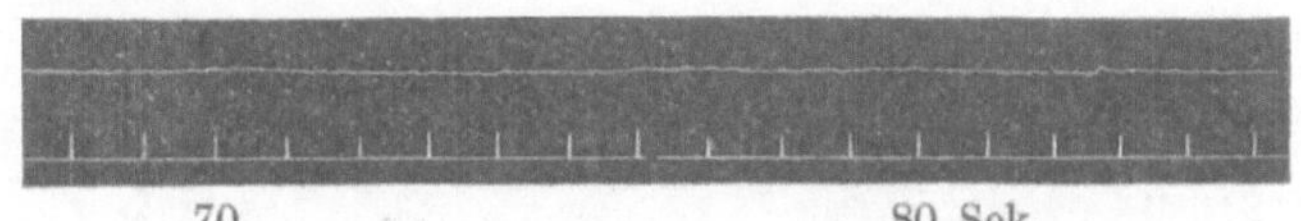

Fig. 97. Bam: Augenzittern.

13. XII. 1915. Kurve 1. (Fig. 98.)

57.—58. Sekunde 5,35 Zuckungen pro Sekunde Amplitude 0,1 mm
65.—66. „ 4,74 „ „ „ „ 0,3 „

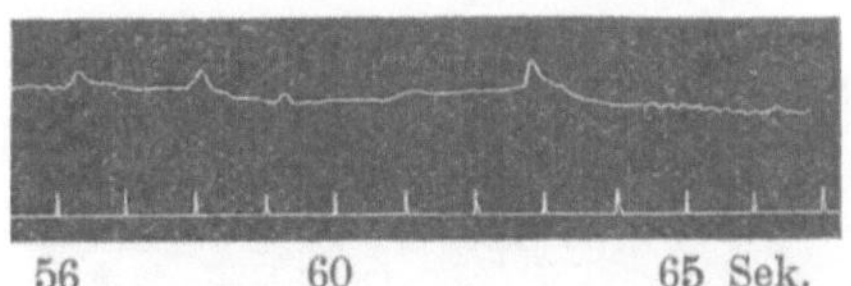

Fig. 98. Bam: Augenzittern

15. XII. 1915. Kurve 1.

31. Sekunde 5,94 Zuckungen pro Sekunde Amplitude 0,1 mm
59. „ 6,6 „ „ „ „ 0,05 „

2. Bim. 12. I. 1916. Hebel 1 : 2.

Kurve 4. 52. Sekunde 4,95 Zuckungen Amplitude $<$ 0,1 mm
„ 5. 28. „ 5,57 „ „ $<$ 0,1 „
30. „ 5,05 „ „ $<$ 0,1 „

3. **Bum.** 15. XII. 1915. Bauchlage. Kopf in gerader Haltung fest aufgelegt. Zittern zum Teil sehr gut registriert, aber immer nur kurze Zeit.

Kurve 1.   13.—15. Sek.   5,5 Zuckungen pro Sek.   Amplitude 0,2 mm
    18.—19. „   5,1   „   „   „   „   0,2 „
    37.—39. „   4,64   „   „   „   „   0,2 „
„   6.   21.—22. „   5,4   „   „   „   „   0,1 „
     23. „   5,18   „   „   „   „   0,1 „
    24.—25. „   5,12   „   „   „   „   0,1 „
    57.—58. „   5,43   „   „   „   „   0,1 „
    62.—64. „   5,28   „   „   „   „   0,1 „

23. XII. 1915. Hebel (1 : 2) aussen oben ans Oberlid des linken Auges gelegt. Das Zittern wird am besten aufgeschrieben, wenn der Hund nach rechts blickt (Klingel!).

Kurve 1.   31.—32. Sek.   4,78 Zuckungen   Amplitude 0,1 mm
    53.— 54. „   4,95   „   „   0,1 „
    55.—56. „   4,6   „   „   0,1 „
    59.—60. „   4,4   „   „   0,1 „
„   2. (Fig. 99).   13.—14. „   5,6   „   „   0,4 „
     18. „   5,93   „   „   0,3 „

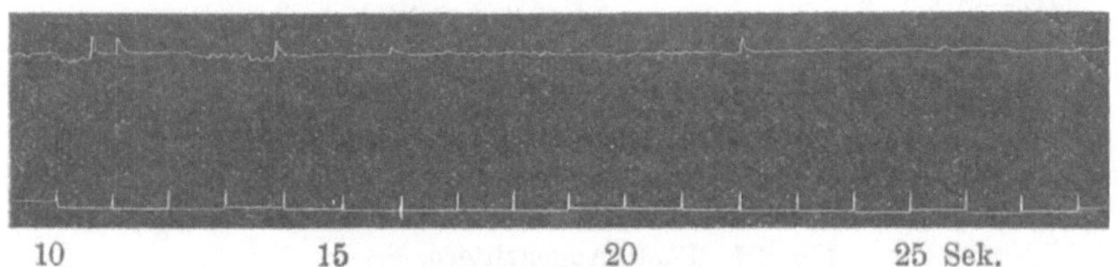

10   15   20   25 Sek.

Fig. 99. Bum: Augenzittern.

22. I. 1916. Hebel (1 : 2) mit Faden am Auge befestigt. Tageslicht
Kurve 3. (Fig. 100). 31. Sek.   5,4 Zuckungen pro Sek.   Amplitude 0,4 mm
     33. „   5,2   „   „   „   „   0,4 „

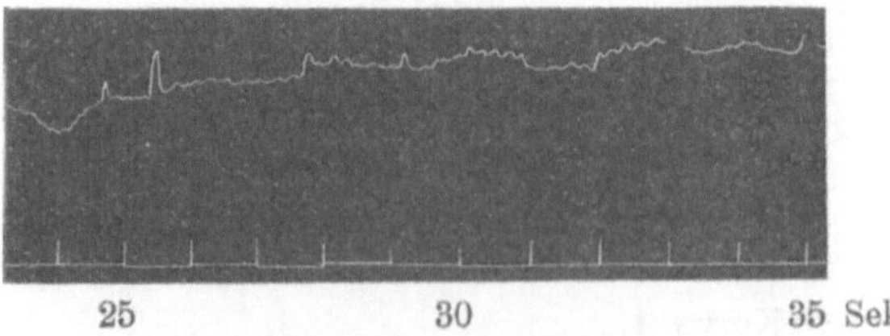

25   30   35 Sek.

Fig. 100. Bum: Augenzittern.

b) Das körperliche Zittern der Hunde.

Es handelt sich um ein sehr schnelles, kleinschlägiges Zittern der Körpermuskulatur, das in kurzen, 1—2 Sekunden dauernden Anfällen, die in Abständen von wenigen Sekunden sich oft hintereinander wiederholen, zu andern Zeiten auch länger aussetzen können, auftritt. Es lässt sich viel leichter registrieren als das Augenzittern. Wegen der Kleinheit der Amplitude, die meistens unter 0,15 mm beträgt, eignet sich die Kurve nicht zur Wiedergabe. Sie muss bei stärkerer Vergrösserung betrachtet werden. Der Anfall beginnt mit kleinsten Zuckungen, erreicht schnell seinen Höhepunkt und schwillt dann ebenso schnell wieder ab. Die Zuckungen sind nicht so gleichmässig in Höhe und Folge wie die des Augenzitterns.

1. Bam. 15. XII.

Kurve 1. In 77 Sekunden sind 20 Anfälle von 1—2 Sekunden Dauer aufgeschrieben. In der 27. Sekunde wurden 15,3 Zuckungen gezählt.

Kurve 2. In der 70. Sekunde beginnt ein Anfall mit ganz winzigen Zuckungen. Die ersten 7 sind so kurz, dass davon 21,5 auf 1 Sekunde gehen würden. Die nächsten 8 sind grösser; 14,5 von ihnen würden 1 Sekunde dauern. Die grösste ist 0,15 mm, alle übrigen sind kleiner. Das Ende des Anfalls ist für die Zählung nicht recht geeignet. Daraus ist Fig. 101 entnommen.

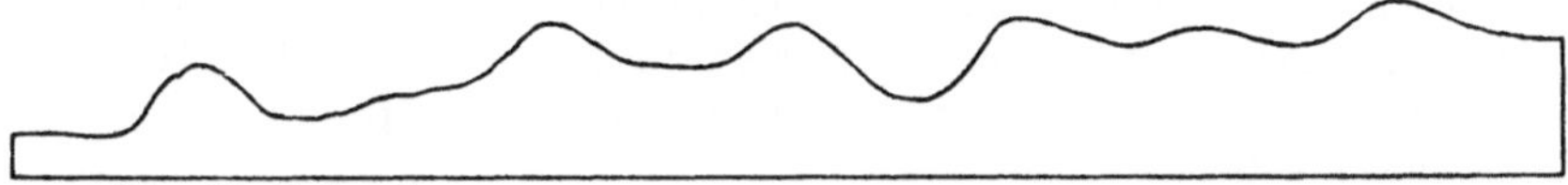

ungefähr ¹/₃ Sekunde.

Fig. 101. Bam: Körperzittern. Vergrösserung 1 : 54.

Kurve 3. In der 1. Sekunde worden 14,5 Zuckungen gezählt, deren Ausschlag 0,1 mm und darunter beträgt.

2. Bim. 12. I.

In 1 Sekunde werden 18,5, in einer andern 17,85 Zuckungen ermittelt.

3. Bum. 15. XII. 1915.

Die Zählung ergibt 15,4 in 1 Sekunde bei einer Amplitude von ungefähr 0,05 mm.

Ergebnis. Das bis jetzt vorliegende Material, dessen Ausbeute noch ganz in den Anfängen steckt, genügt schon zu der Erklärung, dass der bei jungen Hunden durch Dunkelheit hervorgerufene Nystagmus in bezug auf Ablauf, Ausschlag und Dauer der Zuckung, den Einfluss von Ruhe und Bewegung mit dem Augenzittern der Bergleute vollkommen übereinstimmt. In bezug auf die Zuckungsbahn scheint ersterer eintöniger zu sein als letzteres. Vielleicht lässt sie sich mannigfaltiger gestalten dadurch, dass man die Hunde täglich eine Zeitlang in eine Zwangslage bringt.

Raudnitz hat uns mit seiner Entdeckung in die glückliche Lage versetzt, die klinische Forschung durch das Tierexperiment ergänzen zu können, und man muss sich wundern, dass von augenärztlicher Seite bisher kein Gebrauch davon gemacht ist. Aus der grossen Zahl der sich darbietenden Fragen suchte ich zunächst die Beziehungen des Augenzitterns zum Labyrinth auf operativem Wege zu ermitteln, da ich triftige Gründe hatte, anzunehmen, dass das Augenzittern der Bergleute vom Labyrinth herrührt. Ich ging an die Versuche mit der Annahme, dass doppelseitige Zerstörung des Labyrinths oder Durchschneidung beider Hörnerven das Augenzittern beseitigen muss.

Die Operationen am Labyrinth.

Herr Dr. Lübbers, Ohrenarzt in Gladbeck, hatte die Güte, die Operationen in der von Ewald (75) vorgeschlagenen Weise auszuführen. Die ersten Eingriffe hatten unter äusseren Zufällen zu leiden.

1. Der Hund Bim, am 13. I. 1916 auf der linken Seite operiert, starb am Schluss der Operation in der Chloroformnarkose. Ich hatte nur Gelegenheit festzustellen, dass sein Augenzittern bereits im Beginn der Narkose, als er noch Laute von sich gab, aufhörte, bevor die Arbeit am Labyrinth begonnen hatte.

2. Der Hund Bam wurde am 20. I., abends $^1/_2$7 Uhr, am rechten Labyrinth operiert. Die Operation dauerte eine gute halbe Stunde und verlief glatt bis zum Schluss, wo infolge einer Verletzung der Jugularis eine stärkere Blutung entstand, die durch Tamponade gestillt wurde. Auch hier verschwand das Zittern bei Beginn der Chloroformnarkose ziemlich schnell, um sofort wiederzukehren, als der Hund etwas später noch mal aufwachte. Nach der Zerstörung des rechten Labyrinths schläft er zunächst noch eine Weile. Das rechte Auge ist dabei nach unten innen, das linke nach oben aussen abgewichen. Nach dem Erwachen ist der Hund ganz schlaff. Das Augenzittern ist entweder sehr langsam und kleinschlägig oder fehlt ganz.

$^1/_2$9 Uhr liegt der Hund mit stark gekrümmtem Rücken im Korb und hält den Kopf zur rechten Schulter geneigt und die Schnauze nach rechts gedreht, was auf ein Überwiegen des linken Labyrinthtonus hindeutet. Das Bild des Nystagmus ist jetzt völlig verändert. Es besteht ein sehr lebhafter, grossschlägiger Rucknystagmus mit schneller Phase nach links. Genau scheint das rechte Auge leicht schräg nach oben innen, das linke nach unten aussen zu schlagen. Damit ist auf beiden Augen noch eine Raddrehung verbunden, deren schnelle Phase am oberen Hornhautrande nach links gerichtet ist. Ob sich zu dem Ruckzittern noch das frühere Dunkelzittern gesellt, ist recht zweifelhaft. Wenn überhaupt, ist letzteres jedenfalls ganz gering. Der Lidschlag ist auf dem linken Auge lebhaft, auf dem rechten fehlt er infolge von Facialislähmung, die aber nicht vollständig ist.

9 Uhr ist das Ruckzittern schon deutlich geringer.

$9^3/_4$ ist es ganz verschwunden. Oft stehen die Augen jetzt ganz still. Am liebsten blickt der Hund etwas nach links. Wenn er weit nach links sieht, was immer nur kurze Zeit geschieht, tritt schnelles wagerechtes Zittern auf, das mehr den Eindruck des Dunkelzitterns macht.

21. I. 7 Uhr morgens sitzt der Hund und scheint ganz munter zu sein. Der Nystagmus ist wieder lebhaft und macht bei flüchtiger Betrachtung den Eindruck des Dunkelzitterns.

$^1/_2$9 Uhr, als er genauer untersucht werden soll, tritt unter krampfartigen Zuckungen der Tod ein, und zwar, wie die Sektion zeigt, infolge einer intrakraniellen Blutung.

3. Der Hund Bum. 24. II. 1916. Operation am rechten Labyrinth. Beginn der Narkose um 6 Uhr abends. 5—7 Minuten später, als das Erregungsstadium noch bevorsteht, ist das Zittern langsamer und kleinschlägiger. Nach guter Blutstillung Eröffnung der Bulla, wobei im Gegensatz zu früher, äusserer Gehörgang und Trommelfell geschont werden. Dann werden Schnecke, Vestibulum und Bogengänge eröffnet, aber nicht so ausgiebig zerstört wie bei den andern Hunden. Es kommt weder zu einer stärkeren Blutung, noch zu einer Facialislähmung. Der Hund wird bei der Operation 2 $\times$ wach, da nur wenig Chloroform gebraucht wird. Tamponade der Paukenhöhle. Ende der Operation 7 Uhr. Der Hund übersteht sie gut. Nach dem Erwachen liegt er gerade und richtet den Kopf hoch. Das Zittern ist jetzt und auch später langsamer und kleinschlägiger mit kurzen Ruhepausen. Von 7—8 Uhr macht der Hund ab und zu senkrechte Kopfbewegungen; im übrigen verhält er sich ruhig.

8^h 20. Zittern bei Blick geradeaus bisweilen ganz gering, vorübergehend auch fehlend; bei seitlicher Blickrichtung sowohl nach rechts als nach links etwas lebhafter.

9^h 10. Hund ist viel munterer, stellt sich auf die Vorderfüsse. Zittern stärker als vorhin. Keine Spur von Schiefhaltung des Kopfes oder Rucknystagmus.

25. II., morgens 7^h 30'. Der Hund ist munter, hat aber weder Hunger, noch Durst, hält den Kopf gerade. Ziemlich lebhaftes Dunkelzittern der Augen. Zweifel, ob die Zerstörung des Labyrinths gelungen ist.

27. II. Ebenso; noch keine Fressneigung; nur Durst.

28. II. Hund trinkt nur, sonst munter. Drehversuche bei festgebundenem Körper und Kopf. Sowohl bei Rechts- als bei Linksdrehung vestibulärer Rucknystagmus, woraus hervorgeht, dass das rechte Labyrinth nicht zerstört ist. Das Dunkelzittern wird durch die Drehung verstärkt. Nachnystagmus auffallend gering.

29. II., 6^h 00' abends. Operation des linken Ohres unter Lokalanästhesie. 8 ccm einer 1 $^0/_0$ igen Novokain-Suprareninlösung subkutan und intramuskulär. Blutleere und Unempfindlichkeit recht gut. Das Novokain hat auf den Nystagmus keinen Einfluss. Deshalb in mancher Hinsicht lehrreicher als die Allgemeinnarkose. In die Paukenhöhle werden einige Tropfen Kokain (10 $^0/_0$) und Suprarenin eingeträufelt. Die Schnecke wird nur leicht eröffnet, das Vestibulum aber kräftig ausgekratzt. Dabei heftiger horizontaler Rucknystagmus. Später ist das Dunkelzittern beträchtlich vermindert.

1. III., 9 Uhr. Der Hund liegt auf der rechten Seite. Jetzt besteht typischer Rucknystagmus (schnelle Phase nach rechts, sowohl bei Blick nach rechts als nach links. Das spricht für ein Überwiegen des rechten Labyrinths. Der Rucknystagmus ist nicht ganz regelmässig. Manchmal folgen mehrere Zuckungen schnell aufeinander; dann kürzere Pause. Einmal werden in $^1/_2$ Minute 35 Schläge des Rucknystagmus gezählt. Dunkelzittern ist nicht zu sehen. Der Kopf ist auch jetzt noch leicht nach rechts geneigt.

$10^h\,30'$. Ebenso. Das Ruckzittern ist jetzt ganz klein und bisweilen sehr schnell.

11^h. Körper des Hundes nach rechts konvex und zur rechten Seite geneigt. Bringt man ihn in Bauchlage, so fällt er sofort nach rechts herüber. Schiefhaltung des Kopfes nicht deutlich. Der Rucknystagmus nach rechts besteht noch. Mit dem Augenspiegel glaubt man, zwischen den Ruckschlägen noch ganz feines Dunkelzittern zu erkennen. Die Beobachtung ist aber schwierig, weil die Augen immer nur ganz kurze Zeit in derselben Blickrichtung verharren. Die Blickbewegungen sind nach allen Seiten ungestört; ebenso die Pupillenreaktion. Linker Facialis gelähmt.

3^h. Rucknystagmus verschwunden. Wieder mehr Dunkelzittern, sehr schnell, kleinschlägig, nicht gleichmässig.

Drehversuche ergeben lebhaften Drehnystagmus nach rechts bei Drehung nach rechts und Nachnystagmus nach Linksdrehung, aber keinen sicheren Drehnystagmus bei Linksdrehung noch auch Nachnystagmus nach Rechtsdrehung. Daraus kann man auf eine schwere Schädigung des linken Labyrinths schliessen.

$8^h\,30'$. Der Hund trinkt von selbst ein wenig Milch. Der Kopf wird jetzt deutlich nach rechts geneigt, und die Schnauze nach rechts gewandt, woraus sich ergibt, dass doch noch Reize vom linken Labyrinth ausgehen. Der Öffnung des Maules setzt er noch recht kräftigen Widerstand entgegen. Auf den Vorderbeinen kann er sich aufrichten. Angetrieben zu laufen, fällt er nach wenigen Schritten nach rechts herüber. Am schwächsten ist der hintere Abschnitt des Körpers. Dreht man den Kopf zur rechten Schulter, so dass das rechte Auge zu unterst ist, so geht es nach oben innen, das linke nach unten innen, und es tritt ein Rucknystagmus auf, der in bezug auf den Hund nach rechts gerichtet ist. Bei Neigung des Kopfes zur linken Schulter, wandert das rechte Auge gegen den unteren inneren, das linke Auge gegen den oberen äusseren Winkel. Dabei Rucknystagmus nach unten rechts. Dunkelzittern ganz geringen Grades besteht noch.

2. III. Hund scheint noch sehr schwach und frisst nicht. Kein Rucknystagmus; leises Dunkelzittern.

3. III. Hund trinkt jetzt, läuft wieder herum, wenn auch noch nicht gern. Hält den Kopf gerade. Lebhafte Blickbewegungen. Bei äusserlicher Betrachtung ist Dunkelzittern kaum wahrzunehmen. Mit dem Augenspiegel kann man noch typisches wagerechtes, schnelles, sehr kleinschlägiges Dunkelzittern erkennen, ohne Unterschied auf beiden Augen.

Abends 2. Operation am rechten Labyrinth nach Einspritzung einer geringen Novokainmenge. Der Hund ist von vornherein ausserordentlich unruhig im Gegensatz zu den vorhergehenden Eingriffen und bekommt förmlich allgemeine Krämpfe, obgleich die Operation weder besonders schmerzhaft noch blutig ist. Es zeigt sich jetzt, dass bei der 1. Operation (24. II.) der rechte laterale Bogengang zerstört worden ist, während das Vestibulum noch unversehrt erscheint. Da das Dunkelzittern in der Hauptsache wagerecht ist, so kann man hieraus vielleicht schon schliessen, dass es seinen Ursprung im Vestibulum hat.

Unmittelbar nach Auskratzung des Vestibulums stirbt der Hund.

Aus Mangel an weiteren Versuchstieren konnte das Ziel dieser operativen Eingriffe am Labyrinth, nämlich die Beseitigung des Augenzitterns, vorläufig noch nicht erreicht werden. Nach den bisher gesammelten Erfahrungen steht es aber in sicherer Aussicht und dürfte am schnellsten durch doppelseitige Durchschneidung des Akustikus zu gewinnen sein. Nachher könnte man durch Teilzerstörungen auch eine Lokalisierung des Augenzitterns versuchen, wobei sich, wie oben schon bemerkt, die Aufmerksamkeit in erster Linie auf das Vestibulum richtet.

b) Bei Katzen.

Während der Drucklegung dieses Buches wurden auch Versuche bei Katzen begonnen, deren Ergebnis hier nur kurz erwähnt sei. Katzen scheinen sich für diesen Zweck besser zu eignen, weil sie eine viel stabilere Fixation besitzen als Hunde und weil ihnen die allgemeine muskuläre Unruhe jener fehlt, so dass ihre Untersuchung wesentlich leichter ist. Zwei 3—4 Wochen alte weibliche Katzen Lilly und Mully wurden am 20. IV. 1916 in den Dunkelraum gebracht. Lilly hatte die ersten Anzeichen des Dunkelnystagmus am 1. V., Mully erst am 16. V. Es bestehen also individuelle Unterschiede. Das Zittern ist typisch pendelförmig, bei Mully aber bedeutend schneller als bei Lilly[1]). Bei beiden ist es ellipsenförmig mit dem Uhrzeiger, wenn auch nicht genau gleich. Die Rotation ist also entgegengesetzt wie bei den Hunden (gegen Uhrzeiger).

Am 19. V. versuchte Herr Dr. Lübbers bei Lilly in einer Sitzung unter Lokalanästhesie beide Labyrinthe zu zerstören. Im späteren Verlaufe sprach manches dafür, dass die Zerstörung nicht vollständig gelungen war. Das Dunkelzittern, am gleichen Abend verschwunden, kehrte am andern Morgen in geringerer Stärke zurück, wurde aber allmählich schwächer und seltener und war am 22. V. nicht mehr zu beobachten. Abends Exitus. Ausführlicheres an anderem Orte.

---

[1]) Einige Wochen später, als das Zittern recht lebhaft geworden ist, wird bei Lilly beobachtet, dass das Zittern sofort aufhört, wenn die Katze an der Haut des Rückens hochgehoben wird, dass es aber sofort wieder anfängt, wenn die Steissgegend gestützt wird (zahlreiche Versuche!).

2. Pendelzittern bei Kindern.

Die meisten Fälle von Augenzittern bei Kindern sind vom Nystagmus der Bergleute leicht zu unterscheiden. Bisher beobachtete ich nur 5 Fälle, die in den Merkmalen, die man bei kleinen Kindern überhaupt untersuchen kann, dem Augenzittern der Bergleute zum Verwechseln ähnlich sahen.

1. Johannes H., geb. 13. II. 1912, zuerst bei mir am 17. IV. 1914, wird von der Mutter, die 25 Jahre alt ist und mit 20—21 Jahren bisweilen Zittern gehabt haben will, gebracht, weil er seit einigen Monaten den Kopf schief hält.

Befund: Kopf zur rechten Schulter geneigt. Schnelles, pendelförmiges Zittern der Augen, mit dem Spiegel am Sehnerven gut zu beobachten. Rechts ist es eine flache, senkrechte Ellipse (mit Uhrzeiger), links etwas schräg nach oben aussen. Es besteht auch bei tiefer Senkung, ist aber nicht kontinuierlich.

Interessant ist, dass sein Grossvater mütterlicherseits, geb. 15. I. 1860, 175 cm gross, ein Bergschlosser (!) untertage, der seit 1897 in der Grube, erst einige Monate als Zimmerhauer, seitdem aber immer an der Berieselung gearbeitet hat, seit 1903 an Augenzittern der Bergleute leidet. Wie ich 1913 feststellte, war es rechts schräg nach oben aussen, ellipsenförmig (mit Uhrzeiger), links senkrecht, und zwar nur bei starker Hebung. Man beachte die Ähnlichkeit der Schwingungsrichtung des Zitterns bei Grossvater und Enkel.

10. IV. 1916. Damals nur 1 $\times$ bei mir. Heute zur Nachprüfung bestellt. Mutter gibt an, dass der Junge damals schon laufen konnte und sich meistens in der Küche aufhielt, die zu ebener Erde liegt und ziemlich dunkel ist, weil ihr einziges Fenster auf einen Hof geht, der durch eine hohe Mauer abgeschlossen ist. Der Himmel ist nur zu sehen, wenn man auf die Fensterbank steigt. Der Junge soll damals auch heftig mit dem Kopf geschüttelt haben. Die Mutter zeigt mir heute auch eine Photographie des Kleinen aus der Zeit des Augenzitterns, auf der deutlich zu sehen ist, dass der Kopf zur rechten Schulter geneigt, die Nase nach rechts gedreht ist, und die Augen in der linken Ecke der Lidspalten stehen. Von Adalin, das ich damals verordnet hatte, soll das Kind so schwindlig geworden sein, dass es umfiel. Das Kopfzittern habe sich allmählich verloren. Von Augenzittern will die Mutter nichts gemerkt haben.

Heute ist alles normal. Hyperopie von 1 Di.

2. Wanda Sch., 5 Jahre alt, zuerst bei mir am 25. IX. 1915. Das Augenzittern des Mädchens, das besonders abends schlecht sehen soll, ist von Geburt vorhanden. 4 Geschwister sind gesund.

Befund: Augen äusserlich und innerlich normal Links Strabismus divergens mittleren Grades. Die Pupillen reagieren etwas träge auf Lichteinfall. Geringer hyp. Astigmatismus.

Sehschärfe: R. $^3/_{50}$.

L. ist nichts herauszubekommen.

Bemerkenswert ist ein anfallsweise auftretendes, schnelles, kleinschlägiges Zittern des rechten Auges, ganz von der Art des Bergmannszitters. Es ist äusserlich senkrecht gerichtet; bei der Augenspiegelung scheint eine Spur Rotation mit dem Uhrzeiger dabei zu sein. Links ist kein Zittern zu beobachten.

17. V. 1916. Das Kind geht jetzt zur Schule und kommt zum zweiten Male wegen einer Brille. Auch heute werden auf dem rechten Auge viele, meistens nur einige Sekunden dauernde Anfälle, innerlich und äusserlich senkrechten, typisch pendelförmigen Zitterns, das nach Bücken schlimmer wird, festgestellt, während das linke Auge immer ruhig erscheint.

Nun wird der Vater, der das Kind begleitet, ein 49 jähriger Bergmann, der seit 28 Jahren Kohlenhauer ist, untersucht. Er leidet bei mittlerer Blickhebung an schnellem senkrechten Augenzittern der Bergleute, von dem er nichts wissen will.

Sehschärfe normal.

3. August D., 6 Jahre alt, bei mir zum erstenmal 1915. Das Zittern soll im Alter von 3 Monaten zuerst bemerkt worden sein.

Befund: Geringe mit Astigmatismus verbundene Übersichtigkeit. Im Tageslicht schnelles, kleinschlägiges, pendelförmiges Zittern, 4—5 $\times$ in der Sekunde. Rechts diagonal nach oben aussen; links wagerecht oder leicht schräg nach oben innen, hier aber nicht so sicher zu bestimmen. Es tritt bei allen Blickrichtungen auf, ist aber diskontinuierlich, von Pausen unterbrochen. Durch Fixation eines nahen Punktes scheint es beruhigt, durch Kopfschütteln verschlimmert zu werden.

4. Wilhelm Z., geb. am 28. III. 1915, bei mir zuerst am 11. II. 1916. Seit Weihnachten bemerkt die Mutter ein Zittern des rechten Auges. Das Zimmer, wo das Kind sich meistens aufhält, liegt im ersten Stock nach Westen, hat ein Fenster und geht auf den Hof hinaus, wo in einer Entfernung von 3—4 m eine ein Stock hohe Werkstelle steht. Das Kind ist bei der Untersuchung unruhig. Im Tageslicht besteht lebhaftes, wagerechtes, pendelförmiges Zittern des rechten und spurweises Zittern des linken Auges; letzteres ist vielleicht, soweit man mit dem Augenspiegel erkennen kann, diagonal nach oben aussen; bei allen vier Blickrichtungen, vielleicht am schlimmsten beim Blick nach links. Manchmal scheint es aufzuhören, besonders wenn der Kopf festgehalten wird. Kein Kopfschütteln. Es wird verordnet, das Kind möglichst viel ans Licht zu bringen, und Bromkalium.

Am 10. III. Das Zittern scheint geringer und seltener geworden zu sein.

11. IV. Kind ist abgemagert. Bei Blick geradeaus oder nach links im allgemeinen kein Zittern oder ganz geringes; bei Blick nach rechts immer heftiges Zittern des rechten Auges. 11. V. Kein Zittern mehr.

5. Stanislaus K., geb. 31. IX. 1914, bei mir am 23. II. 1916. Seit 3—4 Wochen beobachtet die Mutter ein ununterbrochenes Zittern des rechten Auges. Das linke hält sie für gesund. Das Kind ist den Tag über in der im dritten Stock liegenden, mit einem Fenster versehenen Küche, die ziemlich hell sein soll.

Befund: Kind sehr unruhig. Im Tageslicht sehr lebhaftes, pendelförmiges Zittern des rechten Auges, schräg nach oben aussen bei allen vier Blickrichtungen. Das Zittern des linken Auges ist sehr gering, vielleicht Raddrehung. Das Kind wird dann 20 Minuten ins Dunkle gebracht und schläft ein. Im Schlaf stehen die Augen bei Lampenlicht still. Aufgeweckt fängt es an zu schreien, bekommt aber das Zittern erst nach einer Weile wieder. Dann im Tageslicht in aufrechter Haltung lebhaftes Zittern.

Atropin, um die Wirkung des Lichtes auf die Augen zu steigern.

25. II. Pupille über mittel. Zittern im Tageslicht rechts lebhaft, links kaum sichtbar. In Rückenlage an der Lampe ebenfalls Zittern. Wenn man das Kind anfasst, um die Lider zu öffnen, schreit es, wobei kein Zittern zu beobachten ist, was ich beim letztenmal auch schon festgestellt habe. Atropin.

2. III. Das Zittern soll geringer sein. Kind wird schlafend hereingebracht; kein Zittern. Nach dem Erwachen schreit und strampelt es, wobei das Zittern zunächst auch im Dunkeln fehlt. Auch im Hellen fängt es erst nach einer Weile wieder an. Atropin.

9. III. Bisweilen Andeutung von Kopfnicken. Das Augenzittern fehlt zunächst, wird aber später ziemlich lebhaft, wobei sich der beruhigende Einfluss des Lidschlags offenbart. Später längerer Stillstand.

16. III. Seit gestern hat die Mutter kein Zittern mehr beobachtet. Hier Kopfschütteln, besonders wenn er fixieren will. Augenzittern nur ganz vorübergehend bemerkt, als der Blick nach links unten gerichtet ist. Atropin.

23. III. Die Mutter hat noch etwas Kopfzittern, aber kein Augenzittern mehr gesehen. Hier wegen Unruhe des Kindes nichts Sicheres festzustellen. Atropin.

29. III. In den letzten Tagen weder Kopf-, noch Augenzittern. Auch hier Ruhe.

13. IV. und 20. IV. Kind verhält sich ruhig. Keine Spur von Nystagmus.

Diese Fälle, die auf gleicher Stufe stehen mit den von Raudnitz beschriebenen (83), gleichen dem Augenzittern der Bergleute in bezug auf den pendelförmigen Ablauf und die Mannigfaltigkeit der Richtung der Zuckung, die Dissoziation der binokularen Bewegungen, wobei die Amplitude auf einem Auge oft sehr klein ist[1]), das anfallsweise Auftreten, die beruhigende Wirkung des Schlafes. Der Einfluss der Beleuchtung offenbart sich in der Entstehung dieses Zitterns während der dunklen Jahreszeit (bei 1., 4. und 5.) und in der Besserung mit steigender Sonne. Was die Beziehung dieses Zitterns zur Blickrichtung angeht, so fehlt die Parallele zum Augenzittern der Bergleute, insofern als dieses meistens an die Blickhebung geknüpft ist, während es bei den Kindern bei allen Blickrichtungen zu verzeichnen ist, wobei aber nicht ausgeschlossen ist, dass es doch einzelne Blickrichtungen bevorzugt. Diese Form des Augenzitterns ist heilbar. Man setze die kleinen Kinder möglichst dem Sonnenlicht aus. Die grösseren werden das schon instinktiv selbst besorgen. An dem frühzeitigen Auftreten und der guten Prognose liegt es wahrscheinlich, dass diese Art von Augenzittern nur selten zur Beobachtung kommt. Unter Umständen kann es aber auch länger bestehen bleiben, wie Fall 2 und 3 lehrt.

---

[1]) Raudnitz, der sehr häufig von einseitigem Zittern spricht, hat es m. E. wegen dieser Geringfügigkeit auf einem Auge übersehen.

Die Beleuchtung der Wohnungen ist in hiesiger Gegend im allgemeinen weitaus günstiger, als in den grossstädtischen Verhältnissen, die Raudnitz vor sich hat. Die Entstehung dieses Zitterns beruht nicht allein auf dem Mangel an Licht, sondern auch auf einer persönlichen Grundlage, wovon später noch die Rede sein wird.

3. Das Zittern der Greise.

Etwaige Literatur über das Zittern der Greise, insbesondere über dessen Registrierung, stand mir leider nicht zur Verfügung.

Das Augenzittern der Bergleute ist von Nieden (79) und andern

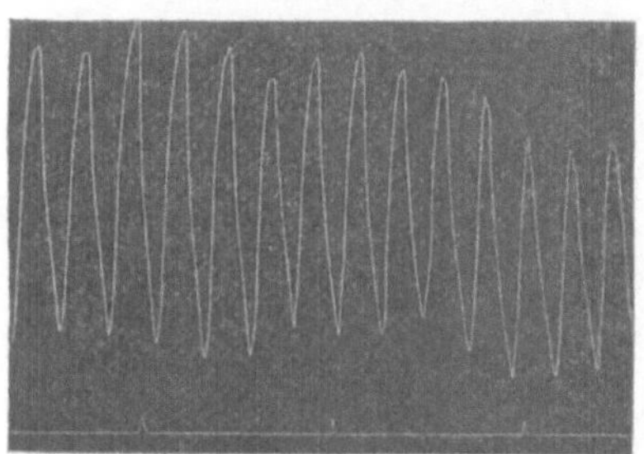

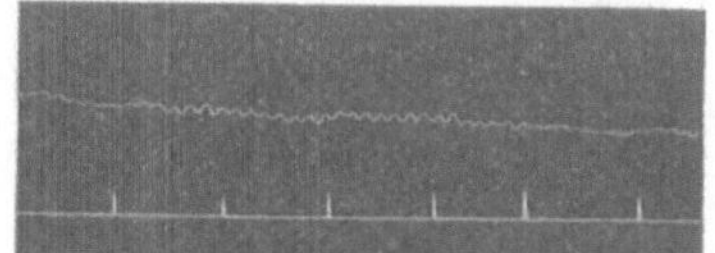

Fig. 102. Rechter Unterarm. Fig. 103. Linke Hand.

mit dem Zittern der Alten verglichen worden. Dass dies zulässig ist, lehren folgende Beispiele. Die Bilder 102 und 103 stammen von einem 69 jähr. Nichtbergmann, bei dem Alkoholmissbrauch ausgeschlossen ist.

Der rechte Unterarm macht grosse Zitterbewegungen im Ellenbogengelenk im Sinne von Beugung und Streckung (Fig. 102).

Die Zählung ergibt:

1.—10. Sekunde	42 Zuckungen,		
11.—20. „	43	„	,
21.—30. „	43	„	,
31.—40. „	42	„	,
41.—50. „	42	„	.

Die Amplitude liegt zwischen 17 und 30 mm.

Das Zittern der linken Hand (Fig. 103) schwillt an und ab (Amplitude = 1 mm und weniger). Die Zählung, wegen der Pausen über grössere Strecken nicht möglich, ergibt an drei verschiedenen Stellen in 4 Sekunden 29 Zuckungen, also 7 in der Sekunde. Während die Augenzuckungen der Bergleute auf beiden Augen isochron sind, besteht in der Arminnervation Verschiedenheit (r. $>$ 4, l. $>$ 7 in 1 Sek.), was nicht verwunderlich ist, da die Augen immer beiderseitig innerviert werden, während die Gliedmassen selbständig sind.

Ein Jahr später wurde im Kerzenlicht bei kleinerer Hebelübersetzung

(1 : 1) und schnell laufender Trommel das Zittern des rechten Vorderarms nochmal aufgenommen, indem der Hebel mit Heftpflaster und Zwirnsfaden über dem Radiusköpfchen befestigt wurde. Hier beträgt der Zitterwinkel bei einer Messung 1° 46′ und schwankt nur wenig (Fig. 104).

Fig. 105 stammt vom linken Unterarm eines 67jährigen Tagelöhners. Ellenbogen stumpfwinklig gebeugt. Handfläche nach rechts gewandt. Hebel mit Faden am Zeigefinger befestigt. In dieser Stellung zittert die Hand auf und ab, aber nicht immer. Es kommen auch andere Bewegungen vor.

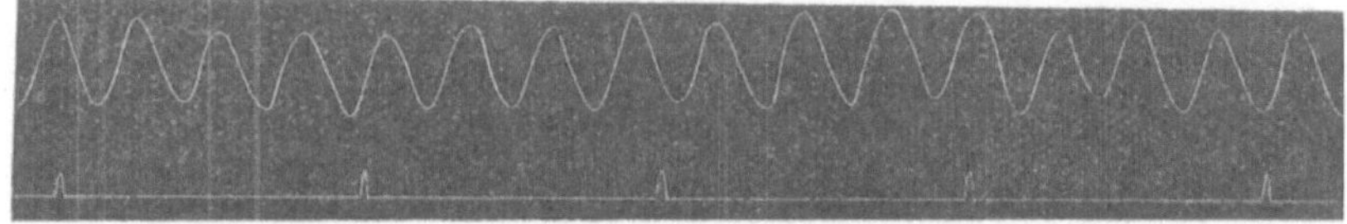

Fig. 104. 70jähriger Nichtbergmann. Zittern des rechten Unterarms (Beugung und Streckung). 216 × in 1 Min. bei Kerze im Dunkeln. Hebel 18 : 18,2.

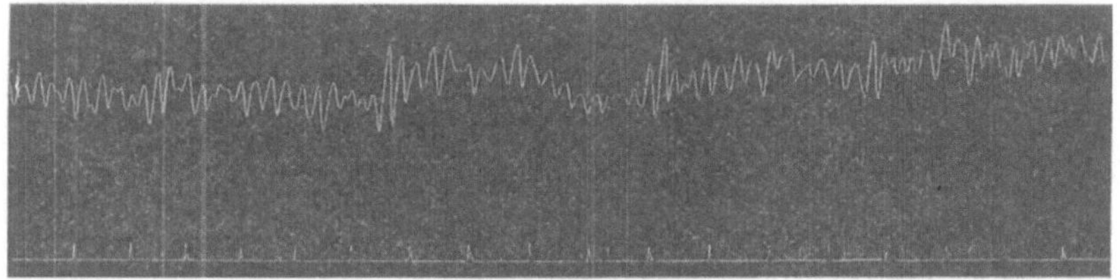

Fig. 105. 67jähriger Nichtbergmann. Zittern des linken Unterarms 288 mal in 1 Min. im Hellen.

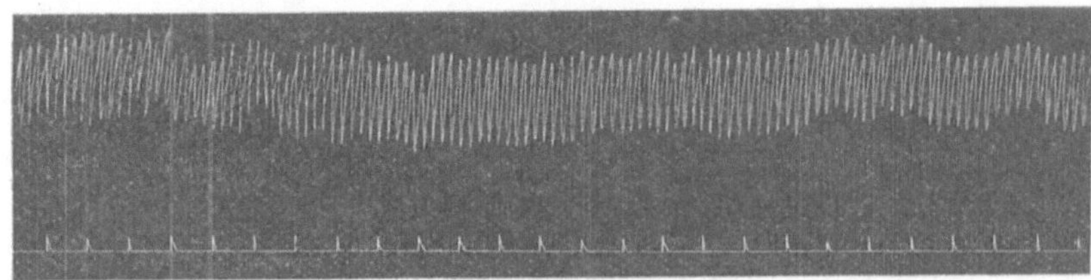

Fig. 106. 74jähriger Berginvalide ohne Augenzittern. Zittern des rechten Unterarms. 270 × in 1 Min. bei Kerzenlicht im Dunkeln.

Fig. 106 rührt von einem 74jährigen früheren Bergmann her, der 40 Jahre in der Grube war, nie an Augenzittern gelitten hat und seit 17 Jahren Invalide ist. Seine rechte Hand zittert stark, die linke nicht. Das Zittern schwankt. Manchmal geschieht es nur in der Ebene der Handfläche, manchmal, aber selten, auch senkrecht dazu oder mehr rotierend.

Bei der Aufnahme der abgebildeten Kurve wurde die Hand bei aufgestütztem Kleinfingerballen und senkrecht stehendem Handrücken von einer Gehilfin an 4 Fingern festgehalten. Der Hebel wurde durch Pflaster und Faden mit dem Grundglied des Daumens verbunden, der zusammen mit seinem Mittelhandknochen jetzt auf und ab zittert, jedoch nicht ganz gleich-

mässig. Neben den Beuge- und Streckbewegungen kommen auch Stoss-
bewegungen in der Kurve zum Vorschein.

Fall 737. 55 Jahre alt. 39 Jahre in der Grube; seit 8 Jahren Augenzittern (Fig. 107). (Er hätte somit auch S. 107 angeführt werden können.)
Ferner besteht isoliertes heftiges Zittern des linken Daumens. Die Kurve
(Fig. 108) ist aufgenommen am 5. XI. 1915, während die Hand auf dem
Kleinfingerballen (4 Finger eingeschlagen) aufliegt und noch festgehalten
wird. Die Nagelfläche des Daumens steht fast senkrecht und ist nach innen
gekehrt. Der Daumen zittert bei leicht gesenkter und abduzierter Haltung
auf und ab. Sein Zitterwinkel schwankt zwischen 1° 33′ und 8° 32′. Die
Schwingungsfolge ist nicht ganz konstant. Bisweilen kommen kurze Pausen vor.

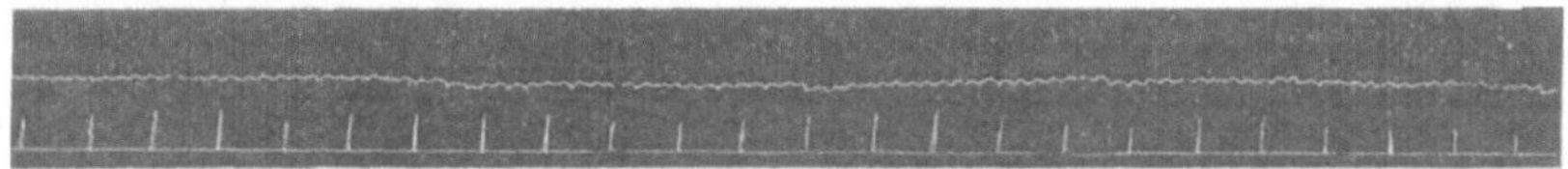

Fig. 107. Fall 737. L. A. Zittern schräg; 245,5 × in 1 Min. bei Kerzenlicht im
Dunkelzimmer. Blick + 20°. Hebel 12,5 : 25 (freies Ende).

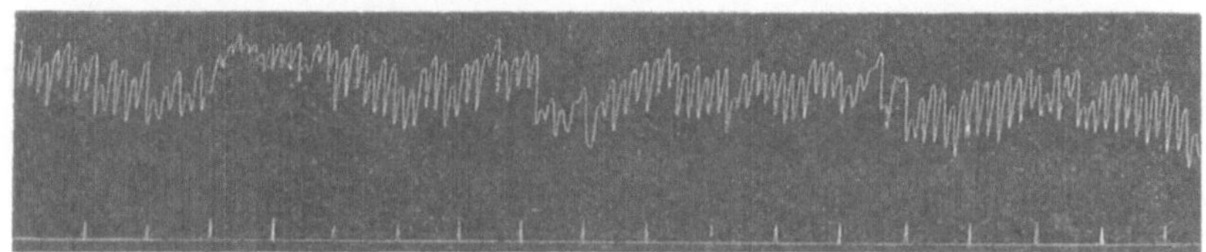

Fig. 108. Fall 737. Zitterkurve des linken Daumens. 376,2 × in 1 Min. im
Hellen. Hebel 22,5 : 19 (freies Ende).

Das Zittern der Greise stimmt demnach mit dem Augenzittern
der Bergleute überein in bezug auf den pendelförmigen Charakter,
die Regelmässigkeit und Schnelligkeit der Zuckungen. Störungen der
Kurven können dadurch bedingt sein, dass mehrere Muskelgruppen
von Zittern befallen sind. Auch die Amplitude hält sich zum Teil
im Bereich derjenigen des Augenzitterns der Bergleute, wenn man sie
in Winkelgrade umrechnet. In der Kurve ist sie im allgemeinen
grösser, weil hier der Hebelarm länger ist, da er vom Drehpunkt des
Hebels bis zum Zittergelenk zu messen ist. Fig. 103 ist jedenfalls vom
Augenzittern der Bergleute nicht zu unterscheiden. Bei manchen
Fällen schwankt die Amplitude innerhalb weiter Grenzen, bei andern
ist sie ganz konstant. Eine Reihe von Zuckungen wurde auch in der
S. 69 angegebenen Weise nachgezeichnet und ausgemessen. Fig. 109
enthält zwei Zuckungen aus Fig. 104; Fig. 110 stammt von demselben
Patienten wie Fig. 106. Dabei stellte sich zunächst auch eine ungleiche
Zeitdauer des Anstiegs und Abstiegs heraus. In Fig. 109 ist der An-
stieg kürzer als der Abstieg, in Fig. 110 ist es umgekehrt, aber der

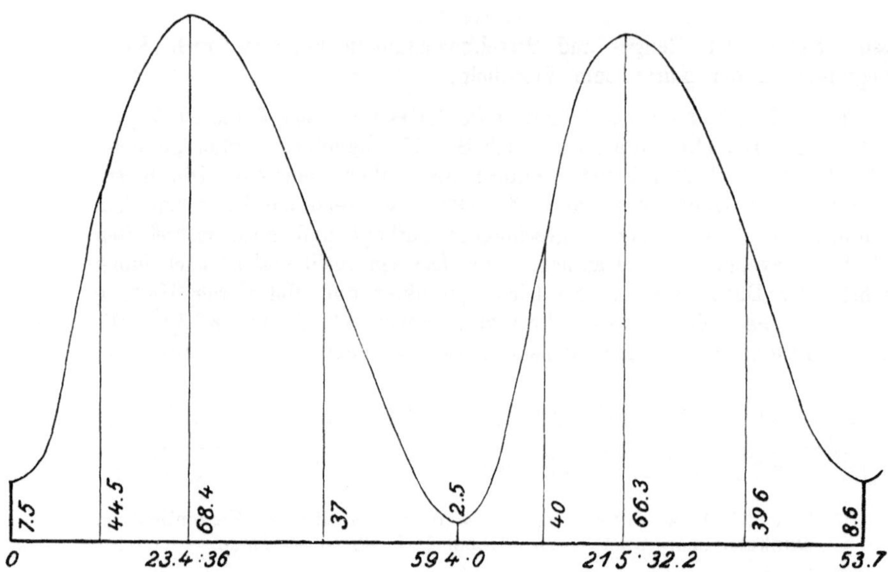

Fig. 109. Unterarmzittern. 4. und 5. Zuckung aus Fig. 104. Vergrösserung 1:10.

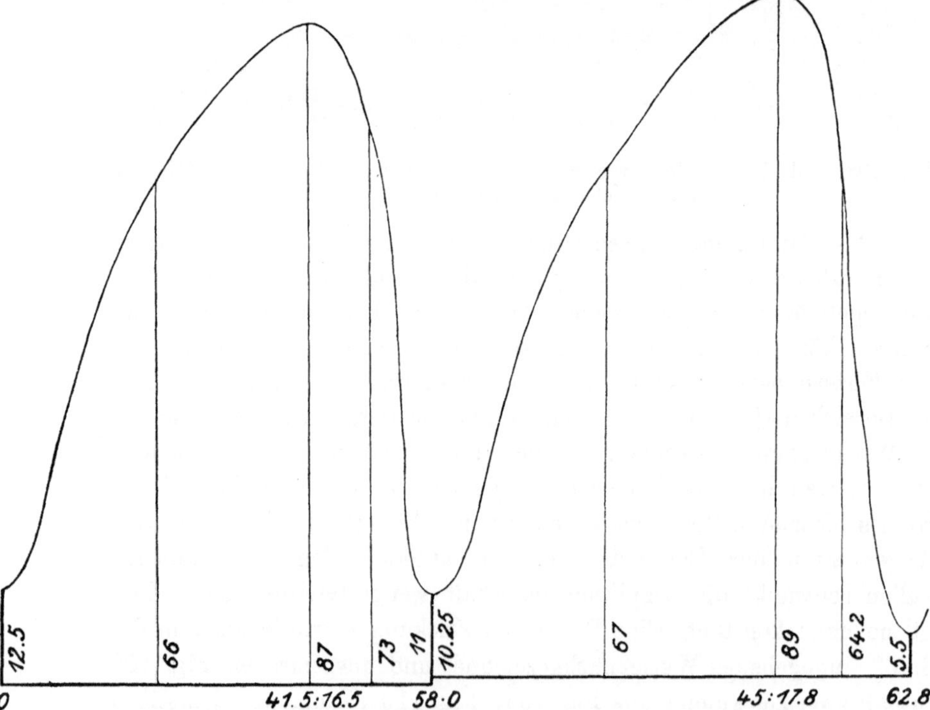

Fig. 110. Unterarmzittern. Gehört demselben Fall an wie Fig. 106. Vergrösserung 1:11.

Unterschied noch ausgeprägter. In beiden Figuren entsprechen sich
ungefähr die Hubhöhen in der ersten Zeithälfte des Anstiegs und

der zweiten Zeithälfte des Abstiegs und in der zweiten Zeithälfte des Anstiegs und der ersten Zeithälfte des Abstiegs, geradeso wie es S. 74 beim Augenzittern beschrieben worden ist. Bei andern Zuckungen fanden sich in letzterer Beziehung auch einige Unstimmigkeiten, die wahrscheinlich auf einem Mangel der Methode beruhen.

Der Einfluss des Lichtes auf das Zittern der Greise.

Nach Entdeckung der vorhin beschriebenen Verwandtschaft des Zitterns der Greise und der Bergleute erhob sich von selbst die Frage, ob sie sich auch auf den Einfluss des Lichtes erstrecke.

Fall 737 (siehe S. 192).

1. Zittern des linken Auges; Blick $+ 20^{\circ}$.

a) Bei Glühlampe im Dunkelzimmer. 294 $\times$ in 1 Min. (4,9 in 1 Sek.)

b) Bei kleiner Kerze im Dunkelzimmer 245,5 $\times$ in 1 Min. (4,09 in 1 Sek.) (Fig. 107.)

2. Zittern des linken Daumens.

a) 23. X. 1915.

Kurve 2. Hell	in 20 Sek.	124,0;	in 1 Sek.	6,2	Zuckungen,
dunkel (Kerze)	„ 60 „	343,5;	„	5,725	„ ,
„ 3. „	„ 20 „	104,0;	„	5,2	„ ,
hell	„ 50 „	264,5;	„	5,29	„ ,
„	„ 20 „	111,0;	„	5,52	„ .

5. XI. 1915. Zittern des linken Daumes.

Kurve 1. Sonnenschein	in 60 Sek.	349,5;	in 1 Sek.	5,83	Zuckungen,
„ 2. Dunkel (Kerze)	„ 50 „	292,5;	„	5,85	„ ,
„ 3. „ „	„ 60 „	343,0;	„	5,71	„ ,
„ 4. „ „	„ 60 „	376,5;	„	6,28	„ ,
„ 5. „ „	„ 10 „	61,0;	„	6,1	„ ,
„ 5. Sonnenschein	„ 40 „	245,5;	„	6,14	„ ,
„ 6. „	„ 50 „	313,5;	„	6,27	„ ,
„ 7. „	„ 18 „	111,0;	„	6,17	„ .

Die Zuckungszahl des Daumens nimmt bei der ersten Untersuchung beim Übergang vom Hellen zum Kerzenlicht langsam ab und steigt bei der Rückkehr ins Tageslicht wieder an. Bei der zweiten Untersuchung findet sich eine Abweichung vom gesetzmässigen Verhalten in der 4. und 5. Kurve.

Bei dem 74 jährigen Berginvaliden (S. 191) ergibt die Auszählung mehrerer Kurven an verschiedenen Tagen folgende Zuckungszahlen des Unterarmzitterns pro Sekunde:

Beleuchtung	18. X.	23. X.	30. X.
trübes Tageslicht	5,08		
helles „		5,42; 5,33	4,475[2]
Dunkelheit $+$ kleine Kerze	4,63[1]	5,31	4,325; 4,19; 4,4
helles Tageslicht			4,38: 4,4

[1] Nach halbstündigem Dunkelaufenthalt.

[2] Aufgeführt entsprechend der Reihenfolge der Versuche.

Auch hier findet eine deutliche Abnahme der Zuckungszahl bei Verschlechterung der Beleuchtung statt mit einer Ausnahme am 30. X.

Während die Kurven der beiden vorhergehenden Fälle hier und da noch Unregelmässigkeiten darbieten und daher nur im ganzen verwertet werden dürfen, steht die Kurve des 69jährigen Mannes (S. 190) mit Störung der Beuge-Streckbewegung im Ellenbogengelenk in bezug auf Gleichmässigkeit der Zuckungsfolge und -amplitude den besten Augenzitterkurven nichts nach, ist also für unsern Zweck besonders beweisend. Die Untersuchungsreihe sei also vollständig mitgeteilt.

29. X. 1915. 1. Kurve. Helles Tageslicht.

1.—10. Sekunde	39 Armzuckungen
11.—20. „	38 „
21.—30. „	>40 „
31.—40. „	$>38,5$ „
41.—50. „	$>39,5$ „
51.—60. „	39 „
61.—70. „	40 „
In 70 Sekunden	274, in 1 Sek. 3,91.

2. Kurve, gleich nachher; Dunkelzimmer $+$ kleine Kerze zur Beleuchtung der Trommel.

1.—10. Sekunde	$<39,5$
11.—20. „	$>38,5$
21.—30. „	$<38,5$
31.—40. „	39
in 40 Sekunden	155,5; in 1 Sek. 3,88.

3. Kurve; gleich nachher.

1.—10. Sekunde	39
11.—20. „	39
21.—30. „	38
31.—40. „	39
41.—50. „	39,3
51.—60. „	38,3
61.—70. „	38
71.—80. „	>37
in 80 Sekunden	307,6; in 1 Sek. 3,845.

4. Kurve; gleich nachher.

1.—10. Sekunde	38
11.—20. „	<38
21.—30. „	37
31.—40. „	<39
41.—50. „	38
51.—60. „	38
61.—70. „	>37
in 70 Sekunden	265; in 1 Sek. 3,78.

5. Kurve;	1.—10. Sekunde		> 36
	11.—19. „		$< 32,3$
	in 19 Sekunden		68,5; in 1 Sek. 3,60.

6. Kurve; helles Tageslicht.			
	1.—10. Sekunde		< 38
	11.—20. „		36,5
	30.—40. „	(Störung)	
	41.—50. „		36
	51.—60. „		35
	61.—70. „	(Störung)	
	71.—80. „		$> 33,5$
	in 50 Sekunden		179; in 1 Sek. 3,58.

7. Kurve.	1.—10. Sekunde	(Störung)	
	11.—20. „		> 37
	21.—30. „		37
	31.—40. „		36
	41.—50. „		> 36
	51.—60. „		< 38
	61.—70. „		37
	71.—80. „		37
	in 70 Sek.		258; in 1 Sek. 3,685.

Die Zuckungszahl dieses Falles von Alterszittern, die im hellen Tageslicht (kein Sonnenlicht) auf 3,91 pro Sekunde bestimmt wird, geht im Dunkeln (Kerze) ganz langsam auf 3,60 herunter. Das macht pro Minute 18,6 Schläge weniger, ein Unterschied, wie er auch bei manchen Fällen von Augenzittern mit ähnlicher Zuckungsfrequenz gefunden wird. Beim Übergang zum Tageslicht steigt die Zahl wieder an, aber auch allmählich.

Auf dem Umwege über das Augenzittern der Bergleute sind wir somit zu der Entdeckung eines allgemeinen Gesetzes über den Einfluss des Lichtes auf die Innervation der quergestreiften Muskulatur gekommen, womit die Erklärung gefunden ist, warum unsere Berufserkrankung der Bergleute unter der Einwirkung der mangelhaften Grubenbeleuchtung auch auf die Körpermuskeln übergreifen kann (siehe auch S. 107).

4. Sommer's Zitterkurven der Gliedmassen.

Als einer der ersten hat Sommer-Giessen (86) sich mit der graphischen Registrierung motorischer Erscheinungen am Lebenden befasst unter Verwendung eigens angefertigter Apparate, die z. T. die Bewegungen in drei Dimensionen (von oben nach unten, von rechts nach links und von vorn nach hinten[1]) aufschreiben. Seine Kurven

---

[1] Die am Auge wichtige Raddrehung ist somit nicht gefasst.

haben so viele Ähnlichkeiten mit den meinigen, dass ich sie hier nicht unerwähnt lassen darf. Zunächst stellt er fest, dass die Kurve des normalen Kniesehnenreflexes sich von der Fallkurve eines genau nach der Art eines mechanischen Pendels schwingenden Leichenbeins deutlich unterscheidet. Während letztere fünf Senkungen und vier Hebungen aufweist, besteht erstere aus einer Hebung, einer relativ geringen Senkung unter das Anfangsniveau und einer zweiten geringeren Hebung mit Abfall zum Ausgangsniveau. Es offenbart sich darin der Einfluss einer zerebralen Hemmung. Unter krankhaften Verhältnissen konnte Sommer die verschiedenartigsten Abweichungen in der Form, Amplitude, Zahl usw. beobachten. Besonders erwähnenswert sind die Kurven von Personen, bei denen infolge von organischen (Erkrankung der Pyramidenbahnen) oder funktionellen (Epilepsie) Störungen die zerebrale Hemmung wegfällt. Seine Fig. 10 a z. B., die von einem Mann mit starken spastischen Zuständen an den unteren Gliedmassen (wahrscheinlich infolge einer akuten Myelitis im Halsmark) stammt und aus zehn Hebungen und neun Senkungen besteht, gleicht, von der Amplitude abgesehen, einem allmählich abklingenden Anfall von Augenzittern (vgl. meine Fig. 16 und 96). Fig. 29, die 18 Hebungen und Senkungen enthält, stammt von einer Hysteroepilepsie, Fig. 32 von genuiner Epilepsie. In der ersteren Kurve findet sich an Stelle des allmählichen Abklingens ein Ab- und Anschwellen, in der letzteren eine längere Pause. Auch das kommt beim Augenzittern der Bergleute vor.

Die dreidimensionalen Kurven des Handzitterns von Epileptikern erinnern in manchen Abschnitten ohne weiteres an meine Kurven des Augenzitterns. Besonders interessant ist aber Fig. 77, die einen Fussklonus wiedergibt (Differentialdiagnose zwischen Hysterie und multipler Sklerose). Jede der drei Kurven besteht aus vielen, allmählich abklingenden, eigenartigen in ihrer Form sich gleich bleibenden Zuckungen. Die obere (Hebung und Senkung) ist umgekehrt gewölbeförmig (unten flach, vgl. Fig. 24), die mittlere (Stoss) gewölbeförmig (oben flach), die untere (seitliche Schwankungen), die Sommer in ihrer Eigenart ganz unerklärlich findet, stellt eine Sattelform dar, und zwar das Spiegelbild der meinigen (Fig. 26), da sie von rechts nach links gelesen werden muss.

III. Theoretisches.

Der Analyse des Augenzitterns der Bergleute im vorhergehenden soll jetzt der Versuch einer Synthese folgen. In der Geschichte dieses Leidens ist die Theorie vielfach zu ausgiebig auf Kosten des Krankheitsbildes erörtert worden, und ich selbst habe mich mit der Theorie befasst, bevor die Voraussetzungen erfüllt waren. Auf der Grundlage des jetzt vorliegenden Stoffes darf man einen theoretischen Versuch mit grösserem Rechte wagen, zumal er unsere Kenntnis der Augeninnervation nicht unwesentlich erweitert. Indem ich auf meine frühere Darstellung und Beurteilung der bisherigen Theorien über die Entstehung des Augenzitterns verweise [169)], greife ich hier nur einige Gesichtspunkte heraus.

1. Die Theorie von der Ermüdung der Augenmuskeln.

Ihr Urheber Dransart (1877) hält den Nystagmus der Bergleute für eine Muskelerkrankung, ähnlich dem Lumbago, die durch Übermüdung der Heber und der inneren und äusseren Geraden infolge der bei der Arbeit in niedrigen Flötzen und Querschlägen erforderten Blickhebung entstehen soll (184). Während Dransart den Sitz des Leidens in die Muskulatur selbst verlegt, sucht ihn Nieden (79, S. 114), der es auch für ein Ermüdungszeichen ansieht, im Zentralorgan, „hauptsächlich also ausser den Ursprungsstellen des Okulomotorius und des Abduzens, d. h. dem Boden des vierten Ventrikels, in dem jenseits der Muskelkerne gelegenen Gebiete der kortikalen Innervation der willkürlichen Bewegungsmuskeln des Auges". Er nimmt ein Minus an Innervation an, das für eine Dauerkontraktion nicht genügt. Einwände:

1. Die grosse Mannigfaltigkeit der Zuckungsbahnen lehrt, dass das Leiden sich nicht auf einzelne Muskeln, z. B. die Heber und Interni beschränkt, sondern keinen einzigen Muskel verschont.

2. Die Theorie Dransarts setzt voraus, dass das Zittern über die obere Hälfte des Blickfeldes nicht hinausgeht, und dass es sich mit zunehmender Blickhebung verschlimmert. Beides ist nicht allgemein

richtig. Wenn auch zuzugeben ist, dass das Zittern in der Regel im oberen Teil des Blickfeldes beginnt und hier stehen bleibt, so gibt es doch nicht so seltene Fälle, bei denen es sich bis an die äusserste Grenze nach unten ausdehnt. Recht oft ist es in den mittleren Teilen schlimmer, als in den oberen, wo es sogar ganz aufhören kann. Ja, es kommen auch einzelne vor, bei denen sogar das Gebiet unter der Horizontalen entweder allein oder viel schlimmer ergriffen ist, als das über ihr. Man vergleiche die Lage des Zitterfeldes.

3. Für die von Dransart angenommene Parese der Augenmuskeln fehlt vor allem der Nachweis der Beweglichkeitsbeschränkung. Auch mit den ruckartigen Bewegungen, wie man sie bei angestrengter peripherer Blickrichtung beobachtet — mit langsamer Phase zur Mitte und schneller zur Peripherie —, hat das Augenzittern der Bergleute nichts zu tun.

Das jetzt vorliegende Material, besonders der Einfluss der Dunkelheit, körperlicher Erschütterungen, der Sedativa, spricht dafür, dass das Augenzittern der Bergleute ein Zeichen der Erregung, nicht der Lähmung ist. Das Wesen des Reizes ist ein Alternieren der Innervation in entgegengesetzter Richtung. Beim senkrechten Zittern wechselt ein Hebungsreiz mit einem Senkungsreiz in ganz gleichmässiger Folge ab. Beide sind prinzipiell gleich[1]), wenigstens bei den meisten Fällen wie die Kurven lehren. Mit welchem Recht betrachtet man dieses Schauspiel als eine Ermüdung der Heber? Ebenso gut könnte man es auf die Senker beziehen. Der Einwand, dass es sich nur in der oberen Hälfte des Blickfeldes abspielt, ist ja nicht stichhaltig, weil ganz dasselbe, wenn auch seltener, in der unteren Hälfte vorkommt.

Genau so ist beim wagerechten Zittern ein Wechsel zwischen Adduktion und Abduktion, bei Raddrehung ein solcher der Einwärts- und Auswärtsrollung zu verzeichnen. Kreisförmiges und ellipsenförmiges Zittern bestehen wahrscheinlich aus einer Kombination mehrerer Reize.

Das Augenzittern der Bergleute ist also eine wechselstromartige Innervation mit ungefähr 3—7 maligem Polwechsel in der Sekunde. Es ist der Ausdruck einer Störung des Innervationsmechanismus antagonistischer Muskeln, bzw. Muskelgruppen[2]).

---

[1]) Nicht richtig. Vgl. S. 69.

[2]) Infolge der letzten Untersuchungen musste diese Auffassung des Leidens etwas abgeändert werden. Siehe unten.

Bezeichnet man beim senkrechten Zittern die Hebung als positive, die Senkung als negative Phase des Wechselstromes, und betrachtet man den Innervationsvorgang, was notwendig ist, als binokularen Reiz, so beobachtet man sowohl gleiche, wie entgegengesetzte Phasen nebeneinander. In ersterem Falle entsteht das gleichsinnige senkrechte Zittern, das der Theorie Dransarts allenfalls entsprechen könnte; in letzterem das gegensinnige, bei dem sie versagt. Bei der binokularen Raddrehung sind bis jetzt von mir immer gleiche Phasen angetroffen. Wie sie sich bei den übrigen Zitterformen verhalten, bedarf noch objektiver Aufklärung.

4. Dransart vermag die ungeheuere Verschiedenheit der binokularen Zuckungsbahn nicht zu erklären.

5. Der sich auf so intime Einzelheiten wie Amplitude und Zuckungszahl erstreckende Einfluss der Beleuchtung ist mit der Annahme einer reinen Muskelerkrankung ebenso wenig zu vereinen, wie der nicht minder wichtige Einfluss der Körperhaltung und -bewegung.

Anknüpfend an manche Grundlagen der Theorie Dransarts habe ich das Augenzittern der Bergleute zunächst für eine nervöse Ermüdung gehalten (169). Die Beobachtungen im Doppelaugenspiegel sprachen schon damals für den zentralen Sitz des Leidens. Diese Annahme ist seitdem durch den Nachweis der Einwirkung des Lichtes auf gewisse Eigenschaften des Augenzitterns, z. B. die Zuckungszahl, besonders aber der isochronen Zuckungsdauer auf beiden Augen, selbst bei verschiedener Amplitude und Zuckungsbahn, wohl unanfechtbar geworden. Weil die Grosshirnrinde ziemlich sicher auszuschliessen war, da die willkürlichen gleichsinnigen Augenbewegungen ungestört erscheinen, verlegte ich die Krankheit in die Augenmuskelkerne und führte das vielgestaltige Bild auf den verhältnismässig einfachen Vorgang der unwillkürlichen gegensinnigen Innervation zurück, angesichts der grossen Häufigkeit der Horizontal- und Vertikaldivergenz bei diesen Kranken und der Annahme, dass es sich beim senkrechten Zittern um gleichzeitiges Heben des einen und Senken des andern Auges, beim wagerechten um Konvergenz-Divergenzbewegungen handele. Diese beiden Arten betrachtete ich als Grundformen, die übrigen als Variation oder Kombination von ihnen. Verschiedenheiten der Amplitude und einseitiges Zittern glaubte ich durch einseitigen Ausgleich der Stellungsabweichung erklären zu können. Die Verschlimmerung des Zitterns mit zunehmender Hebung führte ich auf stärkere Inanspruchnahme der Vertikalinnervation und das natürliche Wachsen der Divergenz beim Blick nach oben zurück.

Wenn binokulares Sehen die Voraussetzung der gegensinnigen Innervation ist, so erhob sich schon damals die Frage, wie das Zittern der allerdings ziemlich seltenen Fälle ohne zweiäugigen Sehakt zustande kommt. Inzwischen haben sich die Schwierigkeiten meines ersten Erklärungsversuchs vermehrt, wenn auch einzelnes noch haltbar ist. Die weitere Erforschung mit dem binokularen Augenspiegel und besonders mittels meiner Registrierung hat gelehrt, dass neben der gegensinnigen auch die gleichsinnige Innervation vorkommt. Ferner gibt es Fälle, bei denen jegliche Horizontaldivergenz in der mittleren Vertikalen fehlt (213, Fall 7).

2. Die Beleuchtungstheorie.

Die meisten englischen Augenärzte unter der Führung Courts-1892 (Stavely) halten die schlechte Grubenbeleuchtung für die einzige Ursache des Augenzitterns, nachdem ihnen andere, besonders Romiée (1878) vorangegangen waren. Wenn die Grundlage dieser Meinung — die Feststellung, dass der Nystagmus sich fast nur in Gruben mit Sicherheitslampen entwickelt, während solche mit Kerzen- oder Fackelbeleuchtung sozusagen frei davon sind — richtig ist, so ist für die Prophylaxe vielleicht alles, für die Erklärung des Augenzitterns aber nichts gewonnen. Die Anhänger dieser Theorie übersehen, dass es sich beim Augenzittern in erster Linie um ein motorisches Leiden handelt. Warum soll denn der Ausfall eines sensiblen Reizes, also etwas Negatives, zu einer muskulären Unruhe führen? Der einzige bisherige Erklärungsversuch, der darauf hinweist, dass bei schwachem Licht die zapfentragende Fovea ausgeschaltet und durch die stäbchentragende Umgebung ersetzt wird, die in einem Ring von 15 bis 20° überall gleiche Sehschärfe besitzt, also eines überragenden Mittelpunktes für das okulomotorische System entbehrt, ist doch völlig unzureichend. Denn das Augenzittern der Bergleute hat z. B. mit dem solcher Fälle, denen die zentrale Fixation wirklich fehlt (Albinos, Cataract. cong. und Leucom. adhaerens aus frühester Jugend), gar keine Ähnlichkeit. Es gibt auch Fälle, bei denen das Netzhautbild im zitternden Auge den Bereich der Fovea nicht verlässt, sei es, dass die Amplitude zu klein ist, sei es, dass das Auge sich um die Gesichtslinie dreht (Raddrehung).

Sind die Schwierigkeiten schon gross, wenn es gilt, die grosse Mannigfaltigkeit der Zuckungsbahn zu erklären, indem sich z. B. bei dem einen senkrechtes, bei dem andern wagerechtes, bei dem dritten Raddrehungszittern usw. entwickelt, so werden sie für die Anhänger der

Beleuchtungstheorie noch grösser bei verschiedener, zumal entgegengesetzter Schwingungsrichtung. Zum wenigsten müsste man, wenn dem Licht die erste Stelle unter den Ursachen des Augenzitterns zukäme, gleichsinniges Zittern erwarten. Die Erörterung über die Rolle des Lichtes wird an anderer Stelle wieder aufgenommen.

3. Die Theorie von der Equilibrierungsstörung (Reid-1906).

Reid (97) macht der myopathischen Theorie Dransarts und Snells eine Reihe von Einwänden.

1. In der von ihm untersuchten Grube mit 8 Fuss hohem Flötz arbeiten die Leute mehr oder weniger aufrecht, weshalb eine Ermüdung der Augenheber nicht eintreten kann.

2. Der rotatorische Charakter der Zuckungen spricht dafür, dass alle Augenmuskeln beteiligt sind.

3. Bei manchen Fällen, wo das Zittern sich nur bei erhobenem Blick zeigt, sind die Zuckungen wagerecht (Externus und Internus).

4. Verschiedenheit der Zuckungen auf beiden Augen.

5. Nystagmus bei gesenktem oder seitlichem Blick.

6. Die Ermüdung der Heber ist bis jetzt nicht nachgewiesen. Ihre Bewegungen sind bei Nystagmikern ebenso ausgiebig wie bei Normalen.

Die Kritik Reids ist ganz berechtigt. Er selbst hält das Zittern für eine Störung der Zentren, welche der Equilibrierung des Augapfels dienen, die wieder innig mit der Equilibrierung des Körpers verbunden ist. Letztere wird kontrolliert durch Anregungen von seiten der Augen (Rombergsches Phänomen). Faktoren im Leben des Bergmanns, welche die Tätigkeit dieser Zentren stören, sind:

1. Die unvollkommene Fixation in der Dunkelheit, in der die Sehschärfe der Fovea niedriger ist als die ihrer Umgebung.

2. Häufiger Lagewechsel bei der Arbeit. So ist es möglich, einen verborgenen Nystagmus, der durch Blickhebung nicht ausgelöst wird, durch schnelle Drehung um die senkrechte Körperachse bei geschlossenen Augen offenbar zu machen. Den wagerechten Nystagmus betrachtet er als Folge der rhythmischen Körperbewegungen, welche das Schwingen der Hacke begleiten. Reid konnte auch einen Nystagmusanfall hervorrufen durch Dissoziation der Netzhautbilder, indem er jedem Auge ein anderes Bild darbot, ohne dass die Möglichkeit der Verschmelzung bestand.

Butler (123), der die Ausführungen Reids im übrigen schätzt, bemerkt richtig, dass wir so wenig von dem Wesen des Prozesses im

Gehirn wissen, dass wir durch Sprechen von Koordinationsstörung nur einen Namen für einen Symptomenkomplex geben und die Erklärung aus dem Reich der konkreten Wissenschaft in das der Metaphysik verweisen.

Llewellyn (174, S. 116) betont, dass die gezwungene Haltung des Bergmanns bei der Arbeit eine Anstrengung der Equilibrierungszentren herbeiführen müsse. Aber er sieht die Hauptursache in der schwachen Beleuchtung. „Position alone has no influence."

4. Die Gegenrollungstheorie Ruttens (1910).

Nach Rutten (139) entsteht durch die sich von der Vertikalen lange Zeit entfernende Haltung des Bergmanns eine Störung des Gleichgewichts, die eine Übermüdung des Nervenmuskelapparats mit sich bringt. „L'élévation prolongée du regard, afin de compenser la position penchée, est le facteur pathogénique du nystagmus." Rutten sieht die Hauptursache des Nystagmus in dem Mechanismus der Gegenrollung, d. h. in der unwillkürlichen Kompensationsbewegung der Augen, die entgegengesetzt zur Neigung des Körpers oder des Kopfes erfolgt. Seine wichtigsten Gründe sind:

1. Besser und mehr als die lange Erhebung, bei der nur die Heber und der Obliquus inferior beteiligt sind, beansprucht sie die Tätigkeit aller Augenmuskeln.

2. Der Nystagmus ist ein unbewusster Akt, ebenso wie die Gegenrollung.

3. Nach Bárány soll die Rückwärtsbeugung des Kopfes die Gegenrollung vollständig aufheben[1]). So finde die charakteristische Rückwärtsbeugung des Kopfes ihre Erklärung.

4. Der englische Arzt Killiam berichtet, dass der Nystagmus vermieden wird, wenn der Bergmann auf dem Schemel sitzend arbeitet. Da er sich hierbei nicht zu bücken braucht, fällt die Gegenrollung weg. Rutten beobachtete auch, dass der Nystagmus ohne Entfernung aus der Grube geheilt werden kann, wenn der Kranke aufrecht arbeitet. Wenn Rutten nun zu dem Schluss kommt: „L'origine labyrinthique du nystagmus professionell doit donc être écartée", so ist das verwunderlich, da doch die Gegenrollung eine Labyrinthfunktion ist. Seine Versuche mit Labyrinthreizen (Dreh-pneumatische und kalorische Probe) waren negativ.

Die Theorien Reids und Ruttens sind zu allgemein gehalten

---

[1]) Das ist mir unverständlich. Vgl. S. 212.

und entbehren noch einer genügenden inneren Begründung, wenn manche Bemerkungen auch durchaus richtig sind.

5. Die labyrinthäre Theorie.

Nachdem seitens der Physiologen und Ohrenärzte das Ohrlabyrinth als Nystagmuserzeuger erkannt und der Ohrnystagmus durch zahlreiche Arbeiten wohl charakterisiert worden war, lag es nahe, das Augenzittern der Bergleute, an dem schon so viele theoretische Versuche ohne Befriedigung unternommen waren, mit dem Labyrinth in Verbindung zu bringen. Zuerst tat dies Trombetta (1900). Er hielt den Nystagmus der Bergleute für eine Reizerscheinung, die durch den Wechsel des Luftdrucks und das Geräusch der Sprengungen und Hackenschläge hervorgerufen werde (88, 89, 91, 95). Der nächste war Peters (90). Er ging von der Beobachtung aus, dass Nystagmuskranke, um den Anfall zu vermeiden, den Kopf nach hinten legen, und glaubte, diese abnorme Kopfhaltung sei primär, der Nystagmus sekundär. Falls die durch die Arbeit geforderte Rückwärtsbeugung des Kopfes monate- und jahrelang täglich acht und mehr Stunden beibehalten werde, entstehe durch eine andere Verteilung der Endolymphe eine neue Bedingung des Gleichgewichts. Wenn nun nach Rückkehr von der Arbeit Kopf und Augen sich der geraden Haltung wieder näherten, müsse eine Reizung im Vestibulum entstehen, die durch reflektorische Beeinflussung der Augenmuskelkerne allmählich Nystagmus erzeuge.

Während die Hypothesen von Trombetta und Peters des notwendigen Rückhalts am Krankheitsbild ermangelten, gelang es zuerst 1909 Benoit und Stassen (116), gewisse Beziehungen des Augenzitterns zum Labyrinth nachzuweisen, bei denen wir hier etwas verweilen müssen. Sie beobachteten einen 23jährigen Bergmann, der sich bei der Arbeit durch Tanzen der Gegenstände belästigt fühlte. Bei der ersten Untersuchung, als er schon 3 Monate gefeiert hatte, wurde kein Nystagmus der Bergleute, wohl aber Übererregbarkeit des Labyrinths, eintretend nach Kopf- und Rotationsbewegungen, gefunden. Später, 3 Wochen nach Wiederaufnahme der Arbeit, stellten sie zu ihrem Erstaunen Nystagmus der Bergleute, gepfropft auf eine anormale Reizbarkeit des Labyrinths, fest und kamen in Anbetracht des Umstandes, dass der Nystagmus hier spontan nur bei Ein- und Ausfahrt und besonders bei intensiver Arbeit, die Rotationsbewegungen des Kopfes erforderte, auftrat, zu der Ansicht, dass das Labyrinth bei der Erzeugung des Nystagmus der Bergleute eine Rolle spiele.

Sie fragten sich, ob es sich beim Augenzittern der Bergleute um eine Verstärkung des labyrinthären Nystagmus handle, und ob sich bei allen Fällen von Nystagmus der Bergleute das Labyrinth übererregbar zeige. Als Labyrinthreiz käme die Zunahme des Luftdrucks in der Grube, die auf je 100 m 7—7$^1/_2$ mm Quecksilber beträgt, in Frage. Durch Dreh- und pneumatische Probe konnten sie Augenzittern der Bergleute hervorrufen, wo es auf andere Weise nicht zu erzeugen war, oder bestehendes verschlimmern (136).

1910 teilen sie mit, dass sie bei 200 Fällen von Augenzittern der Bergleute eine Übererregbarkeit des Labyrinths nachweisen konnten. Stassen (134) glaubt, dass wohl kaum ein Beruf solchen Belästigungen des labyrinthären und des Sehapparates ausgesetzt sei, als der bergmännische, und dass im Gegensatz zu den früheren Erklärungsversuchen des Augenzitterns der Bergleute das Labyrinth physiologisch das einzige Organ sei, das den Nystagmus auslösen könne.

1912 geht Benoit (158) noch ausführlicher auf die Sache ein. Bei vielen methodischen Labyrinthuntersuchungen an Bergleuten hat er eine innige Beziehung zwischen Labyrinth und Nystagmus der Bergleute gefunden, insofern als Kopf- und Körperbewegungen Amplitude und Zahl der Zuckungen vermehren oder einen verborgenen Nystagmus offenbar machen. Die Frage ist also, ob bei dem Bergmann das Labyrinth das erste durch die antiphysiologischen Arbeitsbedingungen verletzte Organ ist. Er fand bei vielen Bergleuten ohne Nystagmus eine aussergewöhnliche Erregbarkeit des Labyrinths und gibt davon zahlreiche, mit dem Buysschen Apparat aufgenommene Kurvenbeispiele. Er betrachtet den Nystagmus als ein Zeichen der Überempfindlichkeit des Labyrinths, die sich entwickelt infolge der schnellen Schwankungen des auf dem Trommelfell lastenden barometrischen Druckes, der durch die Tuba Eustachii nur mehr oder weniger sich ausgleicht, und der liegenden oder halbliegenden Stellung des Arbeiters. Den Entwicklungsgang des Leidens stellt er sich folgendermassen vor:

1. Überempfindlichkeit des Labyrinths bei Bergleuten ohne Augenzittern, die mehrere Jahre in der Grube arbeiten.

2. Intermittierender Nystagmus, der auftritt bei einem Arbeiter mit überempfindlichem Labyrinth und verschwindet nach einer Periode der Ruhe. Er ist mit beträchtlichen Beschwerden verbunden.

3. Verschlimmerung eines präexistierenden Nystagmus durch Reizung des Labyrinths.

4. Wiedererscheinen eines Nystagmus, den man geheilt glaubte, nach Labyrinthreizung.

Die von Benoit und Stassen beigebrachten Tatsachen sind also:

1. Viele Bergleute mit und ohne Augenzittern leiden an einer Übererregbarkeit des Labyrinths.

2. Mittels der Dreh- und pneumatischen Probe lässt sich bei manchen ein Anfall von beruflichem Augenzittern auslösen. Eine weitere Verankerung der labyrinthären Theorie im Krankheitsbild fehlt.

Nun die Gegner:

Nuel (142) meint, dass die Untersuchungen von Benoit und Stassen nicht soweit gediehen seien, um den teilweisen labyrinthären Ursprung des Augenzitterns der Bergleute zu beweisen.

Dransart (184) schreibt dem Labyrinth nur eine nebensächliche Rolle zu, ähnlich wie der Beleuchtung, Verletzungen usw., denn der barometrische Druck beeinflusse alle Grubenarbeiter in gleicher Weise, während nur ein gewisser Teil von Augenzittern befallen werde. Auch höre das labyrinthäre Zittern nicht auf bei Blick nach oben, wie der Nystagmus der Bergleute.

Coppez (183, S. 186) wendet ein, dass die Zunahme des atmosphärischen Druckes, die von Nieden bereits erwogen, aber für belanglos gehalten sei, nicht genüge, um das Labyrinth zu sensibilisieren.

Herzog habe gezeigt, dass ein Quecksilberdruck von 300 mm auf das runde Fenster nur eine unbedeutende Wirkung ausübe und keine Strömung der Endolymphe veranlasse. Coppez lehnt daher den vestibulären Ursprung des Augenzitterns der Bergleute vollständig ab. Schon die Tatsache, dass der Nystagmus der Bergleute wellenförmig, der labyrinthäre aber ruckförmig sei, genüge, um den Einfluss des Labyrinths auszuschliessen. Die Fixation verstärke den Nystagmus der Bergleute, sie hemme den Nystagmus vestibularis. Seitlicher Blick habe eine entgegengesetzte Wirkung.

Coppez hält die von Stassen und Benoit angenommene Überempfindlichkeit des Labyrinths nur für eine scheinbare. Da das Zentrum der klonischen Augenmuskelbewegungen infolge der Muskelermüdung anormal funktioniere, sei es nicht erstaunlich, dass normale vestibuläre Reizung eine aussergewöhnliche Wirkung ausübe. Andere Faktoren, wie optischer und akustischer Nystagmus, verhielten sich ebenso. Das ist der jetzige Stand der Dinge.

Nach diesen geschichtlichen und kritischen Bemerkungen will ich meine eigene Ansicht entwickeln.

Schlussfolgerungen aus meinen Beobachtungen.

Das Augenzittern der Bergleute ist eine reflexartige Erscheinung, an der zwei Innervationen zu unterscheiden sind, eine erregende, die vom Labyrinth herrührt, und eine hemmende, die vom Grosshirn stammt. Beide treffen spätestens in den Ganglienzellen des peripheren motorischen Neurons, d. h. in den Augenmuskelkernen zusammen, von denen letzten Endes die motorische Entladung des Augenzitterns ausgeht. Diese Sätze sind des näheren zu begründen.

1. Der reflexartige Charakter des Augenzitterns der Bergleute.

Der alte Streit, ob es sich beim Augenzittern der Bergleute um eine Muskel- oder Nervenstörung handelt, ist jetzt mit Sicherheit zugunsten der letzteren entschieden. Allein die Tatsache der isochronen binokularen Zuckungsdauer bei verschiedener Zuckungsbahn und -amplitude genügt, um zu beweisen, dass es von einer umschriebenen Stelle im Zentralorgan veranlasst wird.

Ist nun das Zittern ein automatischer, auf einer Verwirrung der willkürlichen Augenbewegung beruhender oder ein reflexartiger Vorgang? Die ausserordentliche Gleichförmigkeit mancher Fälle von vollentwickeltem Zittern, die sich besonders bei längerer Registrierung unter gleichen Bedingungen enthüllt, könnte zunächst erstere Annahme nahelegen. Die vielseitige Beeinflussbarkeit des Zitterns jedoch, vor allem seine Auslösung und Verschlimmerung nach körperlichen Erschütterungen, seine Beseitigung durch ruhiges Verhalten, Schlaf, Narkotica, die Wirkung des Lichtes und manches andere beweist seinen reflektorischen Charakter.

Zwei wesentlich verschiedene Innervationen sind beim Augenzittern festzustellen, eine erregende, die leicht erkennbar ist, und eine hemmende, die sich nur mittels feiner Versuchsanordnung nachweisen lässt. Die Reizinnervation stellt sich als eine periodische Wiederkehr von wechselstromartigen Impulsen dar, die, soweit mit doppelter Hebelübersetzung zu beobachten ist, etwa 150—420 $\times$ in der Minute erfolgen. Bei noch grösserer Übersetzung lässt sich mitunter sogar eine Reizfrequenz von ungefähr 700 ermitteln. Diese Reizinnervation bedingt die wesentlichen Merkmale des Augenzitterns, d. h. Ablauf,

Dauer und Bahn der Zuckung ganz, die Amplitude aber nur zum Teil.

Das Bestehen der Hemmungsinnervation offenbart sich am klarsten in den Figuren 85—89.

In diesen Fällen, deren Zittern bei ruhiger Haltung und schwacher Beleuchtung der Zahl nach ganz, der Amplitude nach fast ganz gleichmässig ist, bewirkt starke Belichtung der Augen z. T. plötzlich, z. T. ganz allmählich eine Verkleinerung der Reizstärke, d. h. der Amplitude. Man kann die Veränderung im Kurvenbild am natürlichsten mit der Dämpfung einer schwingenden Seite vergleichen. Die Dämpfung, die infolge der Belichtung eintritt, ist prinzipiell anderer Art, als etwa die Verkleinerung der Amplitude, die einige Zeit nach Einwirkung einer körperlichen Erschütterung eintritt. Letztere beruht auf dem spontanen Abklingen eines künstlich verstärkten Reizes, erstere aber ist eine der erregenden entgegengesetzte, aktive Innervation, etwa so, als ob in einen von einem positiven Strom durchflossenen Stromkreis ein negativer Strom eingeführt wird. Ausschaltung des Lichtes hebt die Dämpfung auf und lässt die Erregungsinnervation in ihrer natürlichen Stärke wieder hervortreten.

Die Hemmung nach Belichung ist ebenfalls reflektorischer Art, wie die Kurven einwandsfrei beweisen. Es gibt noch weitere Hemmungen, z. B. als Folge starker Willensanstrengung bei Akkommodation und Konvergenz[1]) und als Folge der Verbesserung des zentralen Sehens. Ob letztere als reflektorische oder automatische Vorgänge aufzufassen sind, bleibt dahingestellt.

Auch willkürlicher Lidschlag äussert, wie die äussere Betrachtung und einzelne Kurven lehren, eine gewisse Hemmungswirkung, deren Wesen aber ganz dunkel ist.

Nebenher mit der Verkleinerung der Amplitude als Ausdruck der Hemmungsinnervation geht eine Vergrösserung der Zuckungszahl (Verkürzung der Zuckungsdauer), die wieder als eine Änderung der Frequenz der Erregungsinnervation aufzufassen ist. Beide Schwankungen stehen nicht in einem konstanten Verhältnis. Erst wenn die Amplitude stark verkleinert ist, kann die Reizfrequenz deutlich, mitunter von 5 auf 7—8—12 in der Sekunde steigen.

Die Bahn des Reflexreizes ist bezeichnet in ihrem motorischen Teil durch das periphere motorische Neuron der Augenmuskelnerven, in ihrem sensiblen durch den Nervus vestibularis mit seinem Endorgan im Ohrlabyrinth und

---

[1]) Beweisende Registrierungen sind nachträglich gesammelt.

seinem Ursprung im Bechterewschen Kern und dessen Verbindung mit den Augenmuskelkernen durch das hintere Längsbündel.

Die Reflexhemmung entsteht vermutlich in der Grosshirnrinde und gelangt wahrscheinlich auf dem Wege des zentralen Neurons der Augenmuskelnerven zu deren Kernen an der Basis. Über manche Einzelheiten lässt sich zurzeit noch kein sicherer Aufschluss gewinnen.

2. Der labyrinthäre Ursprung der Erregungsinnervation.

Die Beweisführung hat die Kenntnis der Labyrinthfunktion zur Voraussetzung, weshalb dieser Abschnitt mit einer Darstellung der Anatomie und Physiologie des Labyrinths unter Anlehnung an Langer-Toldt, Stöhr, Katz-Preysing-Blumenfeld (198), Hermann, Landois-Rosemann (1905), Bárány, Bartels, Rothfeld, Coppez, Buys eingeleitet werden soll. Die Labyrinthforschung hat eine Reihe von Tatsachen ermittelt, auf denen die Theorie des Augenzitterns der Bergleute weiter bauen kann. Daneben bestehen aber noch zahlreiche Lücken, und ich glaube, dass gerade das Augenzittern der Bergleute dazu berufen ist, den Physiologen und Ohrenärzten recht fruchtbare Anregungen zu geben.

Anatomie des Labyrinths.

Besonderer Wert wird auf die Topographie, besonders der Nervenendigungsstellen gelegt, in Anbetracht der Abhängigkeit des Augenzitterns von der Körperlage. Doch findet leider dieser Punkt in der Literatur zum Teil keine vollbefriedigende Beschreibung.

Das knöcherne Labyrinth wird gebildet vorn und unten aus der Schnecke, in der Mitte aus dem Vorhof, hinten und oben aus den drei Bogengängen. In die laterale Wand des Vorhofs ist der Steigbügel (Fenestra ovalis) eingefügt. Die Schnecke öffnet sich mit dem runden Fenster in die Trommelhöhle. Im hinteren Abschnitt des Vorhofs (Recessus ellipticus) münden die Bogengänge, und zwar zwei vertikale (ein vorderer und ein hinterer) und ein lateraler. Der laterale bildet mit der Horizontalebene einen nach vorn offenen Winkel von 30°. Darauf stehen die senkrechten Bogengänge, mit ihm einen sich nach hinten und lateral öffnenden körperlichen rechten Winkel bildend, schräg zur Sagittalebene, so zwar, dass der vordere einen nach vorn offenen, der hintere einen nach hinten offenen Winkel von 45° mit ihr einschliesst. Wichtig ist, dass der vordere senkrechte Bogengang der rechten Seite und der hintere senkrechte Bogengang der linken Seite in parallelen Ebenen liegen und umgekehrt. Jeder Bogengang hat ein erweitertes (Ampulle) und ein schlichtes Ende. Die schlichten Enden der senkrechten Bogengänge vereinigen sich und münden gemeinsam, die übrigen getrennt in den Vorhof. Die Ampulle des vorderen und seitlichen Bogengangs liegen an der der Trommelhöhle zugewandten Vorhofswand, die des hinteren an der unteren, die schlichten Öffnungen aller Bogengänge an der medialen Vorhofswand. Von letzteren ist die Mündung des horizontalen die untere, die gemeinschaftliche der beiden andern die obere. Die Ampulle des lateralen Ganges liegt unter der des oberen, die schlichte Öffnung der ersteren zwischen den Mündungen des hinteren Bogenganges.

Das häutige Labyrinth besteht aus dem Vestibulum mit dem Sacculus vorn und unten und dem Utriculus hinten und oben, der die Bogengänge aufnimmt. Der Sacculus ist durch den Ductus reuniens (Hensen) mit dem Ductus cochlearis, der sich an die Lamina spiralis der Schnecke anschliesst, verbunden. Das häutige Labyrinth ist durch Bindegewebsbalken an den Knochen geheftet, gebettet in die dünnflüssige (wie Kammerwasser) Perilymphe, gefüllt mit dickflüssiger (wie Glaskörper) Endolymphe. Die häutige Ampulle passt sich der knöchernen fast genau an, während der schlichte Teil des Bogenganges nur etwa den fünften Teil der Lichtung des knöchernen in Anspruch nimmt und entlang seiner konvexen Seite verläuft. Die Wände des Utriculus und der häutigen Bogengänge bestehen aus einer gefässführenden äusseren Bindegewebsschicht und einer strukturlosen Grundmembran, die mit einer einschichtigen Lage von abgeplatteten, polygonalen Epithelzellen bekleidet ist. Diese gestalten sich an einer 2 mm grossen Stelle der medialen[1]) (Langer-Toldt) Wand des Utriculus, der Macula acustica utriculi und an der Crista acustica der Bogengänge zu einem Sinnesepithel. Die Crista ampullaris ist eine an der konvexen Seite des Bogenganges liegende, in die Lichtung vorspringende, sichelförmige Falte. Das Sinnesepithel ist zusammengesetzt aus Stützzellen (Fadenzellen) und flaschenförmigen, an ihrer freien Fläche mit einem Büschel steifer Härchen versehenen Zellen (Haarzellen). Letztere sind die Endapparate der Vorhofsnerven. Auf den Maculae acusticae liegt eine gallertige Masse (Gehörsand — Otoconia) die $1—15\,\mu$ grosse prismatische Kristalle von kohlensaurem Kalk (Otolithen) enthält. Auf den Cristae acusticae findet sich eine an frischen Präparaten unsichtbare Masse (Cupula), die beim Fixieren gerinnt (Stöhr).

Das Sinnesepithel des Sacculus, die Macula acustica, liegt an seiner Innenseite.

Innervation. Der 8. Gehirnnerv besteht aus dem Ramus cochlearis (zur Schnecke) und dem Ramus vestibularis, der im inneren Gehörgang das Ganglion vestibulare besitzt, eine Anastomose mit dem Facialis eingeht und sich dann in einen oberen und unteren Endast teilt (siehe 198).

Der obere:

a) N. utricularis zur Macul. acust. utric.;

b) N. ampullaris sup. zur Ampulle des oberen Bogenganges;

c) N. ampullaris lateralis zur Ampulle des horizontalen Bogenganges.

Der untere:

a) N. saccularis zur Macul. acust. sacculi;

---

[1]) Nach Katz, Preysing und Blumenfeld (198) enthält der obere Teil des Utriculus nach vorn und lateral die Macula acustica.

b) N. ampullaris posterior zur Ampulle des hinteren Bogenganges.

Der zentrale Verlauf des R. vestibularis, der die Verbindung zwischen Ohr und Augenmuskeln vermittelt, wird von Bartels (128, S. 69) folgendermassen beschrieben: Er „entsteht aus den zentral verlaufenden Fortsätzen der bipolaren Ganglienzellen des Ganglion scarpae. Diese Fasern endigen in dem Nucleus acustici dorsalis (N. vestibularis). Es liegen hier . . . drei Kerne zusammen: 1. Nucleus triangularis (S. internus, dorsalis, dreieckig). 2. Nucleus Deiters (S. externus, grosszellig). 3. Nucleus Bechterew (angularis)." Dieser und nicht, wie früher angenommen wurde, der Deitersche Kern ist die Ursprungsstätte des R. vestibularis. Dieser endigt sowohl im gleichseitigen, wie im entgegengesetzten Kern. Er steht durch das hintere Längsbündel mit den Augenmuskelkernen in Verbindung. Ferner ist das Labyrinth mit dem Kleinhirn und Rückenmark und wahrscheinlich auch mit dem Grosshirn verbunden.

Physiologie des Labyrinths.

1. Reizung des ganzen Labyrinths von aussen.

Das Labyrinth antwortet in unverletztem Zustand auf viele Reize: Drehung auf dem Drehstuhl, Einspritzen von warmem und kaltem Wasser, Galvanisation, Luftverdichtung und -verdünnung im äusseren Gehörgang. Drehung, warmes Wasser, Kathode besitzen erregende, kaltes Wasser, Anode dagegen lähmende Wirkung.

a) Drehnystagmus.

Bei Drehung des Körpers in aufrechter Haltung um die sagittale Achse nach rechts scheinen beide Augen nach links zu wandern. (Langsame Phase des Nystagmus.) In Wirklichkeit wird die Augenhöhle von den Augen nach rechts weggedreht, und die Augen suchen ihre Stellung im Raume möglichst lange beizubehalten. Dieser Vorgang ist ein vom Labyrinth bedingter Reflex, der auf aktiver Verkürzung der Linkswender und gleichzeitiger Erschlaffung der Rechtswender beruht (Bartels). Die Verkürzung scheint auf der rechten Seite etwas stärker als auf der linken. Nach einer gewissen Winkeldrehung schnellen plötzlich beide Augen nach rechts. (Schnelle Phase des Nystagmus.) Letztere Phase ist nach Bárány von einem supranukleären Blickzentrum, nach Bartels vom Grosshirn abhängig. Sie fehlt bei schlafenden Säuglingen, wachen Frühgeburten und in leichter Narkose. Dieser Nystagmus während der Drehung heisst Drehnystagmus. Er wird nach der Richtung der schnellen Phase benannt. Der ersten Zuckung folgt im weiteren Verlauf der Drehung eine Reihe gleicher Art. Nach etwa 16—17 Umdrehungen (10 Umdrehungen in 20 Sekunden) hört der Drehnystagmus auf, auch wenn die Drehung fortgesetzt wird, denn das Labyrinth reagiert nicht auf die Drehung als solche, sondern auf die Beschleunigung und Verlangsamung. Manchmal tritt aber auch ein entgegengesetzter Nystagmus (Nystagmus inverse-Buys) ein, der viel schwächer ist als der Drehnystagmus.

Wird die Drehung nach rechts während des Drehnystagmus unterbrochen, so entsteht ein Nachnystagmus, dessen langsame Phase nach rechts, dessen schnelle Phase nach links gerichtet ist. Dem Nachnystagmus kann ein entgegengesetzter Nachnachnystagmus folgen. Die Dauer des Nachnystagmus beträgt (bei 10 Umdrehungen in 20 Sekunden) nach Rechtsdrehung 41, nach Linksdrehung 39 Sekunden (Bárány). Die Zahl der Nachnystagmuszuckungen nach $10 \times$ Drehen schwankt zwischen 6 und 60 Zuckungen (Bartels 128, S. 32). Je schneller die Drehung, desto grösser und häufiger die Zuckungen.

Durch die Rotation wird die Beziehung der Endolymphe zu ihrer Umhüllung geändert. Indem nämlich zn Beginn der Rotation nach rechts die Lymphe gegenüber der festen Kanalwand etwas zurückbleibt, muss der Flüssigkeitsdruck auf den nervösen Endapparaten in der rechten Ampulle grösser, in der linken kleiner werden, was eine Bewegung der Augen nach links zur Folge hat. Nach Aufhören der Rotation des Körpers setzt die Lymphe ihren Weg noch fort, so dass die rechte Ampulle entlastet, die linke belastet wird. Die Folge ist Nystagmus in entgegengesetzter Richtung (Nachnystagmus). Die Verschiebung der Endolymphe ist am stärksten, wenn die Kanalebene senkrecht zur Drehachse steht. Da die „horizontalen" Kanäle mit der Horizontalebene einen nach vorn offenen Winkel von 30^0 bilden, so fällt der horizontale Drehnystagmus am stärksten aus, wenn der Kopf 30^0 nach vorn geneigt wird.

Durch Rotation auf dem Drehstuhl lässt sich bei entsprechender Kopfhaltung jede Art von Nystagmus erzeugen. Es gilt dafür das Bárány sche Gesetz (98, S. 12): „Findet die Drehung um die vertikale Achse statt, so gibt die Schnittlinie der Horizontalebene mit der Cornea die Art des Nystagmus, die Drehungsrichtung die Richtung des Nystagmus während der Drehung an, z. B. erhalten wir bei Drehung nach rechts und aufrechter Kopfstellung einen horizontalen Nystagmus nach rechts während der Drehung. Bei Neigung des Kopfes auf die rechte Schulter um 90^0 und Drehung nach rechts erhalten wir einen vertikal nach aufwärts (in bezug auf den Kopf) gerichteten Nystagmus. Bei Neigung des Kopfes um 90^0 nach vorn berührt die Horizontalebene die Cornea in einem Punkt, demnach besteht bei Drehung nach rechts ein rotatorischer Nystagmus nach rechts.

Neigen wir den Kopf um 90^0 nach rückwärts, so entsteht bei Drehung nach rechts ebenfalls ein rotatorischer Nystagmus in der Drehungsrichtung. Dieser ist aber, infolge der Neigung des Kopfes nach rückwärts in bezug auf den Untersuchten ein Nystagmus rotatorius nach links."

In den Mittelstellungen tritt eine Kombination dieser Nystagmen auf. Der Nachnystagmus ist schlimmer und dauert länger, wenn die Augen in die Richtung der schnellen Phase blicken, und wenn die Fixation ausgeschaltet wird, sei es durch ein mattes Glas (Bárány), sei es durch $+ 20$ Dioptr. (Bartels).

Gegenbewegung.

Bei passiven Kopfbewegungen suchen die Augen ihre ursprüngliche Lage im Interesse des Sehens möglichst lange beizubehalten. Man bezeichnet diese vom Labyrinth bedingte, der langsamen Nystagmusphase gleiche Innervation als Gegenrollung. Doch ist es besser, dafür den Sammelnamen „Gegenbewegung" zu gebrauchen, da Gegenrollung nur eine Art der Gegenbewegung, nämlich die Drehung um die Gesichtslinie ist.

Rothfeld (188, S. 33) hat diese Verhältnisse beim Kaninchen genau gemessen und gefunden, dass gesetzmässige Beziehungen zwischen Kopf- und Augenbewegung bestehen, aber nicht derart, dass die Gegenbewegung der Kopfbewegung parallel geht. Wird der Kopf des Kaninchens aus wagerechter Lage 90° dorsalwärts gedreht, so bewegt sich der horizontale Hornhautmeridian nur 65° dorsalwärts. Bewegt sich der erstere 90° ventralwärts, so geht der Meridian nur 12° mit. Für die Dorsalbewewegung gibt Rothfeld im einzelnen folgende Zahlen an:

Stellung der Lidspalte zur Horizontalen in Winkelgraden	Stellung des horizontalen Bulbusmeridians zur Horizontalebene
0°	0°
5°	1°
10°	2°
20°	4°
25°	5°
30°	16°
40°	20°
50°	25°
60°	32—35—40°
70°	38—42—45°
80°	52—55—58°
90°	62—65—70°

Für die ventrale Drehung gilt folgendes:

„Beim Neigen des Kopfes um 5° nach unten weicht der horizontale Bulbusmeridian ebenfalls um 5° ab. Bei der weiteren Ventralbeugung des Kopfes, vom fünften Grade angefangen, neigt sich der Bulbusmeridian sehr wenig, schwankend zwischen weiteren 2—4°, um bei einer Neigung des Kopfes von 90° einen Winkel von 10—12° gegen die Horizontale zu erreichen.“

Über die Drehung des Kopfes zur Schulter gilt folgendes (205, S. 3): „Wenn wir beispielsweise den Kopf nach rechts drehen, so sehen wir, dass am linken Auge der Bulbus gegen das Unterlid gesenkt ist, eine Verschiebung gegen den vorderen Augenwinkel und eine Rollung nach rückwärts erfahren hat. Das rechte Auge ist gegen das Oberlid gehoben, gegen den hinteren Augenwinkel verschoben und analog dem linken Auge nach rückwärts gerollt. Die Hebung, bzw. Senkung beträgt 12°, die Rollung nach rückwärts 30°.“

Am Menschen hat Bárány (98, S. 57) mittels eines eigenen Apparates Messungen über die Gegenrollung angestellt. Bei Neigung des Kopfes gegen die Schulter tritt zunächst ein rotatorischer Nystagmus in der Richtung der Kopfneigung auf. Ferner bleibt der vertikale Augenmeridian gegenüber der Kopfneigung zurück. Bei Normalen beträgt die Gegenrollung der Augen bei 60° Kopfneigung 4—16°, durchschnittlich 8°. Bei Kranken, welche an Schwindel leiden, findet sich ein grosser Unterschied zwischen Rechts- und Linksneigung. Während er normalerweise 1—3° beträgt, selten 5°, kommen hier Unterschiede von 10—19° vor, in der Regel 5—6°. Im

Gegensatz zu der Konstanz der Gegenrollung bei Normalen werden bei Schwindelkranken Tagesschwankungen bis zu 15° beobachtet.

Zusatz: Rothfeld (188, S. 32) macht auf die topographischen Beziehungen zwischen Augenmuskeln und Bogengängen aufmerksam. Es „ergibt sich, dass beim Kaninchen bei horizontaler Kopfstellung der Rectus superior und inferior der einen Seite parallel zum kontralateralen hinteren vertikalen Bogengang, die Obliqui der einen Seite parallel zum kontralateralen vorderen vertikalen Bogengang stehen, und dass die beiden horizontalen Bogengänge mit den Ebenen der Recti med. und lat. einen Winkel von 145° einschliessen."

Ob damit aber das Wesen der Sache ausgedrückt ist, erscheint mir zweifelhaft; denn der Rect. sup. ist doch auch dem vorderen Bogengang derselben Seite und der Obliq. sup. dem hinteren Bogengang derselben Seite parallel usw. Es ist vielleicht nützlich, hier einige theoretische Erwägungen einzuschalten, die in der von mir durchgesehenen Literatur nicht enthalten sind. Nimmt man an, dass die beiden horizontalen Kanäle eine physiologische Einheit bilden, so muss dasselbe auch für diejenigen vertikalen Kanäle gelten, die in parallelen Ebenen liegen.

Das sind der rechte vordere und linke hintere Bogengang einerseits und der linke vordere und rechte hintere Bogengang andererseits. Die Ebenen dieser Bogengangspaare bilden mit der Sagittalebene einen Winkel von 45°. Ihre Ampullen sind symmetrisch angeordnet, wie bei dem horizontalen Paare. Vergegenwärtigen wir uns, dass die Reizung der horizontalen Ampullen die Augen in der Horizontalebene zur Gegenseite treibt, so könnte dasselbe auch für die vertikalen Bogengangspaare gelten, derart, dass z. B. in dem schräg nach rechts vorn gerichteten vertikalen Paare die hintere (untere) Ampulle (links) die Augen nach oben, die vordere (obere) Ampulle (rechts) sie nach unten treibt, wenn sie gereizt wird. Das ist nur ein auf der Topographie beruhender Analogieschluss. Wir kommen aber auf anderem Wege zu demselben Ergebnis.

Nehmen wir an, dass bei rechts gewandten Augen der Kopf um eine Achse, die senkrecht auf der Ebene des nach rechts vorn gerichteten Bogengangspaares steht, nach unten (rechts vorn) gedreht wird, so machen die Augen die Gegenbewegung nach oben (links hinten). Bei obiger Kopfneigung steigt der Flüssigkeitsdruck in der hinteren linken Ampulle, während er in der vorderen rechten sinkt. Die Augenbewegung wird vollzogen am rechten Auge hauptsächlich durch den Rectus sup., am linken durch den Obliquus infer. Folglich werden beide von der linken hinteren Ampulle innerviert.

Wird der Kopf um dieselbe Achse nach oben (links hinten) gedreht, so gehen die Augen nach unten (rechts vorn). Bei dieser Kopfverschiebung wird die rechte vordere Ampulle belastet, die linke hintere entlastet. Die Augenbewegung geht unter dem Einfluss des rechten Rectus infer. und des linken Obliqu. sup. vor sich. Ihre Innervation rührt also von der rechten vorderen Ampulle her.

Alle genannten Muskeln: die rechten Recti sup. et inf. und die linken Obliqui liegen in Ebenen, die zu dem schräg nach rechts vorn gerichteten Bogengangspaare parallel sind.

Das aus diesen Überlegungen gefolgerte

Innervationsschema

ist also:

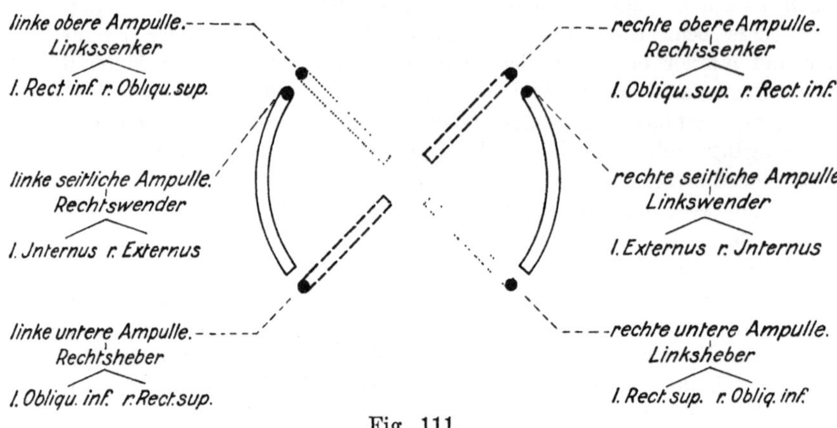

Fig. 111.

Bei jeder Ampulle sind diejenigen Augenmuskeln eingezeichnet, die sich auf Reizung dieser Ampulle zusammenziehen. Damit ist aber ihre Funktion wahrscheinlich nicht erschöpft. Nach den klassischen Untersuchungen von Bartels muss man annehmen, dass Reizung einer Ampulle neben einer Kontraktion der Agonisten eine aktive Erschlaffung der Antagonisten bewirkt. Letztere sind in obigem Schema weggelassen, um es nicht zu sehr zu belasten. Sie sind ja identisch mit den Muskeln der gegenüber liegenden Ampulle.

Dieses Schema widerspricht zum Teil manchen später angeführten Experimenten an den Bogengängen. Aber diese stimmen zum Teil auch nicht überein. Das obige Schema passt sich vor allem dem Satz an, dass jeder Bogengang Nystagmus in seiner Ebene macht. Jedes Labyrinth beeinflusst somit sämtliche äusseren Muskeln beider Augen.

b) Galvanischer Nystagmus.

Bartels sagt 154, S. 215: „Legt man an das Ohr eines Kaninchens die Kathode an und die Anode z. B. auf den Rücken des Tieres, so geht bei sehr schwachem Strome bei Stromschluss das Auge der Kathodenseite etwas nach oben, das entgegengesetzte Auge etwas nach unten; bei Anlegen der Anode geht das Auge derselben Seite nach unten, das der Gegenseite nach oben. Diese vertikalen Augenbewegungen (eine horizontale Bewegung findet bei so schwachen Strömen nicht statt) sind bisher durch Endolymphbewegungen nicht erklärt, sondern sie beruhen wahrscheinlich auf Wirkung der Otolithen. Das geht schon daraus hervor, dass die gleichen vertikalen Augenbewegungen eintreten bei Drehungen des Kopfes um seine Längsachse, und dann dauernd eingehalten werden, solange der Kopf gedreht ist. Eine Flüssigkeitsströmung könnte aber die Dauerstellung nicht erklären, somit kann dafür auch eine Kataphorese nicht in Betracht kommen.“ Man nimmt an, dass die Kathode die Erregbarkeit des Labyrinths steigert, die Anode sie herabsetzt. Bei stärkeren Strömen tritt Nystagmus auf. Er ist bei Anlegen der Kathode nach Stromschliessung zu der Seite der Kathode, bei Anlegen der Anode von der Anode weggerichtet, und zwar am deutlichsten, wenn man nach der Seite des mutmasslich auftretenden Nystagmus fixieren lässt. Nach Öffnung des Stromes ist der Nystagmus entgegengesetzt. Legt man beide Elektroden an die Ohren, so genügen Stromstärken von 2—4 M.-A. Berührt man mit einer Elektrode das Ohr, mit der zweiten eine andere Körperstelle, so sind 10—25 M.-A. erforderlich. Diese Stromstärken sind beim Menschen mit recht unangenehmen Nebenerscheinungen verbunden.

Nach Coppez (183, S. 70) ist der Typus des galvanischen Nystagmus konstant, horizontal-rotatorisch.

c) Thermischer Nystagmus.

Bárány (98, S. 27) sagt darüber: „Spritzt man in das rechte Ohr einer Versuchsperson, deren Vestibularapparat intakt ist, Wasser von niedrigerer als Körpertemperatur, so entsteht bei aufrechter Kopfstellung ein nach links gerichteter horizontaler und rotatorischer Nystagmus. Benutzt man statt des kalten ein Wasser von höherer Temperatur als der des Körpers, so entsteht ein nach rechts gerichteter rotatorischer Nystagmus.“

Die Latenzzeit beträgt nach Bartels 4—30 Sekunden. Coppez bemerkt, wenn man mit der Wassereinspritzung nach Erscheinen des Nystagmus aufhört, so bleibt er noch 2 Minuten bestehen; fährt man damit fort, so dauert der Nystagmus an, und man kann ihn $^1/_2$ Stunde und länger beobachten. Bárány führt diesen Nystagmus auch auf Flüssigkeitsströmung im Labyrinth zurück, Bartels (128, S. 46) auf Reizung (Wärme) und Lähmung (Kälte) des Nervenendapparates.

d) Kompressionsnystagmus.

Luftverdichtung erzeugt Nystagmus nach der Seite des behandelten Ohres, Luftverdünnung nach der andern Seite. Ob er an die Gegenwart einer Labyrinthfistel gebunden, ist noch zweifelhaft.

2. Direkte Versuche am Labyrinth und seinen Teilen.

a) An den Nerven.

Bartels (128, S. 57) durchschnitt bei Kaninchen den rechten Akustikus (also Ausschaltung des rechten Labyrinths). Danach wich das rechte Auge nach unten und vorn, das linke nach oben und vorn ab, letzteres stärker als ersteres. Während der Durchschneidung zeigten sich einige unregelmässige Pendel- und Rotationsbewegungen der Augen. Nachdem die Narkose weniger tief geworden war, trat dauernder kleinschlägiger Nystagmus nach links auf; rechts sind die Schläge grösser als links. Der Nystagmus ist rechts nach vorn unten, links nach oben hinten gerichtet. Bei einem Affen (128, S. 25) entstand nach der Akustikusdurchschneidung sofort Vertikaldivergenz, indem das Auge der operierten Seite etwas nach unten, das andere Auge stark nach oben ging. Für wenige Sekunden waren auch unregelmässige pendelnde Bewegungen beider Augen zu beobachten. Biehl erhielt nach Bartels (128, S. 24) durch Reizung eines Vestibularis an

Schafen Vertikaldivergenz, d. h. das Auge der gereizten Seite ging nach oben, das Auge der andern Seite nach unten. Zugleich trat Nystagmus horizontalis nach der gereizten Seite auf.

b) An den Bogengängen.

Ewald erzeugte bei der Taube mittels seines pneumatischen Hammers im horizontalen Kanal eine Bewegung der Lymphe nach der Ampulle, worauf sich beide Augen in der horizontalen Ebene nach der andern Seite wandten; nach dem Zurückziehen des Hammers ging die Lymphbewegung von der Ampulle weg, und es trat Verschiebung der Augen nach der gleichen Seite ein. Erstere Bewegung wirkt stärker als letztere. Er fand weiter, dass, wenn im rechten Canalis posterior durch Hammerbewegung die Lymphe nach der Ampulle gedrängt wird, das rechte Auge nach unten, das linke sich nach oben bewegt. Über die Funktion des Canalis sagittalis anterior fehlen noch genaue Untersuchungen. Gleich nach der Durchschneidung des linken hinteren vertikalen Bogenganges fand Rothfeld (188, S. 11) einen spontanen Nystagmus am linken Auge nach vorn oben, am rechten Auge nach hinten unten, also einen diagonalen Nystagmus nach rechts hinten. Ferner eine Deviation der Augen und des Kopfes. Das linke Auge ist nach unten, das rechte nach oben gewendet; der Kopf ist maximal auf die linke Seite geneigt, so dass das linke Auge gegen die Unterlage gerichtet ist.

Nach Durchschneidung des linken vorderen vertikalen Bogenganges wird sofort der Kopf maximal nach links gedreht und dorsal gebeugt. Das linke Auge ist nach unten, das rechte Auge nach oben gerichtet. Anfangs besteht vertikaler Nystagmus nach rechts[1]), der dann in einen diagonalen Nystagmus nach rechts hinten sich verwandelt (188, S. 13). Während der Durchschneidung des linken horizontalen Bogenganges erfolgt eine Kopfdrehung in der Horizontalebene zur gesunden und ein horizontaler Augennystagmus zur operierten Seite. Nach der Durchschneidung Drehung des Kopfes zur kranken und horizontaler Nystagmus zur gesunden Seite. Das Auge der operierten Seite ist nach unten, das der gesunden nach oben gewandt[2]) (188, S. 15).

Bei der Durchschneidung von beiden vorderen oder hinteren Bogengängen ist der Augennystagmus nicht charakteristisch, da er bald rotatorisch nach rückwärts, bald vertikal oder diagonal ist und sich bei Kopfbewegung ändert (188, S. 16).

Handelt es sich hier um Ausfall- oder Reizerscheinungen? Wahrscheinlich sind es Ausfallerscheinungen, und die Symptome sind auf die unversehrten Bogengänge zurückzuführen (188, S. 18).

c) An den übrigen Labyrinthteilen.

Derartige Untersuchungen sind bis jetzt noch selten. Seewall (siehe Bartels 128, S. 11) konnte bei Fischen durch Reizung der Vestibularsäckchen, besonders durch Entfernung der Otolithen, also unabhängig von den Bogengängen, heftigen Nystagmus hervorrufen.

---

[1]) Was soll das heissen?

[2]) Das ist in Anbetracht des Ewaldschen Versuchs doch auffallend.

d) Verschiedenes.

Der labyrinthäre Nystagmus verschwindet in der Narkose (Bechterew). Bartels fand, dass im Beginn der Äthernarkose des Kaninchens beim Drehnystagmus die Zahl der Zuckungen nach rechts, registriert am rechten Externus, unter Verlängerung der langsamen Phase abnimmt, dass bei Vertiefung der Narkose die Erschlaffung dauernd wird, und zuerst die schnelle Phase wegfällt. Bei Anhalten der Drehung in dieser Zeit tritt noch ein kräftiger Nachnystagmus auf. Die langsame Phase verschwindet erst in tiefster Narkose als einer der letzten Reflexe des Lebens.

Rothfeld (172) beobachtete den Einfluss akuter Alkoholvergiftung bei Kaninchen nach einer Gabe von 100—120 g 15% Alkohols auf 2000 bis 2400 g Gewicht. Die Folge war:

1. Auftreten von spontanem, horizontalem Nystagmus nur bei seitlicher Kopflage mit der Richtung nach der Seite, auf der das Tier liegt.

2. Bei Rechtsdrehung in aufrechter Kopfstellung tritt nur die langsame Komponente des Nystagmus hervor, d. h. der rechte Bulbus wandert gegen das Oberlid, der linke gegen das Unterlid.

Der spontane Nystagmus wird nach $1^{1}/_{2}$ Stunden kleinschlägiger, fast oszillierend. Bei schwerer Vergiftung fehlt die Gegenbewegung. Die Augen machen die Kopfbewegung mit. Chronische Alkoholvergiftung bringt keinen spontanen Nystagmus mit sich. Der experimentelle ist normal.

Rothfeld (189) untersuchte weiter die Wirkung des Chloroforms, Äthers, Chloralhydrats und Paraldehyds auf die vestibulären Augenreflexe, nachdem er gefunden hatte, dass der Äthylalkohol die rasche Komponente des horizontalen, vertikalen und rotatorischen Nystagmus nach verschieden langer Zeit unterdrückt. Er kommt zu folgenden Schlussätzen:

1. Unter dem Einfluss der Narkotika verschwindet die rasche Komponente der Nystagmen in folgender Reihenfolge: a) des vertikalen; b) des rotatorischen und c) des horizontalen Nystagmus. Das Wiedererscheinen der Nystagmen vollzieht sich in umgekehrter Reihenfolge.

2. In bezug auf die vestibularen Augenreflexe lässt sich eine spezifische Wirkung der von uns geprüften Mittel nachweisen:

Chloroform und Äther bewirkt:

a) spontanen rotatorischen Nystagmus nach rückwärts;

b) rotatorischen Nystagmus nach rückwärts — nach Kopfbewegungen;

c) „klonischen Nystagmus" vom Charakter eines rotatorischen Nystagmus nach rückwärts;

d) der Drehnystagmus verschwindet nach dem Erlöschen der Kornealreflexe.

Chloralhydrat hat nur ausnahmsweise einen Nystagmus nach Kopfbewegungen zur Folge, spontaner Nystagmus fehlt; die rasche Komponente des Nystagmus verschwindet vor dem Erlöschen der Kornealreflexe.

Der Paraldehyd bewirkt:

a) Nystagmus nach Kopfbewegungen: horizontalen, diagonalen, bzw. vertikalen;

b) zuweilen spontanen, rotatorischen Nystagmus nach rückwärts oder horizontalen;

c) die rasche Komponente verschwindet vor den Kornealreflexen.

Ein Lidreflex vom Ohre aus:

Bartels (128, S. 47) hat entdeckt, dass sich bei Säuglingen und Frühgeburten durch Zusammenziehung des Stirnmuskels die Lider öffnen, wenn der Kopf nach vorn geneigt wird.

Zur Theorie der Labyrinthfunktion.

Das Labyrinth ist das Organ der Schall- (Nervus cochlearis) und der Lageempfindung (Nervus vestibularis). Letztere gliedert sich in die Empfindung der Bewegung und ruhigen Körperhaltung. Welche Teile des Labyrinths die einzelnen Funktionen übernehmen, ist noch strittig. Die allgemeine Ansicht (Breuer) ist, dass die Bogengänge die Empfindung der Winkelbewegung, Sacculus und Utriculus mit ihren Otolithen das Gefühl des Gleichgewichts und der geradlinigen Bewegungen vermitteln. Experimentell ist aber nach Bartels über die Funktion des Sacculus und Utriculus nichts Sicheres bekannt. Die physiologischen Versuche lehren, dass jedes Labyrinth mit jedem Augenmuskel jedes Auges in Verbindung steht, und dass sein Einfluss auf das ihm benachbarte Auge stärker ist, als auf das andere, wenn auch die anatomischen Bahnen noch nicht bekannt sind (128, S. 71). Reizung eines Labyrinths bewirkt eine Bewegung beider Augen nach der Gegenseite (langsame Phase des Nystagmus). Am besten erforscht sind die Funktionen der Bogengänge. Jeder Bogengang macht Nystagmus in seiner Ebene[1]. Die Augenbewegung ist nach Ewald der Endolymphbewegung gleichgerichtet. Bartels ist aber von der Richtigkeit der Lymphbewegungstheorie für die Entstehung des Nystagmus noch nicht überzeugt, weil der Nystagmus bei ausgebildeten Bogengängen fehlen kann, wie bei Fischen (Raja und Torpedo) und bei menschlichen Frühgeburten und andererseits bei Krebsen mit einfachen Otocysten beobachtet wird. Die vom Labyrinth ausgehenden Reize unterhalten einen dauernden Tonus der Augen und Extremitätenmuskeln, der positive (Kontraktion) und negative (Erschlaffung) Schwankungen durchmacht (Bartels). Er besteht nicht nur im Zustand der Bewegung, sondern auch bei ruhiger Haltung. Letzteres geht z. B. aus folgendem Experiment hervor, das Stephan auf Veranlassung Ewalds angestellt hat (75, S. 168). Ein Hund wurde eingeübt, bei fixiertem Körper und Kopf ein Stück Fleisch mit den Augen nach allen Richtungen zu verfolgen. Einige Wochen später, nach Entfernung beider Labyrinthe, war er dazu nicht mehr imstande. Die Ursache dieses Tonus ist wahrscheinlich der Druck, den die Otolithen in jeder Lage auf die Haare der Maculae acusticae ausüben.

Vergleichende Betrachtung des Augenzitterns der Bergleute und der Labyrinthfunktionen.

Wenn auch noch viele Fragen ungelöst sind, ist der Stoff doch genügend durchgearbeitet, um Augenzittern der Bergleute und Labyrinth gegeneinander abzuwägen. Der Vergleich fördert, um das Er-

---

[1] Manche der früher erwähnten Experimente sind damit schwer zu vereinen.

gebnis vorweg zu nehmen, eine Reihe von überraschenden Ähnlichkeiten zutage, die zum Teil wenig beweisen, zum Teil aber die Abhängigkeit des Augenzitterns der Bergleute vom Labyrinth mit überzeugender Kraft dartun.

1. Der Zuckungsablauf.

Das labyrinthäre Zittern ist ein Rucknystagmus, d. h. es besteht aus einer langsamen und einer schnellen Phase. Zeitliche Unterschiede zwischen ihnen sind bei allen Arten des labyrinthären Zitterns, mag es durch Dreh-, kalorische, galvanische oder pneumatische Reize hervorgerufen sein, vorhanden, wenn auch nicht überall gleich ausgeprägt.

Das Augenzittern der Bergleute ist ein pendelförmiger Nystagmus. Bei der Mehrzahl der Fälle ist auf den Kurvenbildern kein Zeitunterschied der Phasen zu erkennen. Beide Arten des Zitterns sind also wesentlich verschieden, wie es auch sicher ist, dass sie unter gewissen Bedingungen gleichzeitig beobachtet werden können.

Ein so kompetenter Forscher wie Bárány hat sich, wie Rutten erwähnt (139, S. 10), dahin geäussert, der pendelförmige Charakter der Schwingung genüge allein, um zu beweisen, dass der Nystagmus der Bergleute zerebralen und nicht labyrinthären Ursprungs sei. Alle Autoren sind ihm hierin gefolgt. Meines Erachtens mit Unrecht. Woher wissen wir denn, dass Pendelnystagmus vom Grosshirn herrührt? Abgesehen vom Augenzittern der Bergleute ist er ja so selten, dass Coppez ihn auf 60 Fälle nur dreimal graphisch nachweisen konnte. Ferner ist doch wahrscheinlich, dass der Rucknystagmus, der sich bei hoher Hyperopie, Cataracta congen., Leucoma adhaerens usw. findet, zerebral bedingt ist, da er durch Fixationsbestrebungen vielfach verschlimmert wird.

Er fragt sich weiter: Gibt es einen pendelförmigen Nystagmus, der vom Labyrinth herzuleiten ist?

Bartels bezweifelt dies, weil es ihm nicht gelang, echten Pendelnystagmus vom Ohr aus darzustellen. Ich finde aber in seinen Berichten pendelnde Bewegungen der Augen erwähnt, z. B. bei Durchschneidung des Akustikus beim Affen, allerdings nur wenige Sekunden (128, S. 25) und ebenso beim Kaninchen (S. 57).

Endlich wissen wir, dass der sogenannte labyrinthäre Nystagmus nur in seiner langsamen Phase vom Labyrinth, in seiner schnellen dagegen vom supranukleären Blickzentrum (Bárány) oder vom Grosshirn (Bartels) herrührt. Er ist also gar kein echter Labyrinthnystagmus. Zu erwähnen ist noch, dass der Zuckungsablauf gewisser Fälle von Augenzittern der Bergleute vom Pendelcharakter abweicht und einen Übergang zum Rucknystagmus darstellt.

Man ist also nicht berechtigt, aus dem Pendelcharakter des Nystagmus der Bergleute gegen seine labyrinthäre Herkunft zu schliessen. Eher könnte man sagen, dass er nicht von den Bogengängen ausgelöst wird, wenn man den sogenannten labyrinthären Nystagmus auf sie zurückführt.

Diese Zeilen, die vor einer genauen Ausmessung der Einzelzuckungen geschrieben sind, bedürfen jetzt einer Ergänzung, die gewisse Schwierigkeiten beseitigt. Der grösste Teil der Kurven vom Bergmannszittern zeigt bei oberflächlicher Betrachtung pendelförmigen Charakter. Bei genauerem Zusehen entpuppen sie sich jedoch als ruckförmig, indem bei vielen — nicht bei allen — Zuckungen einer Kurve Zeitunterschiede bei beiden Phasen hervortreten, die gewöhnlich gering sind, von Zuckung zu Zuckung etwas schwanken, bisweilen sich sogar umkehren. Wesentlich ist, dass gegenüber dem „labyrinthären“ Zittern kein qualitativer, sondern nur noch ein, wenn auch recht erheblicher, quantitativer Unterschied anzunehmen ist. In einer kleinen Minderheit von Fällen ist das typische „pendelförmige“ Zittern in regelmässigen Zwischenräumen von langsamerem, ausgeprägtem, anders gerichtetem (senkrechtem) Ruckzittern unterbrochen (z. B. Fig. 31, 33), das dem „labyrinthären“ Zittern schon viel näher steht. Auch Fig. 37 und 38 gehören zu diesen Übergangsformen. Beide Arten, das „pendelförmige“ und das ruckförmige (letzteres in seiner langsamen Phase) Zittern der Bergleute leiten sich her aus dem Labyrinth, aber vielleicht von verschiedenen Stellen. Woher die schnelle Phase des ruckförmigen Zitterns ihren Ursprung nimmt, ist noch dunkel.

2. Die Zuckungsdauer.

Das Augenzittern der Bergleute ist in der Regel schneller als das labyrinthäre Ruckzittern. Je langsamer ersteres ist, um so ähnlicher wird es in seinem Kurvenbild dem letzteren.

3. Die Zuckungsgrösse (Amplitude).

Im Durchschnitt scheint die Amplitude des Augenzitterns der Bergleute kleiner zu sein als die des labyrinthären Zitterns. Doch kommen bei ersterem auch recht grosse Amplituden vor. Je grösser sie ist, desto näher steht die Kurve dem „labyrinthären“ Zittern. Sie ist beim Augenzittern der Bergleute nicht nur bei verschiedener, sondern auch bei gleicher Schwingungsrichtung meistens verschieden gross auf beiden Augen. Der Grenzfall ist das anscheinend einseitige Zittern. Wir finden das jetzt erklärlich, da wir wissen, dass das Labyrinth das gleichseitige Auge stärker beeinflusst als das entgegengesetzte.

Auf Grund theoretischer Überlegungen schien es mir wahrscheinlich, dass beim gegensinnigen Zittern die Unterschiede der Amplitude beider Augen grösser seien, als beim gleichsinnigen, entsprechend dem verschiedenen Zweck beider Innervationen.

Einige Messungen stark vergrösserter binokularer Kurven ergab folgendes:

| Fall | Zittern | Amplitude am Auge | | Verhältnis |
		R.	L.	
773	gegensinnig (senkrecht)	0,105 mm	0,063 mm	1,0 : 0,6
841	gleichsinnig „	0,306 „	0,273 „	1,0 : 0,89
249	„ „	0,518 „	0,427 „	1,0 : 0,82

Meine Vermutung bestätigte sich also. Auch dieses Ergebnis weist auf das Labyrinth hin, während es zu der Annahme einer Störung der willkürlichen Innervation der Augen nicht passt.

4. Die Zuckungsbahn.

Was am Augenzittern der Bergleute wohl am meisten auffällt, ist die unendliche Fülle der Zuckungbahnen. Jede Theorie, die Anspruch auf Beachtung erhebt, muss sich damit auseinandersetzen. Die meisten machen bisher nicht einmal den kleinsten Versuch in dieser Richtung.

Es ist früher gezeigt worden, dass man durch Drehung um die sagittale Achse labyrinthäres Zittern jeder beliebigen Richtung erzeugen kann, je nach der Haltung, die man dem Kopf anweist. Somit wäre zunächst eine Ähnlichkeit mit dem Augenzittern der Bergleute gegeben, wenn man von folgender Schwierigkeit absieht. Beim „labyrinthären" Zittern erfolgt der Antrieb nur während der langsamen Phase vom Labyrinth, während der sehr schnellen Rückkehr aber von einem andern Zentrum. Beim Augenzittern der Bergleute dagegen sind die beiden entgegengesetzten Schwingungen, aus denen die einzelne Zuckung besteht, von nur wenig verschiedener Zeitdauer. Es hindert uns also nichts, beide auf ein Zentrum zurückzuführen. Wir haben aber noch keinen Grund, es im Labyrinth, bzw. in seinen Kerngebieten zu suchen. Unvergleichlich besser sind aber die Aussichten, wenn wir die binokuläre Zuckungsbahn der Betrachtung zugrunde legen. Ihr Reichtum an Formen, die bald gleich, bald verschieden auf beiden Augen sind, kann nur vom Labyrinth aus erklärt werden, und ich glaube, dass das jetzt vorliegende Material, so lückenhaft es noch ist, doch sichere Beweise für die Abhängigkeit des Augenzitterns der Bergleute vom Labyrinth liefert. Ich muss mich vorläufig noch damit begnügen, die Richtung des auf beiden Augen gleichartigen Zitterns zum Labyrinth in Beziehung zu bringen. Die Frage der zeitlichen Beziehungen der beiden Phasen auf beiden Augen ist teilweise nicht so weit gelöst, dass sie überall in Rechnung gestellt werden kann.

a) Das Raddrehungszittern.

Es ist gleichsinnig auf beiden Augen und kann der Störung einer labyrinthären Innervation, die bei Drehung des Kopfes um die wagerechte Achse von vorn nach hinten ausgesandt wird (der eigentlichen Gegenrollung) seine Entstehung verdanken.

b) Das senkrechte Zittern.

Das Zittern kann sowohl gleichsinnig ↑↑ wie gegensinnig ↓↑ sein. Für beide Arten können wir die Ursache im Labyrinth suchen. Heben oder senken wir den Kopf, so tritt eine entgegengesetzt gerichtete, aber auf beiden Augen gleiche Gegenbewegung der Augen ein. Ihr entspricht das gleichsinnige senkrechte Zittern. Zur Erklärung des gegensinnigen senkrechten Zitterns verweise ich auf die S. 216 erwähnte Akustikusdurchschneidung beim Affen. Da hierbei der Ausschlag auf der Seite des unversehrten Akustikus grösser ist, als auf der andern, so wäre bei einer etwaigen Verschiedenheit der Amplitude das jeweils schlimmere Zittern auf eine erhöhte Reizbarkeit des gleichseitigen Labyrinths zurückzuführen.

c) Wagerechtes Zittern.

Das wagerechte labyrinthäre Zittern ist gleichsinnig. Das entsprechende Augenzittern der Bergleute habe ich auf Grund der Beobachtung im binokularen Spiegel für gegensinnig gehalten. In Anbetracht der Schnelligkeit und Kleinheit der Zuckungen ist aber eine sichere Entscheidung nicht möglich, weshalb ich die Erörterung dieses Punktes hinausschiebe, bis das Ergebnis einer objektiven Methode vorliegt.

d) Schräges Zittern.

Von diesem Zittern habe ich die verschiedensten Formen beobachtet, schräg paralleles Zittern von oben rechts nach unten links und von oben links nach unten rechts und schräg symmetrisches Zittern beiderseits von oben aussen nach unten innen und auch von oben innen nach unten aussen. Wie verhalten sie sich zum Labyrinth? Leider war es mir noch nicht möglich, das zeitliche Verhältnis der Zuckungsphasen auf beiden Augen festzustellen.

α) **Schräg paralleles Zittern.**

Angenommen, es wäre gleichsinnig, schräg von oben rechts (ⵜⵜ) nach unten links, so könnte es auf einer Störung der Gegenbewegung der Augen in der schrägen Ebene beruhen, ähnlich dem gleichsinnigen senkrechten Zittern. Sollte es aber gegensinnig sein (ⵜⵜ), so wäre es mit der Stellungsabweichung zu vergleichen, die Bartels bei Durchschneidung des rechten Akustikus beim Kaninchen fand, die sich in nebenstehender Figur ausdrücken lässt (S. 216):

$$\left(\text{R.} \quad \nwarrow \searrow \quad \text{L.} \right).$$

Wäre hierbei auch noch die Amplitude am linken Auge grösser, so könnte man die Ursache im linken Labyrinth suchen.

β) 1. **Schräg symmetrisches Zittern von oben aussen nach unten innen** (\ /).

Das schräg parallel gleichsinnige Zittern könnte von den Anhängern der myopathischen Theorie mit einigem Recht auf eine Ermüdung der schräg nach oben wirkenden Muskeln bezogen werden; dieses schräg symmetrische Zittern bleibt ihnen aber wieder ein Stein des Anstosses, denn eine solche willkürliche Innervation gibt es nicht. Nur vom Labyrinth ist ein solcher Reiz denkbar, und wir haben auch ein Analogon in dem Befund, den Rothfeld beim Kaninchen bei Neigung des Kopfes zur rechten Schulter erhoben hat (S. 213), die sich durch folgendes Schema ausdrücken lässt:

$$\text{R.} \quad \nwarrow \quad \swarrow \quad \text{L.}$$

Es kommt allerdings noch eine Rollung nach rückwärts hinzu, womit wir vielleicht eine Erklärung der entsprechenden schräg elliptischen Zuckungsbahnen haben.

2. **Schräg symmetrisches Zittern von oben innen nach unten aussen** (/ \ ).

Rothfeld fand nach Durchschneidung des linken hinteren vertikalen Kanals folgenden Nystagmus (S. 217):

$$\text{R.} \quad \swarrow \quad \nwarrow \quad \text{L.,}$$

der obigem Zittern entspricht.

Man sieht, dass bei den beiden zuletzt erwähnten Beobachtungen

am Kaninchen die Verschiebung der Augen in der vertikalen Richtung entgegengesetzt (das eine nach oben, das andere nach unten)
in der horizontalen Richtung aber gleichsinnig (d. h. hier zur rechten
Seite) erfolgt. Man darf gespannt sein, was die kinematographische
Aufnahme dieser Zuckungsbahnen über diesen Punkt ergeben wird.

Was ferner die Fälle mit grosser Verschiedenheit der Zuckungsbahn angeht, so fehlen uns für den Vergleich noch die unentbehr-
lichen Grundlagen von seiten der Labyrinthforschung. Jedenfalls ist
sicher, dass der dissoziierte Charakter des Augenzitterns der Bergleute, der in den Tabellen 10 und 16 zum Ausdruck gekommen ist,
sich am ehesten vom Labyrinth aus erklären lässt.

5. Die Beziehungen des Zitterns zur Blickrichtung.

Dieser Punkt ist zurzeit noch einer der schwierigsten. Wir wissen,
dass das labyrinthäre Zittern schlimmer ist, wenn die Augen nach
der Seite der schnellen Phase blicken. Das gereizte Labyrinth treibt
nämlich die Augen nach der entgegengesetzten Seite (langsame Nystagmusphase). Es kann diese Wirkung aber nur äussern, wenn die
Augen willkürlich in umgekehrte Richtung blicken. Der Labyrinthreiz
überwindet alsdann den zerebralen Reiz.

Finden wir nun, dass das Augenzittern der Bergleute nach einer
Richtung schlimmer ist, als nach den übrigen, so müssen wir die Ur-
sache im entgegengesetzten Labyrinth suchen, z. B. bei wagerechtem
Zittern mit stärkerer Ausbildung nach links im rechten Labyrinth.
Wir würden in unserer Meinung noch bestärkt, wenn wir gleichzeitig
noch die Amplitude des rechten Auges grösser fänden als die des
linken. Senkrechtes Zittern mit grösserer Heftigkeit beim erhobenen
Blick würden wir in die unteren Teile der Labyrinthe verlegen usw.
Das sind allerdings nur Vermutungen, aber sie lassen sich in etwa bereits
durch Beobachtungen stützen. Ich habe Fälle mitgeteilt, bei denen das
Augenzittern der Bergleute sich durch Linksdrehung oder für sich
allein durch Blick nach oben links hervorrufen liess. Während der
Linksdrehung ist das linke Labyrinth am meisten gereizt. Über das
Augenzittern der Bergleute lässt sich dabei nichts Sicheres ermitteln.
Nach Aufhören der Linksdrehung ist die Erregung im rechten Labyrinth stärker. Da dieses die Augen nach links treibt, so kann man
aus obigen zwei Symptomen mit einigem Recht auf die Herkunft
dieses Zitterns aus dem rechten Labyrinth schliessen.

Es ist notwendig, alle theoretischen Anhaltspunkte zu erwägen,
um überhaupt weiter zu kommen.

6. Der ursächliche Reiz.

Das labyrinthäre Zittern bedarf zur Entwicklung eines ziemlich starken äusseren Reizes, nach dessen Ausschaltung es alsbald wieder verschwindet. Allerdings scheint auch ein Spontannystagmus vom Labyrinth aus vorzukommen. Jansen hat derartige Fälle als Zeichen von Labyrintherkrankung beschrieben. Es handelte sich um horizontale oder rotatorische Zuckungen, die besonders beim Blick nach der ohrgesunden Seite auftreten. Bartels (154, S. 539) teilt auch einen Fall von Spontannystagmus nach einem Schuss ins Ohr mit, der zwar nach einiger Zeit verschwand, aber sofort wiederkehrte, wenn man dem Kranken eine Konvexbrille von $20\,D$ aufsetzte. Beim Augenzittern der Bergleute ist die Mindestforderung, die zur Hervorbringung des Anfalles erfüllt werden muss, die Einnahme einer gewissen Blickrichtung, denn selten beherrscht er das ganze Blickfeld. Ist er einmal da, so klingt er manchmal schnell wieder ab, manchmal aber kann er beliebig lange bestehen bleiben. Auch darin liegt ein wichtiger Unterschied gegenüber dem „labyrinthären" Zittern. Der Reiz, der das Augenzittern bei obiger Blickrichtung und ruhiger Körperhaltung unterhält, ist uns vollständig unbekannt. Jedenfalls ist er viel feiner, als die bisher bekannten, oben angeführten Labyrinthreize. Auch dieser Umstand spricht indes nicht gegen etwaige Beziehungen des Augenzitterns der Bergleute zum Labyrinth, um so weniger, da es den obigen Labyrinthreizen, wie der Drehprobe, dem Lagewechsel und dem galvanischen Strom zugänglich ist. Ob auch kalorische und pneumatische Probe von Einfluss sind, bedarf noch der Aufklärung.

Besonders die Abhängigkeit des Augenzitterns der Bergleute von ganz bestimmten Bewegungen, z. B. Linksdrehung, und Körperlagen, die sich am besten bei intermittierendem Nystagmus, d. h. bei beginnenden oder genesenden Fällen studieren lässt, und sich auf so wichtige Eigenschaften wie die Ausdehnung über das Blickfeld, die Bahn und Amplitude erstreckt, ist eine der stärksten Stützen für die Annahme der labyrinthären Herkunft des Augenzitterns der Bergleute. Fälle, wie Nr. 369 (S. 143), die in aufrechter Haltung bei keiner Blickrichtung Zittern haben, aber bei stark vornüber gebeugtem Körper davon befallen werden, lehren uns, dass das Zittern nicht, wie Dransart annimmt, auf einer Störung der willkürlichen Blickhebung, sondern auf einer solchen eines übergeordneten Mechanismus beruht, und zwar desjenigen, der die Beziehungen zwischen Augenstellung und Körperhaltung regelt. Letzterer hat seinen Sitz im Labyrinth. Wenn man z. B. beobachtet, wie nach körperlichen Erschütterungen

bisweilen explosionsartig ein heftiger, aber kaum 2 Sekunden langer
Anfall ausbricht, so drängt sich der Gedanke auf, dass er einem
Wirbel in einem Flüssigkeitsbehälter seine Entstehung verdankt. Die
Aufmerksamkeit richtet·sich natürlich auf Sacculus und besonders
Utriculus mit ihren Maculae acusticae und Otolithen. Verschiedenheiten des Augenzitterns bei wechselnder Körperlage könnten an
Änderungen der Lage und des Druckes der Otolithen auf das Sinnesepithel geknüpft sein. Es sind das allerdings nur Vermutungen, solange die Labyrinthforschung die Bedeutung dieser Teile nicht er-
gründet hat. Vielleicht können wir annehmen, dass die Maculae acusticae dann am stärksten gereizt werden, wenn die Körperlage derart
ist, dass sie zu unterst vom ganzen Labyrinth liegen[1]). Es wird also für
die Augenzitternforschung wichtig sein, die Topographie der Nervenendigungen zu ermitteln und an der Hand eines vergrösserten Mo-
dells die Veränderungen des Nystagmus der Bergleute bei Lagewechsel möglichst genau zu bestimmen. Vielleicht kommen wir dann
allmählich zu einer Lokalisierung. Natürlich sind auch die Ampullen
nicht zu vernachlässigen. Die pendelförmigen Formen lenken unsere
Aufmerksamkeit in erster Linie auf den Utriculus, die ruckförmigen
auf die Ampullen. Es steht fest, dass Reizung eines Labyrinths Nystagmus beider Augen hervorruft. Die Registrierung zahlreicher Fälle
von Augenzittern der Bergleute ergab nun ohne Ausnahme selbst bei
ganz verschiedener Bahn und Amplitude die gleiche Anzahl von
Zuckungen auf beiden Augen in der Zeiteinheit (Gesetz der isochronen
binokularen Zuckungsdauer), was darauf hindeutet, dass ein Reiz von
einem ganz umschriebenen Punkt aus beiden Augen zufliesst. Darf
man aus diesem Grunde den Ursprung des Augenzitterns in einem
Labyrinth suchen und in welchem? Die Antwort ergibt sich vielleicht
in Zukunft, wenn man die Beziehungen zwischen binokularer Zuckungsbahn und -amplitude und Lage des Zitterfeldes genau ermittelt. Nach
unsern jetzigen Labyrinthkenntnissen weist z. B. eine grössere Amplitude des linken Auges und eine grössere Ausdehnung des Zitterfeldes
in der rechten Hälfte des Blickfeldes, was z. B. bei Fall 416 (Fig. 80)
zutrifft, auf das linke, Fall 449 (Fig. 79) mit seinem grösseren Ausschlag des rechten Auges und der Verschlimmerung des Zitterns beim
Blick nach links auf das rechte Labyrinth hin.

Andere Fälle z. B. Fall 99 (Fig. 83), bei dem starkes Zittern

---

[1]) Eine besonders empfindliche Haltung ist die Bauchlage. Wie liegen dabei die Maculae acusticae? Theoretisch wichtig sind auch die Fälle 538 und 730
(S. 142) mit der Beeinflussung der Amplitude durch die Körperlage.

des linken, geringes oder meist fehlendes des rechten Auges zusammentreffen mit einer linksseitigen Lage des Zitterfeldes lassen sich auf Grund des jetzigen Standes der Labyrinthforschung noch nicht erklären.

Betrachtet man die Tabelle 16 (S. 95), die auf 100 Fälle von Augenzittern 50 verschiedene Formen binokular gleichen oder ganz verschiedenen Zitterns aufweist, unter dem Gesichtspunkt des Gesetzes der isochronen binokularen Zuckungsdauer, so ergibt sich ein ungemeiner Reichtum isolierter binokulärer, oft ganz verschiedenen Muskeln zugeleiteter Reize. Wie kompliziert müssen die Nervenendigungen im Labyrinth, so klein sie sind, also gebaut sein!

Der binokulare Erregungsvorgang des Augenzitterns der Bergleute ist für die meisten Fälle einheitlich und konstant. In einzelnen Fällen (S. 91) sind aber mehrere Reize mit ganz verschiedener Bahn, Amplitude und Zuckungsdauer zu beobachten, sei es wechselnd mit der Blickrichtung, sei es nacheinander oder selbst gleichzeitig bei derselben Blickrichtung, in letzterem Falle ganz verworrenes Zittern erzeugend.

7. Die Bedeutung der Fixation und des Lichtes.

Das labyrinthäre Zittern wird durch Ausschaltung der Fixation (mattes Glas oder $+ 20\,D$) verschlimmert. Dasselbe gilt für das Augenzittern der Bergleute, wie ich nachgewiesen habe. Kräftige willkürliche Anstrengung der Fixation dagegen, wie sie z. B. bei Einstellung auf einen nahen Punkt oder bei peripherer Blickrichtung nötig ist, vermindert oder unterdrückt das Zittern der Bergleute.

Das Augenzittern der Bergleute wird im Dunkeln heftiger. Das gleiche darf man wohl auch vom labyrinthären Zittern annehmen, wegen der vollständigen Unmöglichkeit zu fixieren, wenn darüber auch keine Untersuchungen vorliegen.

8. Der Einfluss der Narkotika und Sedativa.

Sowohl labyrinthäres wie berufliches Zittern unterliegen ihrer beruhigenden Wirkung. Ob die von Rothfeld beschriebene Ungleichheit der Wirkung auf die verschiedenen Arten des labyrinthären Zitterns auch beim Nystagmus der Bergleute zutrifft, bedarf noch der Untersuchung.

9. Der Lidreflex.

Die Erklärungsversuche des das Augenzittern der Bergleute begleitenden Lidkrampfes (vgl. 169, S. 43) befriedigen ebenso wenig, wie die des Augenzitterns selbst. Bartels hat einen Lidreflex vom Ohr aus entdeckt, und ich möchte bei dieser Gelegenheit auf die anatomischen Beziehungen zwischen Facialis und Labyrinth hinweisen, die durch die Anastomose zwischen Facialis und Nerv. vestibul. im inneren Gehörgang vermittelt wird. Es ist nicht anzunehmen, dass Facialisfasern sich durch diese Verbindung ins Labyrinth begeben. Was hätten motorische Nerven dort zu suchen? Es müssen also zentripetale Vestibularisfasern zum Facialis gehen, die den Reflexbogen für den Lidschluss bilden helfen, wobei natürlich nicht ausgeschlossen ist, dass auch noch Verbindungen der Kerngebiete bestehen. Es liegt also nahe, auch die Ursache des Lidkrampfes im Labyrinth zu suchen.

10. Das körperliche Zittern.

Dem Labyrinth unterstehen nicht nur die Augen-, sondern auch die übrigen Muskeln. Das körperliche Zittern der Nystagmiker wäre somit dem Augenzittern prinzipiell gleich zu stellen, wenn es pendelförmigen Charakter hat, was für viele Fälle zutrifft. Nachdem der Zusammenhang zwischen Dunkelheit und Augenzittern statistisch und experimentell bewiesen war, bleibt die Frage offen, warum auch körperliches Zittern als Folge der bergmännischen Arbeit zur Entwicklung kommt. Die Antwort ergab sich durch meine Entdeckung, dass auf die Innervation der Körpermuskulatur von der Beleuchtung beeinflusst wird.

Die obigen Gründe, die den labyrinthären Ursprung des Augenzitterns meines Erachtens vollständig sicher stellen, lagen insgesamt vor, als dem theoretischen Gebäude mit dem Nachweis der Veränderungen, die im Dunkelnystagmus der Tiere nach operativen Eingriffen am Labyrinth eintreten, der Schlussstein eingefügt werden konnte.

Gewisse Einzelheiten werden später noch berücksichtigt.

Anwendung der labyrinthären Theorie auf ein Beispiel.

Wie befriedigend sich manche Symptome vom Labyrinth erklären lassen, möge der Fall 648 zeigen. Zittern R. Raddrehung; L. schräg /. Die Amplitude ist links grösser als rechts (Fig. 18, 48 und 54). Nachdem der Mann zwei Monate gefeiert hatte, und sein Zittern auf der Besserung war[1]), erhob ich folgenden Befund:

Der Mann sitzt mit leicht nach vorn geneigtem Kopf dem Fenster gegenüber und fixiert bei mittlerer Blickhebung eine entfernte Turmspitze. Dabei kein Zittern. Jetzt wird der Kopf allmählich bis 50° zur rechten Schulter geneigt, ohne dass sich Zittern einstellt. Neigt

---

[1]) Ich habe schon bemerkt, dass die beginnenden oder genesenden Fälle sich für diese Untersuchungen besser eigenen, als die ganz schlimmen.

er ihn dagegen 15° zur linken Schulter, so tritt sofort lebhaftes Zittern auf, das nach einer Weile aufhört. Bei grösserer Kopfneigung nach links fängt es wieder an. Werden die Augen nun allmählich zur linken Seite geführt, so wird das Zittern schwächer und hört bei mittlerer Linkswendung ganz auf. Bei Rechtswendung dagegen wird es immer stärker, verschwindet aber bei äusserster Rechtswendung. Die Änderungen der Zuckungszahl und Amplitude sind S. 85 und 86 schon erwähnt.

Das Zittern dieses Mannes geht wahrscheinlich vom linken Labyrinth aus, und zwar von einem umschriebenen Punkte, denn die binokuläre Zuckungsdauer ist trotz ungleicher Zuckungsbahn und Amplitude isochron. Diese Annahme erklärt:

1. Das grössere Mass der Amplitude des linken Auges (das Labyrinth wirkt auf das gleichseitige Auge stärker!).

2. Das Zittern wird nach links schwächer, nach rechts schlimmer. (Das gereizte Labyrinth treibt die Augen nach der Gegenseite! Störungen müssen also dort offenbar werden.)

3. Das Zittern nimmt mit Neigung des Kopfes zur linken Schulter zu. (Dabei wird das linke Labyrinth stärker erregt als das rechte!)

Dieser Fall lehrt auch sehr schön, dass das Zittern auf Erregung, nicht auf Lähmung beruht.

Die Beziehungen des Schielens zum Labyrinth.

Die Berechtigung, diese Frage hier zu behandeln, leitet sich her aus der Häufigkeit latenter Schielablenkungen bei Bergleuten mit Augenzittern. Es ist das Verdienst von Bartels, dieses Thema in die Erörterung eingeführt zu haben (129, S. 531). Jeder Ohrapparat hat nach ihm, auch beim Menschen, die Neigung, beide Augen nach der Gegenseite zu drehen, das benachbarte aber stärker, als das andere. Theoretisch wäre z. B. vom Ohr aus Einwärtsschielen denkbar, aber wahrscheinlich flüchtig, da es durch die Fusion sofort korrigiert würde. Er erwähnt, dass bei Tieren mit seitlich stehenden Augen mächtige Vertikaldivergenzen durch Reizung oder Lähmung des Ohrapparates erzeugt werden können. Desgleichen auch noch bei Hunden und Affen. Ob auch beim Menschen vom Ohr aus reflektorisch Hyperphorie entstehen könne, sei noch nicht bekannt. Er deutet eine im Gefolge von Otitis media gemachte Selbstbeobachtung in diesem Sinne.

Die Bedingungen zum Schielen seien am ehesten gegeben, wenn Defekte im Ohrapparat mit mangelnder Fusion zusammentreffen. Um die Frage der Lösung näher zu bringen, untersuchte Bartels Kinder mit Strabismus converg. mittels der Drehprobe und fand in der Tat Störungen des Drehnystagmus bei der Hälfte der Fälle. Soweit Bartels.

Ein zweiter Weg, der uns weiter führt, ist die möglichst feine Analyse des Schielens unter Berücksichtigung der Ergebnisse der Labyrinth- und Nystagmusforschung. Die bisherigen Theorien des Schielens befriedigen nicht voll. Was das Einwärtsschielen angeht, so ist die Bedeutung der Übersichtigkeit und Akkommodation gewiss gross genug. Wenn man die Kinder schon im Beginn des Schielens, d. h. im zweiten bis dritten Jahre nach gründlicher Atropinisierung skiaskopisch untersucht, findet man fast immer ganz beträchtliche Grade von Hyperopie bis zu 8, 10 und mehr Dioptrien. Wenn man dann den heilenden Einfluss der voll korrigierenden Brille beobachtet, kann man an den angeborenen Fusionsmangel nicht recht glauben. Vergleicht man aber die Erfolge dieser frühzeitigen Behandlung mit denen, die man erzielt, wenn die Behandlung erst einige Jahre später einsetzt, so findet man letztere unvergleichlich schlechter. Bei einem grossen Bruchteil sind Fusion und Sehschärfe durch Nichtgebrauch verkümmert, ein Nachteil, der sich meistens durch noch so ausdauernde Übungen nicht wieder einbringen lässt.

Die Schwierigkeiten der akkommodativen Theorie des Schielens liegen bei den Fällen ohne Hyperopie[1]), ferner bei denen mit beträchtlicher Höhenabweichung und besonders beim dissoziierten Einwärtsschielen. Hier tritt der labyrinthäre Einfluss in die bisherige Lücke ein, was zunächst an folgendem Fall, den Bielschowsky (147) mitgeteilt hat, nachgewiesen werden soll.

Bielschowsky beobachtete bei einer Patientin (Fig. 1—4) folgendes:

1. Habituelle Schiefhaltung des Kopfes (Neigung zur rechten Schulter und geringe Drehung um die vertikale Achse). Hierbei bestand Binokularsehen.

2. Bei aufgerichtetem Kopf trat Vertikalschielen mit Diplopie hervor, in welcher auch eine abnorme Divergenz der Vertikalmeridiane (nach oben) zum Ausdruck gelangte.

3. Zunahme der Vertikalablenkung beim Blick nach rechts, wenn das linke, nach links, wenn das rechte Auge das aufwärts-

---

¹) Bei älteren Fällen von Strabismus converg. ohne Hyperopie ist es möglich, dass eine ursprünglich bestehende Hyperopie durch Längenwachstum des Auges beseitigt ist.

schielende war; bei entgegengesetzter Blickrichtung Abnahme der Vertikalablenkung bis zum Verschwinden, aber Zunahme der Schrägheit der Doppelbilder.

4. Sehr bedeutender Einfluss der Seitwärtsneigung des Kopfes auf die Grösse der Vertikalablenkung: Ansteigen desselben zum Maximum bei Neigung des Kopfes gegen die Seite des aufwärtsschielenden Auges, beträchtliche Abnahme oder völliges Verschwinden bei Neigung zur entgegengesetzten Seite. Bielschowsky führt dieses Symptomenbild auf atypische Verhältnisse der Hemmungsbänder zurück, wodurch die Funktion bestimmter Muskeln, besonders der Heber und namentlich des unteren schrägen Muskels über das normale Mass gesteigert wird.

Meines Erachtens liegt jetzt eine andere Erklärung näher. Nehmen wir ein Überwiegen des linken Labyrinthtonus an, so verstehen wir die Neigung des Kopfes zur rechten Schulter, die Konvergenz, die Hyperphorie des linken Auges bei Rechtsfixation, die Zunahme dieser Hyperphorie bei Rechtsverschiebung der Augen, die Divergenz der oberen Enden der Meridiane und die Vergrösserung der Hyperphorie des linken Auges bei Neigung des Kopfes zur linken Schulter. Es bleibt noch zu erklären, warum auch das rechte Auge nach oben schielt, wenn das linke fixiert (dissoziiertes Schielen). Da bleibt uns nichts anderes übrig, als auch eine übernormale Erregbarkeit des rechten Labyrinths anzunehmen; doch steht dieses dem linken nach.

Nach diesem Schulfall müssen wir uns fragen, ob wir nicht die Ursache für viele latente Schielablenkungen letzten Endes im Labyrinth zu suchen haben.

Gehen wir von den S. 224 angeführten Stellungsabweichungen und Nystagmen aus, die in der linken Hälfte der Fig. 112 (a) und 113 (a) dar-

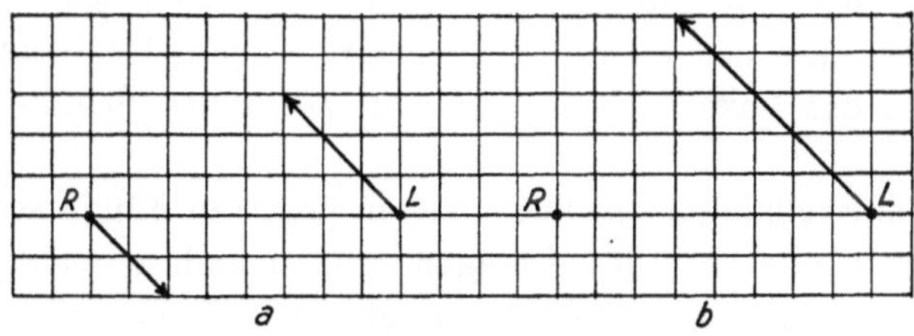

Fig. 112.

gestellt sind, während das zugehörige Schielen durch die rechte Hälfte der Zeichnung Fig. 112 (b) und 113 (b) veranschaulicht wird. Die Punkte deuten jedesmal die Parallelstellung, die Pfeilspitzen die wirkliche Stellung der Augen an. Die Pfeilspitzen in Fig. 112 (a) geben eine vom

Labyrinth nachgewiesene Lageabweichung der Augen wieder. Übernimmt nun das rechte Auge die Fixation, so überträgt sich die ganze Abweichung auf das linke, das nun mässig nach innen und stark nach oben schielt [Fig. 112 (b)]. Dieses Schielen beruhte also auf einem Übergewicht des linken oder einer Lähmung des rechten Labyrinthtonus. Lassen wir bei der in Fig. 113 (a) gegebenen Lageabweichung das linke Auge fixieren, so entsteht eine reine Hyperphorie des rechten Auges, die durch eine Reizung des rechten Labyrinths bedingt ist. Würden wir in letzterem Falle eine Steigerung der Hyperphorie bei Linkswendung der Augen oder bei Neigung des Kopfes zur rechten Schulter beob-

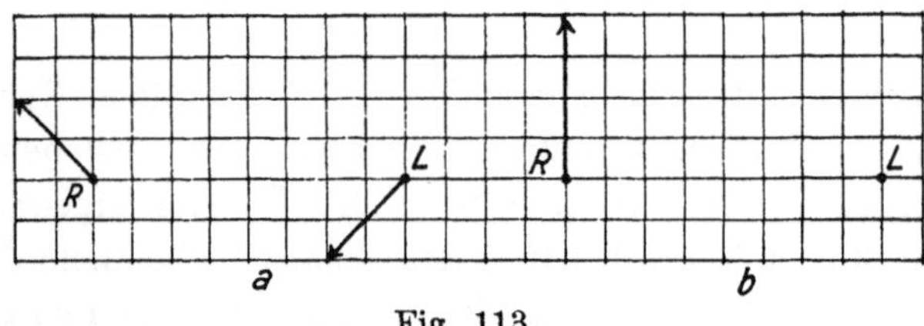

Fig. 113.

achten, so könnte wohl an dem labyrinthären Ursprung dieser Hyperphorie nicht mehr gezweifelt werden.

Das dissoziierte Schielen beruht auf einem übernormalen Tonus beider Labyrinthe. Was die Frage der Fusion angeht, so wird es ihr wohl meistens gelingen, den labyrinthären Einfluss zu verdecken. Unter Umständen aber erweist sich die labyrinthäre Erregung stärker. So hatte der Fall Bielschowskys bei Schiefhaltung des Kopfes Binokularsehen. Wenn aber mit Linksneigung des Kopfes die Labyrinthreizung wuchs, erwies sich die Fusion ohnmächtig.

Eine kleine Beobachtung sei hier noch angeführt. Bei Kindern mit Einwärtsschielen und guter Sehschärfe beider Augen sah ich in letzter Zeit öfter, dass das rechte Auge fixierte, wenn der Kopf zur rechten Schulter, das linke dagegen, wenn er zur linken Schulter geneigt wurde.

Bei Augenmuskellähmungen kommt es in gewissen Fällen schnell zu einer starken Kontraktur des Antagonisten, in andern nicht. Die Ursache dieses verschiedenen Verhaltens ist noch nicht aufgeklärt. Man wird sich angesichts einer solchen Kontraktur jetzt fragen, ob sich die Merkmale einer labyrinthären Übererregbarkeit finden lassen.

Diese wenigen Bemerkungen genügen, um zu zeigen, dass in Zukunft keine Theorie des Schielens das Labyrinth unberücksichtigt lassen kann.

Anforderungen der bergmännischen Arbeit an das Labyrinth.

Die Zunahme des Luftdruckes in der Grube wirkt auf alle Arbeiter in gleicher Weise. Da aber nur gewisse Klassen der Bergleute vom Augenzittern befallen werden, kann man ihr, wie schon frühere Autoren hervorgehoben haben, eine besonders schädliche Bedeutung nicht beimessen. Dasselbe gilt von den Endolymphbewegungen, die bei Ein- und Ausfahrt besonders in den senkrechten Bogengängen entstehen.

Aufenthalt und Vorwärtsbewegung in den niedrigen Gängen und Flözen stellen ohne Zweifel erhebliche Anforderungen an den labyrinthären Apparat, sowohl an die Gegenbewegung bei Änderung der Kopfhaltung als an die Präzisionssteuerung bei ruhiger Haltung. Noch grösser sind die Ansprüche bei der eigentlichen Hauerarbeit. Die mit Hacken und Schaufeln der Kohlen verbundenen Körper- und Kopfbewegungen bringen die verschiedenartigsten Verschiebungen der Endolymphe mit sich, wie sie auch bei Wechsel der Haltung den statischen Apparat (Otolithen) beteiligen. Diese Arbeitsbedingungen sind so unendlich mannigfaltig, dass sie den Reichtum des Krankheitsbildes verständlich machen.

Nochmals die Veranlagung.

Es ist jetzt möglich, die Formel der Veranlagung V, die früher dem Alkoholismus A, den Schielablenkungen S, der Grösse G und dem damals noch nicht näher umschriebenen Faktor X direkt, dem Lichtsinn L umgekehrt proportional gesetzt war, zu vereinfachen. Der Alkoholismus greift sowohl den Lichtsinn wie das Labyrinth an. Für letzteres spricht auch der Umstand, dass das alkoholische Körperzittern pendelförmigen Charakter hat — auch bei Nichtbergleuten —, somit auch seinen Ursprung von derselben Stelle im Zentralorgan herleiten muss, wie das Augenzittern der Bergleute. Die latenten Schielablenkungen S rühren wahrscheinlich ebenfalls vom Labyrinth her. Die Grösse G bestimmt gewisse Eigenschaften des Augenzitterns, z. B. Schnelligkeit und Zuckungsbahn, durch Vermittlung des Labyrinths mit. Setzen wir nun für X Ohrlabyrinthreizung $= O$ ein, so heisst die Veranlagungsformel:

$$V = \frac{O}{L}.$$

Alle wesentlichen Merkmale des Augenzitterns hängen von O ab, kein einziges von L. Über die Bedeutung des Lichtsinns und der Beleuchtung wird am Schluss noch einiges zu sagen sein. Ich gestehe ein, dass ich mit O vorläufig nur ein Wort, keinen Begriff gebe. Es wird eine Aufgabe der Zukunft sein, die Bergleute den labyrinthären Proben, besonders auch der Messung der Gegenrollung am Bárányschen Apparat zu unterwerfen, um zu sehen, ob die Augenzitterer sich in diesem Punkt anders verhalten, als die Gesunden, wie Benoit und Stassen ja behaupten.

Besonderes Interesse dürften die Bergmannsfamilien beanspruchen, in denen das Augenzittern bei mehreren Gliedern gefunden wird. Zur Erklärung wurde früher (S. 7) auf das familiäre Vorkommen von minderwertigem Lichtsinn hingewiesen. Aber auch die zweite Grundlage des Augenzitterns — Übererregbarkeit des Labyrinths — kann familienweise auftreten. Diese Annahme wird durch die Beobachtung von Pendelzittern bei Kindern von Augenzitterern nahe gelegt (siehe S. 187, Fall 1 u. 2). Dieses kindliche Augenzittern entwickelt sich zur Zeit des schlechtesten Tageslichtes in mangelhaft beleuchteten Wohnungen. Da aber die Beleuchtungsverhältnisse bei uns nicht entfernt so schlecht sind, wie in den Armenvierteln Prags, die Raudnitz vor sich hatte, so muss die Hauptursache des Augenzitterns bei den von mir untersuchten Kindern im Labyrinth gesucht werden. Die Veranlagung ist auch bei ihnen, wie bei den Bergleuten, ein Quotient $\left(V = \dfrac{O}{L} \right)$. Manchmal liegt das Schwergewicht im Zähler, manchmal im Nenner.

3. Der zerebrale Ursprung der Hemmungsinnervation.

Zunächst seien einige bekannte Hemmungen erwähnt. Reizung des Vaguszentrums in der Medulla oblongata vermindert die Zahl und Kraft der Herzschläge und kann selbst Stillstand bewirken (Landois-Rosemann). Von dieser Art der Hemmung ist die bei Augenzittern der Bergleute beobachtete verschieden. Sie drückt zwar auch die Stärke der Zuckungen herab, vermehrt aber ihre Häufigkeit. Ferner wissen wir, dass die Gliedmassenmuskeln unter einem hemmenden Einfluss des Grosshirns stehen, der zusammen mit den motorischen Reizen durch die Pyramidenbahn zu den Vorderhörnern des Rückenmarks geleitet wird. Nach Unterbrechung der Pyramidenseitenstrangbahn (spastische Spinalparalyse) sind die Reflexe gesteigert (Patellar- und Fussklonus). Die dabei beobachteten Erscheinungen sind ein Gebiet, das zu vergleichenden Forschungen anregt. Ich gehe weiter unten näher darauf ein.

Auf experimentellem Wege haben bereits Hering und Sherrington (Landois-Rosemann S. 810) das Vorhandensein einer Hemmungsinnervation für die Augenmuskeln nachgewiesen. Sherrington (78) konnte z. B. nach Durchschneidung des linken Okulomotorius und Trochlearis durch Reizung der linken Hirnrinde das linke Auge nach rechts treiben, eine Ortsveränderung, die nur auf einer aktiven Erschlaffung der Abducens beruhen kann. Klinische Gründe für das Bestehen einer solchen Hemmungsinnervation der Augenmuskeln liegen meines Wissens bisher nicht vor, so dass meine Untersuchungen die ersten Tatsachen in dieser Hinsicht aufgedeckt haben.

Für die Verlegung der Hemmungsinnervation in die Grosshirnrinde leiten mich folgende Gründe.

1. Die Ähnlichkeit mancher Züge im Bilde des Augenzitterns der Bergleute mit den Erscheinungen bei Patellarklonus, die später noch beschrieben werden.

2. Der beruhigende Einfluss der bewussten willkürlichen Konvergenz-Akkommodation, der nur von der Grosshirnrinde ausgehen kann.

3. Die oben angeführten Versuche Herings und Sherringtons.

Der Weg, den die durch Belichtung und deutliches zentrales Sehen bewirkte Hemmung nimmt, ist noch unbestimmt. Man könnte annehmen, dass der zentripetale Reiz zunächst zu den Sehzentren und von da durch Assoziationsbahnen zur motorischen Sphäre der Rinde geleitet wird. Es wäre jedoch auch ein kürzerer Weg möglich, indem die zentripetale Leitung mit den Pupillarfasern vom Tractus opticus direkt zu den Augenmuskelkernen abzweigte. Der seltene Glücksfall einer Verbindung von Augenzittern mit Rindenhemianopsie könnte die Sachlage aufklären. Würde nämlich Belichtung der blinden Netzhauthälfte im Gegensatz zu derjenigen der sehenden keine Vermehrung der Zuckungszahl nach sich ziehen, so ginge der Reiz über das Sehzentrum. Im entgegengesetzten Falle schlösse er sich den Pupillarfasern an.

<h3 style="text-align:center">4. Die Augenmuskelkerne als Sitz der motorischen
Entladung.</h3>

Der motorische Reiz des Augenzitterns muss entweder von den Ganglienzellen des zentralen (automatischen) oder des peripheren (reflektorischen) Neurons ausgesandt werden. Viele bereits angeführte Gründe sprechen dafür, dass das Augenzittern der Bergleute nicht ein automatischer, sondern ein reflektorischer Akt ist. Sie weisen also auf die Augenmuskelkerne hin. Als Antriebsorgane der äusseren Augenmuskeln sind bis jetzt bekannt:

1. Gewisse Stellen im Stirnlappen, Gyrus angularis und Hinterhauptslappen.

2. Das Labyrinth. Erstere veranlassen nach Bielschowsky (102) fast durchwegs assoziierte und mit gleichsinnigen Kopfdrehungen verbundene Augenbewegungen. Auch Levinsohn (118), der diese Frage an Affen mittels Reizung und Exstirpation prüfte, bezeichnet die durch Reizung obiger Zentren veranlassten Augenbewegungen als assoziiert und meistens gleich stark, mitunter auch, und zwar meistens auf der entgegengesetzten Seite stärker. Sie waren entweder rein horizontal oder schräg nach oben, bzw. unten. Zu einer reinen Höhenablenkung kam es bei Primärstellung niemals.

Sherrington (78) beobachtete allerdings auch Vertikaldivergenzen bei Reizung der Stirnrinde. Hiervon abgesehen, kann man also die Grosshirnrinde als Ursprungsstätte der assoziierten Bewegungen ansehen. Da nun das Augenzittern der Bergleute ausgesprochen dissoziierten Charakter hat, da es weiter einen viel grösseren Formenreichtum an Bewegungen aufweist, als die bisher von der Grosshirnrinde festgestellten Bewegungen, so kann man also letztere als Antriebsstelle ausschliessen. Es bleibt also nur noch das periphere motorische Neuron als Ausgangspunkt des Augenzitterns. Eine weitere wichtige Stütze dafür bilden auch die schon erwähnten Untersuchungen Sommers (86). Die Kurvenbilder, die Sommer von Zittererscheinungen der unteren Extremität gewonnen hat, sind dem des Augenzitterns der Bergleute sehr ähnlich. Wenn ich nun erstere auf Erregungen in den Vorderhörnern des Rückenmarks zurückführe, so geschieht das besonders mit Rücksicht auf den Fall, bei dem infolge einer Erkrankung der Seitenstränge die Leitung zum Grosshirn unterbrochen war. Den Vorderhörnern im Rückenmark sind aber die Augenmuskelkerne im Mittelhirn und Medulla oblongata anatomisch gleichwertig. Die Erregung beider ist eine reflektorische. Für die Auslösung des Patellarreflexes, mag er nun normal oder gesteigert sein, bedarf es eines Reizes, der vom sensiblen Endorgan durch die sensiblen Nerven dem Spinalganglion zugeleitet und von ihm durch die Dendriten an die Vorderhörner weitergegeben wird. Unter normalen Verhältnissen löst dieser Reiz eine geringe Anzahl von Schwingungen des Unterschenkels aus, die sich nach Sommer von mechanischen Pendelschwingungen, wie sie z. B. an einem Leichenbein registriert werden können, dadurch deutlich unterscheiden, dass sie den Einfluss einer zentralen

Hemmung erkennen lassen. Fällt letztere weg, z. B. bei spastischer Spinalparalyse oder Myelitis transversa, so entsteht eine Zuckungskurve,
die sich von der normalen durch grössere Höhe und vor allem durch
viel grössere Länge auszeichnet. Gerade sie ist es, deren Ähnlichkeit mit
dem Augenzittern der Bergleute sofort auffällt [Sommer (86), Fig. 10a].
Bezüglich des Augenzitterns der Bergleute ist nun vorhin nachgewiesen,
dass der zur Auslösung erforderliche sensible Reiz vom Labyrinth
herrührt. Er ist natürlich viel feiner, als etwa ein Hammerschlag auf
die Quadricepssehne. Die Reflexbahn ist also gekennzeichnet durch
den Nervus vestibularis mit seinen Endungen an den Maculae oder
Cristae acusticae (wahrscheinlich in den Otolithen) und seinem, dem
Spinalganglion ähnlichen Ganglion vestibulare und seiner Endigung
im Bechterewschen Kern in der Medulla oblongata und das hintere
Längsbündel, das die Verbindung mit den Augenmuskelkernen her-
stellt. Der sensible Teil dieser Reflexbahn enthält also zwei Ganglien
zum Unterschied von dem entsprechenden Teil der Bahn des Patellarreflexes, der nur eins besitzt. Nimmt man jedoch an, dass zwischen
Spinalganglion und motorischer Vorderhornzelle noch ein intermediäres
Neuron im Rückenmark eingeschaltet ist, so ist die Übereinstimmung
vollkommen.

Was den Weg der Hemmungsinnervation des Augenzitterns angeht, so ist es am einfachsten, anzunehmen, dass er durch das zentrale motorische Neuron bezeichnet ist. Besonders nahe liegt diese
Annahme für die Hemmung, die infolge von Akkommodation und Konvergenz eintritt, während für die Hemmung nach Belichtung, wie erwähnt, auch ein anderer Weg denkbar ist. Natürlich ist auch in Erwägung zu ziehen, ob die Hemmungsinnervation nicht zunächst auf
den Vestibulariskern wirkt. Es ist dies jedoch weniger wahrscheinlich.

Die Augenmuskelkerne stehen also unter zwei Innervationen, der Reizung von seiten des Labyrinths und der
Hemmung von seiten des Grosshirns.

Über die feinere Natur der Reizinnervation und ihr Verhältnis zu den einzelnen Augenmuskeln.

Das Augenzittern der Bergleute ist in der Mehrzahl der Fälle
(71 %) Raddrehung oder geradlinig, in der Minderheit (21 %) kreis-
oder ellipsenförmig (siehe Tab. 15, S. 90). Längere Zeit nahm ich
an, dass bei der Mehrzahl das Zittern auf einer wechselstromartigen
Innervation antagonistischer Muskeln, bzw. Muskelgruppen beruhe, indem ich mir die Sache ungefähr folgendermassen vorstellte. Wenn

man in ein Galvanometer einen Wechselstrom mit dreimaligem Phasen-wechsel in der Sekunde einführt, so macht die Nadel in der Sekunde drei relativ grosse Schwingungen nach beiden Seiten[1]). Mit einer weiteren Steigerung der Phasenzahl nehmen die Ausschläge der Nadel an Zahl zu, an Grösse ab. Geht man mit der Reizfrequenz weiter in die Höhe, so gelangt man endlich dahin, dass die Nadel in der Mitte stehen bleibt. In ähnlicher Weise, glaubte ich, komme die Stabilität des Auges z. B. in wagerechter Richtung dadurch zustande, dass In-ternus und Externus wechselstromartig alternierend so schnell inner-viert würden, dass ein Ausschlag nach der einen oder andern Seite nicht möglich sei. Sinke aber die Zahl der Reize in der Sekunde unter ein gewisses Minimum, so trete ein Schwanken der Augen in seitlicher Richtung ein. Diese Anschauung ergab sich zwanglos aus meinen Registrierversuchen. Jedesmal wenn der Zitteranfall sich seinem Ende nähert, steigt ja die Zuckungszahl, und verkleinert sich die Amplitude[2]).

Ich glaubte also, dass das wagerechte Zittern als eine Störung der tetanischen Innervation von Internus **und** Externus, das senk-rechte als eine solche der Heber **und** Senker, die Raddrehung als eine solche der Obliqui anzusehen sei, während beim diagonalen und kreisförmigen Zittern alle Muskeln beteiligt sein mussten. Dieser Er-klärungsversuch hatte ein genau pendelförmiges, d. h. ein Zittern mit zwei gleich langen Phasen zur Voraussetzung.

---

[1]) Herr Dr. Kunz war so freundlich, diesen Versuch auf meinen Vorschlag im Bottroper Gymnasium auszuführen.

[2]) Die Registrierungen bestätigten in ganz überraschender Weise die in meiner ersten Abhandlung (169, S. 73) geäusserte Vermutung, dass das Wesen des Augenzitterns der Bergleute in einer für die Erzeugung von Tetanus zu ge-ringen Zahl von Innervationsreizen bestehe. Coppez (171), der diesen Ge-danken bald nachher aufnahm, allerdings ohne seine Herkunft anzugeben, wies dann auf die Ähnlichkeit der mittels des Buysschen Apparates aufgenommenen Kurve des Bergmannszitterns mit dem Myogramm des unvollständigen Tetanus hin. Wer meine Kurven mit der Abbildung 176 bei Landois-Rosemann (S. 576) vergleicht, wird dies bestätigen. Ich erblickte damals in dieser zu lang-samen Reizfolge ein Zeichen der Ermüdung, worin mir Coppez ebenfalls ge-folgt ist.

Erwähnt sei noch, dass nach Landois-Rosemann (S. 578) für die Er-zeugung von Tetanus bei Froschmuskeln in der Sekunde durchschnittlich 15 Schläge, bei Schildkrötenmuskeln 2—3, bei roten Kaninchenmuskeln 10, bei weissen über 30, bei menschlichen Muskeln 8—12, bei dem „trägen" Musculus abductor di-giti minimi des Menschen nur 6, bei Vögelmuskeln mehr als 70, bei Insekten-muskeln sogar mehr als 350—400 Schläge erforderlich sind.

Interessant wäre es, die Augenmuskeln der Affen und der Tiere mit Dunkel-nystagmus in dieser Hinsicht zu untersuchen.

Nach den genauen Ausmessungen der Zuckungen (S. 69) bekam die Sache ein etwas anderes Gesicht. Als sich herausstellte, dass das senkrechte Zittern der Bergleute aus einer schnellen und einer langsamen Phase besteht, erhob sich die Frage, ob es nicht auf einer mangelhaften Tetanisierung **eines** Muskels, bzw. einer **einseitig** wirkenden Muskelgruppe, z. B. der Heber **oder** Senker beruhen könne.

Zunächst einige Vorbemerkungen. Gehen wir von der Ruhelage des Auges aus, und berücksichtigen wir nur die Seitenwender. Die Bewegung nach innen geschieht durch aktive Verkürzung des Internus. Welche Rolle spielt dabei der Externus? Wird er aktiv verlängert oder passiv gedehnt? Jetzt gehe das Auge zur Mitte zurück. Beruht das auf einer aktiven Verlängerung des Internus oder auf einer elastischen oder nervösen Verkürzung des Externus? Mit andern Worten: Vermag die Verlängerung eines Muskels das Auge zu verschieben, und erstreckt sich die aktive Tätigkeit eines Muskels auch über sein eigentliches Gebiet, d. h. dasjenige, welches auf seiner Seite von der Ruhelage aus liegt, in das Gebiet seines Antagonisten hinein?

a) Klinisches.

Bei einer frischen Abduzenslähmung ist die Verschiebung des Auges von der Mitte zur Nase und zurück zunächst nicht gestört. Der Abduzens wird also bei der ersten Bewegung passiv gedehnt wie ein elastisches Band und folgt dem Antagonisten in sein Gebiet hinein. Geschieht nun die Rückbewegung zur Mitte durch aktive Verlängerung des Internus oder durch elastische, im gelähmten Externus liegende Kräfte, nachdem der Widerstand des Internus nachgelassen hat? Die Antwort ist nur auf Grund einer Ausschneidung der Abduzens zu geben. Jedenfalls verlagert der Internus durch seine Verlängerung das Auge nicht über die Mitte hinaus nach aussen.

b) Sherringtons Versuche.

Sherrington erwähnt die Tatsache, dass Reizung einer bestimmten linken Rindenstelle die Augen zur andern Seite treibt und fragt sich, entsteht diese Bewegung 1. durch Zusammenziehung des linken Internus und des rechten Externus, während die Antagonisten passiv gezogen werden; oder 2. durch Zusammenziehung der beiden Muskeln mit geringerer Zusammenziehung der andern; oder 3. durch Zusammenziehung der beiden Muskeln verbunden mit Nachlassen des Tonus der Antagonisten. Nach Bestimmung der linken Rindenstelle bei Katzen und Affen, die die Augen nach rechts treibt, wurden 3.

und 4. Gehirnnerv der linken Seite intrakraniell durchschnitten. Auf Reizung der Rinde tritt dann noch eine konjugierte Bewegung der Augen nach rechts ein, und zwar bewegt sich das rechte Auge genau so wie zuvor, während die Bewegung des linken in der Regel später, manchmal auch gleichzeitig oder sogar, besonders wenn sich Auswärtsschielen gebildet hatte, früher beginnt und nie so schnell und geräumig ist wie die des rechten. Der Tonus des Externus kann also durch Rindenreizung gemindert werden.

Ferner wiederholte Sherrington die Versuche von Mott und Schaefer, die durch gleichzeitige Reizung der rechten und linken Rinde Primärstellung der Augen und bisweilen leichte Konvergenz erzeugt hatten, nach Durchschneidung beider 3. und 4. Gehirnnerven. Auf Reizung der Frontalrinde beider Seiten ergab sich leichte Konvergenz, die also durch Tonusverminderung beider Externi allein hervorgerufen sein kann. (Anmerk. Diese Tonusverminderung von seiten der Rinde ist experimentell bei Augenmuskeln leichter zu erzeugen, als bei Hand- und Fussmuskeln.)

Nach Durchschneidung des linken 6. Gehirnnerven trat sofort leicht Konvergenz ein, die später etwas wuchs, aber verschwand, wenn der Blick freiwillig nach rechts gewandt wurde, dagegen sehr wuchs, wenn er nach links gerichtet wurde. Die Bewegung des linken Auges unter dem Einfluss des Willens vom inneren Winkel nach aussen erfolgte konjugiert mit dem rechten Auge, aber nie überschritt es die Primärstellung. Bei Reizung der rechten Stirnrinde (Augen in Primärstellung oder geringer Konvergenz) wich das rechte Auge scharf zur linken Seite, das linke bewegte sich nicht oder schob träge zur Primärstellung. Nach Reizung der linken Frontalrinde gingen beide Augen nach rechts, das linke etwas träge. Reizung der rechten Okzipitalrinde brachte das linke Auge in Primärstellung, wenn es noch nicht darin war.

Sherrington schliesst aus seinen Versuchen, dass die Tätigkeit des Internus durch Reizung gewisser Stellen der Stirnrinde und Hinterhauptsrinde der entgegengesetzten Seite (wie der Muskel) gehemmt wird. Diese Hemmung ist sehr ähnlich derjenigen, die auf die Tätigkeit des Externus bei Rindenreizung derselben Seite (wie der Muskel) ausgeübt wird. Ein Unterschied besteht. Unter Erschlaffung des Externus infolge von Rindenreizung wandert der Augapfel über die Mittellinie hinaus, während er bei gleicher Beeinflussung des Internus nur bis zur Mittellinie kommt und sie sehr selten, wenn überhaupt überschreitet.

c) Bartel's Versuche.

Bei einer Drehung nach rechts machen die Augen eine scheinbare Bewegung nach links, die auf einer Verkürzung beider Linkswender und einer gleichzeitigen aktiven Verlängerung beider Rechtswender beruht. Diese Innervation ist vom Labyrinth abhängig. Nach einer gewissen Winkeldrehung führen beide Augen eine schnelle Zuckung nach rechts aus, indem die Rechtswender sich zusammenziehen und die Linkswender aktiv erschlaffen. Diese Phase ist nicht vom Labyrinth, sondern von einem zerebralen Zentrum abhängig. Bartels hat diese Bewegungen mit guten Apparaten einwandsfrei registriert und man kann aus seinen und Sherringtons Versuchen schliessen, dass ein Muskel das Auge nach zwei Richtungen verschieben kann, nach seiner Seite durch Verkürzung, nach der entgegengesetzten durch Verlängerung. [Bartels drückt das folgendermassen aus: Ein einzelner Muskel kann Nystagmus nach beiden Seiten hervorbringen (153, S. 181)]. Aus Bartels Versuchen kann man weiter folgern, dass ein Muskel auch in dem eigentlichen Einflussgebiet seines Antagonisten sowohl durch Verkürzung als auch durch Verlängerung bereits tätig ist, dass seine nervöse Tätigkeit also nicht erst in der Mitte beginnt.

Diese Tatsachen in Verbindung mit meiner Entdeckung des Phasenunterschiedes beim Augenzittern der Bergleute zwingen uns, die Möglichkeit zu erwägen, ob das Zittern nicht auf der Funktionsstörung eines Muskels oder einer gleichwirkenden Muskelgruppe beruht, z. B. das senkrechte auf einer solchen der Heber **oder** der Senker, das wagerechte auf einer solchen des Internus **oder** Externus[1]. Es fragt sich nun zunächst: Welche Tätigkeit des Muskels ist in der kurzen, bzw. langen Phase des Augenzitterns ausgedrückt? Aus meinen Untersuchungen allein könnte ich darauf keine sichere Auskunft geben. Sie ergibt sich aber ganz ungezwungen, wenn ich die Ergebnisse von Bartels zu Hilfe nehme, die mit den meinigen in merkwürdiger Weise übereinstimmen, obgleich beide an ganz verschiedenem Material und auch mit verschiedenen Methoden gewonnen sind. Zu berücksichtigen ist hier von den Bartelschen Kurven nur die langsame Phase; denn bezüglich der schnellen Phase des sogenannten labyrinthären Zitterns findet man bei dem meistens pendelförmigen Augenzittern der Bergleute nichts Vergleichbares. Die

---

[1] Es ist anzunehmen, dass der Phasenunterschied auch beim wagerechten Zittern besteht, wenn es sich mittels meiner jetzigen Hilfsmittel auch noch nicht einwandsfrei feststellen lässt, wie beim senkrechten.

langsame Phase, vom Labyrinth ausgelöst, kann nach Bartels sowohl eine Verkürzung, als auch eine Erschlaffung bedeuten. Er konnte z. B. vom linken Ohr aus durch Einspritzung von kaltem Wasser den rechten Externus zu einer langsamen Erschlaffung, durch warmes Wasser zu einer langsamen Verkürzung veranlassen. Diese beiden Muskeltätigkeiten sind nur dadurch unterschieden, dass die Verkürzung mit zunehmender, die Erschlaffung mit abnehmender Geschwindigkeit geschieht. Da ich nun beobachtet habe, dass in der kurzen Phase des Bergmannsnystagmus die Geschwindigkeit allmählich grösser, in der langen Phase aber allmählich geringer wird, so schliesse ich: Die kurze Phase des Bergmannszitterns entspricht einer Verkürzung, die lange einer Erschlaffung eines Muskels, bzw. einer Muskelgruppe[1]). Ich sehe hierin einen weiteren Beweis für

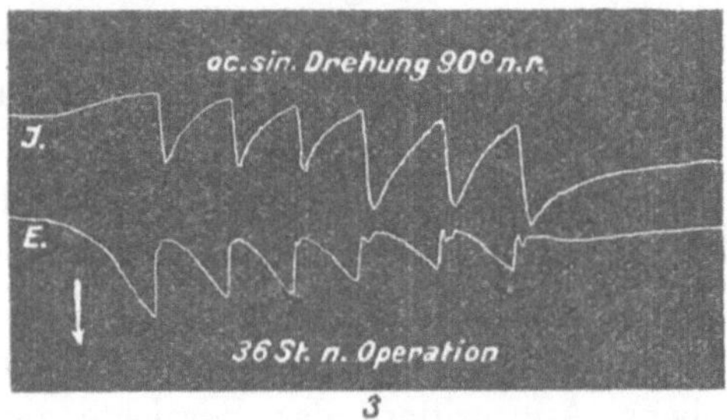

Fig. 114.

die Annahme des labyrinthären Ursprungs des Augenzitterns der Bergleute und gelange zu der Behauptung, dass beide Phasen[2]) des Bergmannszitterns vom Labyrinth abhängen, im Gegensatz zu dem bisher als „labyrinthär" bezeichneten Nystagmus, bei dem die schnelle Phase sicher nicht vom Labyrinth ausgeht. Um das noch besser zu veranschaulichen, verweise ich auf die Bartelschen Figuren 3 und 4 (154), die ich mit freundlicher Erlaubnis des Autors hier einfügen darf (Fig. 114 und 115). Der linke Externus (E) zieht sich bei Drehung nach rechts langsam zusammen (Fig. 114) und erschlafft langsam bei Drehung nach links (Fig. 115). Kombiniert man aus beiden Kurven die entsprechenden Stücke, unter Vernachlässigung der schnellen Phase, so erhält man die Fig. 116, die meinen Figuren, abgesehen von der Verschiedenheit der Amplitude, in ihren wesent-

---

[1]) Man vergleiche hierzu Landois-Rosemann (Fig. 178): isotonische und isometrische Muskelzuckungskurve. Bei ersterer sind beide Phasen gleich lang, bei letzterer vollzieht sich die Anspannung schneller als die Entspannung.

[2]) Bei den „pendelförmigen" Fällen.

lichen Merkmalen gut entspricht. Ähnliche Bilder lassen sich aus andern Kurven Bartel's [z. B. Fig. 12 und 13 (153)], die vom Externus des rechten Auges herrühren, zusammenstellen.

Das Ergebnis dieser Erörterungen ist also: Das Augenzittern der Bergleute ist eine vom Labyrinth abhängige Tonus-

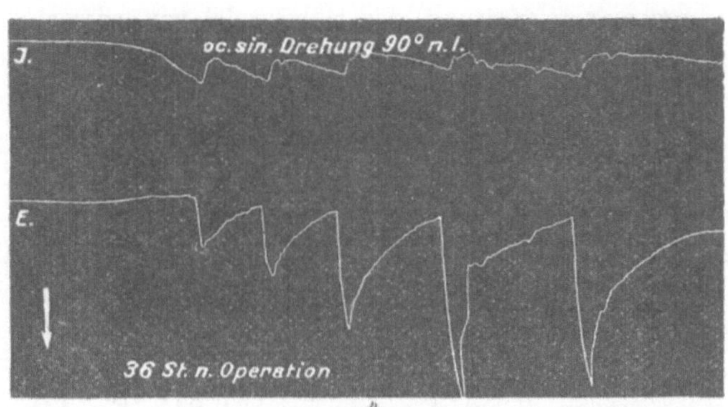

Fig. 115.

schwankung positiver (Verkürzung) und negativer (Erschlaffung) Art eines Muskels, bzw. einer gleichwirkenden Muskelgruppe.

Wodurch die grosse Verschiedenheit in der Schnelligkeit der Tonusschwankung von Fall zu Fall bedingt ist, ist noch nicht aufgeklärt. Bis jetzt liess sich nur ein gewisser Einfluss der Körpergrösse ermitteln. In Zukunft wäre auch noch darauf zu achten, ob das Alter die Zuckungsdauer beeinflusst. Vielleicht steigt sie mit dem Lebensalter. Ich habe

Fig. 116.

dafür einige Anhaltspunkte. Hier möchte ich nur noch die Frage stellen, ob die Fälle mit geringer Zuckungsdauer (hoher Zuckungszahl) prognostisch günstiger sind, als die mit grosser Zuckungsdauer (niedriger Zuckungszahl).

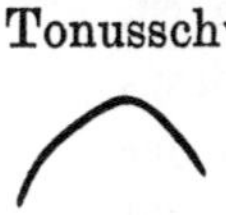

Ist es nun möglich, im Einzelfalle die krankhaft innervierten Muskeln festzustellen?

Als Grundlage der weiteren Erörterung können nur drei Fälle mit senkrechtem Zittern dienen, denen die Fig. 42—44 und die Tabellen 11—13 entstammen. In den Fig. 43 und 44 entspricht die kurze Phase der Hebung, die langsame der Senkung; in Fig. 42 ist es umgekehrt. Man kann also annehmen, dass das senkrechte Zittern der beiden ersten Fälle auf einer Störung der Heber, das des letzten auf einer Störung der Senker beruht.

Von Wichtigkeit ist in diesem Zusammenhange auch die Ausdehnung des Zitterfeldes. Bei Fall 732 (Fig. 43) fällt das Zitterfeld ungefähr mit der oberen Hälfte des Blickfeldes zusammen (Fig. 78). Ein Störung der Heber wird sich gewiss zunächst beim Blick nach oben zeigen. Bei Fall 841 (Fig. 44) bricht das Zittern bei starker Hebung aus und bleibt dann auch sehr heftig bis zu tiefster Senkung. Das spricht nicht gegen eine Störung der Heber, da wir wissen, dass letztere auch im Bereich der unteren Hälfte des Blickfeldes noch aktiv tätig sind. Bei Fall 773 (Fig. 42) (Störung der Senker) ist das Zittern in der unteren Hälfte des Blickfeldes lebhafter als in der oberen.

Danach wird man z. B. bei Fall 99 das wagerechte Zittern des linken Auges, dessen Zitterfeld sich ungefähr mit der linken Hälfte des Blickfeldes deckt (siehe Fig. 83), auf den linken Abduzens beziehen müssen.

In diesem Zusammenhange muss auch noch das binokulare Verhalten betrachtet werden. Klar ist es nur bei Fall 841 (Fig. 44). Die Heber beider Augen erschlaffen und verkürzen sich genau gleichzeitig. Bei Fall 773 (Fig. 42) hatte ich früher schon festgestellt, dass sein rechtes Auge sich hebt, während das linke Auge sich senkt (siehe S. 98, Fig. 53). Erschlaffen nun am linken Auge die Senker, während sie sich am rechten verkürzen? Oder sind am linken Auge gar die Heber erkrankt, während am rechten, wie oben angenommen ist, die Senker von der Störung ergriffen sind? An der Kurve dieses Mannes war eine Beantwortung dieser Fragen wegen Kleinheit der Amplitude des linken Auges, die eine Ausmessung in der S. 69 beschriebenen Weise nicht zuliess, unmöglich.

Noch verwickelter sind die binokularen Beziehungen bei verschiedener Schwingungsrichtung. Weiterhin: Womit beginnt die krankhafte Innervation, mit einer Verkürzung oder einer Erschlaffung? Wie verhält sich der Antagonist der oben als krank angenommenen Muskeln? Rein passiv, wie ein elastisches Band? Auf diese Fragen kann uns nur die Registrierung der isolierten Muskeln im Tierexperiment Aufschluss geben.

Bezüglich der unter der Überschrift „Verwandtes" beschriebenen Zittererscheinungen kann ich mich kurz fassen. Der Dunkelnystagmus der Hunde und das Pendelzittern der fünf Kinder sind dem Nystagmus der Bergleute wesensgleich; die oben entwickelte Theorie lässt sich ohne weiteres auf sie übertragen. Was das Zittern der Greise angeht, so nehme ich an, dass die motorische Entladung des Zitterns der Gliedmassen von den Vorderhörnern des Rückenmarks ausgeht. Sie ist aber keine selbständige, sondern ein reflektorisch vom Labyrinth ausgelöste, ein Schluss, der sich besonders auf die Regelmässigkeit, Schnelligkeit und den Ablauf der Zuckungen, wie er besonders bei der genauen Ausmessung hervortritt, stützt. Wendet man die für das Augenzittern S. 241 entwickelten Gedanken z. B. auf den Fall von Greisenzittern an, dem die Fig. 104 u. 109 angehören, so muss man zu dem Ergebnis kommen, dass ihm eine labyrinthäre Tonusschwankung des Musculus triceps zugrunde liegt. Die kurze Phase entspricht nämlich der Streckung im Ellenbogengelenk.

Gemeinsam ist beiden Leiden auch, dass sie die willkürlichen Bewegungen, hier der Augen, dort der Gliedmassen, nach allen Richtungen gestatten. Das Zittern der Alkoholiker scheint mit dem Zittern der Greise im wesentlichen übereinzustimmen, wenn es auch mehr intermittierenden Charakter hat. Warum bei Greisen und Alkoholikern nie die Augen von Zittern befallen werden, ist noch dunkel.

Die Rolle des Lichtes.

Die Bedeutung, welche der Grubenbeleuchtung unter den Ursachen des Augenzitterns der Bergleute zukommt, ist durch die Experimentaluntersuchungen in Verbindung mit den Feststellungen über den Dunkelnystagmus der Hunde und den Pendelnystagmus der Kinder wesentlich geklärt worden. Die mangelhafte Beleuchtung ist die Grundlage — sine qua non —, auf der das Augenzittern der Bergleute sich entwickelt. Für die jungen Hunde ist die Vorenthaltung des Lichtes allein zur Erzeugung des Nystagmus hinreichend. Bei den Kindern mit Pendelzittern fällt indes schon auf, dass die Unruhe der Augen auch entstehen kann bei relativ recht starker Belichtung. Die Beleuchtung der Wohnungen in hiesiger Gegend ist, wie bereits bemerkt, nicht entfernt so schlecht, wie in den grossstädtischen Verhältnissen, die Raudnitz untersucht hat. Es muss also noch etwas hinzukommen. Noch deutlicher tritt die Notwendigkeit, danach zu suchen, hervor, wenn man die Arbeiter in Fabriken für photographische Platten mit Bergleuten vergleicht. Erstere verbringen ihren Arbeitstag bei sehr schwacher Beleuchtung, zum Teil sogar in völliger Dunkelheit, ohne von Augenzittern befallen zu werden [vgl. Coppez und Peeters (110)]. Bei Bergleuten kommt als zweite Berufsschädlichkeit die S. 233 bereits erwähnte Labyrinthreizung hinzu. Sie ist es, die im Gegensatz zu der negativen Rolle der Beleuchtung die wesentlichen Eigenschaften des Augenzitterns gestaltet. Sie beruht zum Teil auf den schon genannten äusseren Schädlichkeiten, zum Teil aber auch, wie das erbliche Moment und der Befund bei den fünf Kindern nahelegt, auf einer inneren Anlage, zu deren Wesen wir nicht vordringen können.

Der Mechanismus der Entstehung des Augenzitterns der Bergleute, bzw. der verwandten Nystagmen ist folgendermassen zu umschreiben.

Dunkelheit oder schwache Beleuchtung lässt den reflexhemmenden Einfluss des Grosshirns zurücktreten und den reflexerregenden des Labyrinths hervortreten, wobei ihr noch die besondere Wirkung eigen ist, dass sie die labyrinthäre Tetanisierung der Muskeln beeinträchtigt. Wir wissen, dass der regulierende Einfluss des Labyrinths auf die Augenmuskeln um so mehr verdeckt wird, je höher die Stellung in der Tierreihe ist. Beim Menschen steht die Grosshirninnervation der Augen so sehr im Vordergrunde, dass es starker äusserer Reize bedarf, um das Dasein des Labyrinthfaktors sichtbar zu machen. Die reflexhemmende Wirkung des Grosshirns gegenüber letzterem ist um so kräftiger, je mehr der Sehapparat sich betätigen kann. Fallen die peripheren Sehreize weg (Dunkelheit), oder sind sie schwach (Dämmerung), so gewinnt die labyrinthäre Erregung leichter die Oberhand. Das Gegenstück der Beleuchtung ist der Lichtsinn. Je niedriger er ist, um so kleiner ist die Summe von Reizen, die dem Grosshirn zugeführt wird. Man darf sich den Wettstreit der Grosshirn- und Labyrinthinnervation in ihrem Verhältnis zur Beleuchtung nicht allzu mechanisch im Sinne von Ein- und Ausschaltung vorstellen. Die Beobachtung, dass Amplitude und Dauer der Zuckungen sich mit der Stärke der Beleuchtung ändern, zeigt, dass der Vorgang komplizierter ist.

Andere Bedingungen, die den Grosshirneinfluss auf die Augenmuskeln steigern, wie kräftige Willensanstrengung bei Konvergenz-Akkommodation oder bei peripherer Blickrichtung, vermindern oder unterdrücken ebenfalls das Zittern, solche, die ihn schwächen, wie Ausschluss der Fixation durch ein starkes Konvexglas, setzen es in Szene. Körperliche Erschütterungen verschlimmern das Zittern, weil sie die labyrinthäre Erregung verstärken.

Man muss sich den Werdegang des Augenzitterns etwa so vorstellen. Das erste ist eine noch nicht näher zu umschreibende Übererregbarkeit des Labyrinths, die äusserlich noch nicht erkennbar ist. Bei allmählicher Verschlimmerung erscheint das Augenzittern flüchtig

auf der Bildfläche, wenn man das Labyrinth durch heftige Körperbewegungen reizt. Im dritten Stadium kommt das Zittern spontan
schon zum Vorschein, wenn man das Grosshirn ausschaltet, nämlich
in der Dunkelheit. Endlich überwiegt der labyrinthäre Faktor den
Grosshirneinfluss auch im Tageslicht. Bei Genesung geht es umgekehrt.

Ein Einwand ist hier noch zu machen. Man sollte meinen, dass
die Voraussetzung des pendelförmigen Zitterns besonders auch bei
jugendlichen Blinden gegeben sei. In Wirklichkeit ist aber ihr
Nystagmus ganz anderer Art. Da nun das Zittern bei Bergleuten,
wie man durch Registrierung leicht nachweisen kann, auch bei völliger
Dunkelheit besteht; da es sich weiter bei jungen Tieren in völlig
lichtdichten Räumen entwickelt, so scheint dazu die Sehtüchtigkeit
der Augen, so merkwürdig das klingt, erforderlich zu sein.

Es ist wahrscheinlich, dass Entziehung des Lichtes bei Säuglingen in vielen Fällen in 8—14 Tagen Pendelzittern hervorrufen
wird, ein angesichts der guten Prognose harmloses Experiment.

Im intrauterinen Leben ist das Labyrinth, wie Bartels bemerkt
hat, der einzige Regulator der Augenbewegungen. Nach der Geburt
kommen sie mehr und mehr unter die Herrschaft des Grosshirns,
während der Labyrintheinfluss in den Hintergrund tritt. So erklärt
es sich, warum das „Pendelzittern" um so leichter entsteht, je jünger
der Organismus zur Zeit des Dunkelaufenthaltes ist. Bei erwachsenen
Hunden soll nach Raudnitz ja der Erfolg ausbleiben. Die Heilung
des Pendelzitterns bei Kindern beruht also zum Teil auf der Erstar-
kung des Grosshirneinflusses, zum Teil darauf, dass sie, sobald sie
laufen können, instinktiv das Licht aufsuchen.

Die übrigen Schädlichkeiten des Bergmannsberufs hier zu erörtern, ist nicht meine Absicht. Nur darauf möchte ich noch hinweisen, dass mit der Feststellung, dass junge Hunde in absoluter
Dunkelheit, wo ihnen jede Möglichkeit der Fixation fehlt[1]), Nystagmus[2]) bekommen, der viel umstrittene Begriff der „Überanstrengung"
der Augenmuskeln ein sehr hypothetischer wird. Wir müssen also
auch bei Bergleuten auf diesen Begriff vielleicht verzichten, zumal
alles dafür spricht, dass das Augenzittern ein Reizsymptom ist, und
können nur sagen: Das Zittern entsteht bei den Blickrichtungen, die
bei der Arbeit hauptsächlich gebraucht werden, und dehnt sich später

---

[1]) Bei den Kindern mit Pendelzittern, die Raudnitz beschrieben hat,
könnte man ja noch annehmen, dass sie eine gewisse konstante Blickrichtung,
nämlich auf das Fenster hin, bevorzugen.

[2]) Derselbe scheint allerdings eintöniger zu sein, wie der der Bergleute.

auch auf andere aus. Diese Blickrichtungen sind aber je nach der Körpergrösse, der Höhe der Flötze, Rechts- oder Linkshändigkeit ganz verschieden. Man vergleiche hierzu auch die wechselnde Lage des Zitterfeldes. Angesichts des Dunkelnystagmus der sonst gesunden Hunde wird auch die Beschuldigung anderer Berufsschädlichkeiten, wie Vergiftungen, Krankheiten, Unfälle, sehr unsicher. Wünschenswert ist aber, die Wirkung der Hitze, die von Bergleuten oft angeklagt wird, und besonders die Beziehungen des Alkoholismus zum Augenzittern, auch experimentell bei jungen Hunden noch genauer zu untersuchen.

Definition.

Das Augenzittern der Bergleute ist eine durch Lichtmangel und andere am Labyrinth angreifende Berufsschädlichkeiten entstehende Störung des Labyrinthtonus einzelner Muskeln, bzw. Muskelgruppen, deren Wesen in zu kräftigen und zu seltenen Innervationsreizen besteht.

IV. Praktisches.

1. Erkennung.

Ist das Augenzittern der Bergleute auf die Arbeiter in Kohlengruben beschränkt, so dass es richtiger Augenzittern der Kohlenarbeiter genannt würde, oder kommt es auch in andern unterirdischen Betrieben, z. B. in Erzbergwerken, vor? Während Romiée dies bestreitet, hat Stassen (Lüttich), wie er mir persönlich mitteilte, einige leichte Fälle auch in Erzgruben festgestellt. Ich halte das für durchaus möglich, und zwar bei Leuten, deren Veranlagung besonders stark ist, d. h., deren Lichtsinn sehr schlecht, und deren labyrinthäre Empfindlichkeit sehr gross ist. Die Hauptursache, warum das Augenzittern sich in Erzgruben im allgemeinen nicht entwickelt, wird in der besseren Beleuchtung zu suchen sein, die auch darin begründet ist, dass ihnen die tiefe, das Licht aufsaugende Schwärze der Wände fehlt.

Kommt ein berufliches Augenzittern bei Nichtbergleuten vor? Snell (66, S. 133) beobachtete einen mit Scheinbewegungen verbundenen senkrechten Nystagmus bei einem 21 jährigen Schriftsetzer und führte ihn auf die anstrengende Blickhebung zurück. Giglioli bemerkte 1910 auf dem Brüsseler Kongress (145, S. 114), dass er zwei Fälle von Nystagmus absolut vom Typus des Bergmannsnystagmus bei einem Maler und Kupferschmied, die in anormaler Stellung und bei ungenügendem Licht arbeiteten, veröffentlicht habe. Nur der Fall Snells war mir in der Originalbeschreibung zugänglich. Es ist schwer, dazu Stellung zu nehmen. Allein das jugendliche Alter des Betreffenden und vor allem die Angabe, dass er in einem gut erleuchteten Raum arbeitete, muss uns stutzig machen. Solange keine typischen Kurvenbilder beigebracht werden, halte ich mich für berechtigt, die Übereinstimmung dieser Fälle mit dem Bergmannsaugenzittern anzuzweifeln.

Lange habe ich das Augenzittern der Bergleute für ein Krankheitsbild sui generis gehalten. Das ist es nicht, wenn man die Sache nach allgemeinen Gesichtspunkten betrachtet. Die Registrierversuche lehren, dass es zu den wellenförmigen Zitterformen zu rechnen ist, denen auch seltene Fälle von angeborenem Augenzittern, das vorübergehende Pendelzittern bei Kindern, der Dunkelnystagmus der Tiere, das Alterszittern, das Zittern der Alkoholiker (zum Teil oder ganz?) und der Patellar- und Fussklonus bei Leitungsunterbrechung der Pyramidenstränge im Rückenmark angehören. Die Differentialdiagnose wird selten auf Schwierigkeiten stossen. Die meisten Arten von angeborenem Zittern unterscheiden sich auf den ersten Blick vom Augenzittern der Bergleute. Sie sind gewöhnlich ruckförmig oder unregelmässig und weniger schnell. Das Hauptmerkmal des Augenzitterns der Bergleute sind die wellenförmigen, sich regelmässig aneinander reihenden Zuckungen. Zahl, Amplitude, Schwingungsrichtung sind von Fall zu Fall sehr verschieden. Ziemlich allgemein ist auch die Verschlimmerung mit zunehmender Blickhebung, wenn auch hier Ausnahmen vorkommen, und das Verschwinden nach der äussersten Peripherie des Blickfeldes, gerade umgekehrt wie bei vielen angeborenen Zitterarten. Auch der Einfluss von Beleuchtung und Körperbewegung ist zu berücksichtigen. Die Unterscheidung von dem sogenannten labyrinthären Nystagmus ist wegen seines ruckförmigen Charakters leicht.

Bis jetzt habe ich nur einige Fälle von Augenzittern gesehen, die wegen ihrer pendelförmigen Schwingungsweise dem Augenzittern der Bergleute zum Verwechseln ähnlich sehen. Bei allen handelte es sich um kleine Kinder. Ihr Zittern war intermittierend, was ja bei Bergleuten auch vorkommt. Leider liess sich der Einfluss der Blickrichtung nicht prüfen. Bei mehreren schienen Ausschaltung des Lichtes und Kopfbewegungen eine Verschlimmerung nach sich zu ziehen.

Trifft man also bei einem Bergmann Augenzittern an, so wird man die Frage, ob es sich um das berufliche Zittern handelt, in der Regel mit grösster Sicherheit entscheiden können. Bei ganz geringer Ausbildung gibt die Betrachtung mit dem Augenspiegel den Ausschlag. Letztere erlaubt uns auch, die leichten Rucke oder die Unruhe der Augen, die bei angestrengter Blickhebung bisweilen beobachtet werden und nicht selten bis jetzt für Augenzittern der Bergleute gehalten sind, sicher von letzterem zu unterscheiden.

Eine Simulation des Augenzitterns der Bergleute ist ausgeschlossen. Zugänglich ist ihr natürlich der Lidkrampf. Vielleicht deckt aber die Registrierung noch feine Unterschiede zwischen dem willkürlichen und dem bei Augenzittern der Bergleute vorkommenden

Lidzucken auf. In einem Fall mit heftigem Lidkrampf kann es schwierig oder unmöglich sein, zu entscheiden, ob auch Augenzittern dahinter steckt, da die Lidbewegungen als solche den Augapfel mit verschieben. Auch hier bekommt man Aufklärung am ehesten durch die Augenspiegelung. Wenn nicht, so wird man sich etwas gedulden müssen. Nicht selten tritt nämlich später der Lidkrampf zurück, besonders wenn die Leute feiern, und das Augenzittern wird offenbar. Die Fig. 61 und 62 sind in dieser Beziehung lehrreich. In Fig. 61 herrschen die Lidzuckungen vor, und nur hier und da schieben sich 1 bis 5 Augenzuckungen ein. In Fig. 62 folgen sich die Lidschläge so schnell, dass die Kurve kein Augenzittern aufweist. Die Augenspiegelung ist dadurch sehr erschwert; es gelingt aber doch, Augenzittern der Bergleute zu erkennen. Rechts scheint es senkrecht, links vielleicht auch. Acht Tage später ist die Spiegeluntersuchung bei geradem Blick fast gar nicht behindert durch Lidkrampf. Das Augenzittern fehlt hier. Bei wenig erhobenem Blick besteht etwas mehr Lidkrampf, und ist Augenzittern mit Sicherheit nachweisbar (rechts senkrecht, links schräg), verbunden mit Lagewechsel der Augen (vgl. auch Tab. 17).

Derartige Fälle hatten wohl die englischen Ärzte im Auge, als sie sich in Oxford 1912 fragten: Is nystagmus an essential symptom? (Butler, 161) oder can you have nystagmus without oscillation of the eyeballs? (Riseley (167).

Meines Erachtens ist diese Berufskrankheit der Bergleute durch drei koordinierte Symptome charakterisiert, nämlich Augenzittern, Lidkrampf und körperliches Zittern. Die Hemeralopie gehört nicht zum Wesen der Krankheit, so wichtig ihre Stellung unter den persönlichen Ursachen des Augenzitterns auch ist, denn sie ist nicht Folge der Berufsarbeit, sondern angeboren. Von obigen Symptomen ist Augenzittern das häufigste, körperliches Zittern das seltenste und fast nur bei älteren Fällen vorhanden. Es gibt gewiss Fälle mit Lidkrampf und Körperzittern, die zeitweise das Augenzittern vermissen lassen; ob aber dauernd und bei gründlicher Untersuchung, möchte ich noch bezweifeln.

Die Bezeichnung „Augenzittern der Bergleute" ist zu eng, „Neurose der Bergleute" (Rutten, Butler) zu allgemein. Der Name „Labyrinthreizung der Bergleute" dürfte dem Symptomenbild und seiner Lokalisierung am ehesten gerecht werden.

Schwierig ist die Frage zu beantworten, ob ein Bergmann frei von Augenzittern ist. Es kommt z. B. vor, dass lebhaften Klagen kein objektiver Befund gegenüber steht. Aus den früheren Ausführungen geht hervor, dass die Krankheit latent sein kann. Man wird dann alle dort angegebenen Hilfsmittel der Diagnose, besonders Untersuchung nach längerem Dunkelaufenthalt, nach lebhaftem, 20—30 × wiederholtem Bücken und in wechselnder Körperlage heranziehen. Bei manchen wird das scheinbar latente Zittern sich danach als ausserordentlich schwer entpuppen; bei andern ist der Anfall ganz flüchtig, kaum 1—2 Sekunden lang. Eine Gefahr, das nach heftigem Bücken auftretende berufliche Zittern mit vestibulärem Ruckzittern zu verwechseln, liegt meines Erachtens nicht vor, besonders wenn man sich des Augenspiegels bedient.

Sehr zu beachten ist auch, ob der Untersuchte unter dem Einfluss des Alkohols steht. Man wird ihn möglichst nüchtern, eventuell auch öfter untersuchen. Zu dem Gutachten „frei von Augenzittern" ist man bei einem Bergmann, der mehr als drei Jahre in der Grube gearbeitet hat, eigentlich nie berechtigt. Ich habe z. B. manchmal erst nach wochenlanger fortlaufender negativer Beobachtung einen regelrechten Anfall festgestellt. Auf Grund mehrerer ergebnisloser Untersuchungen ist man aber wohl zu der Behauptung befugt: „Schlimmes Augenzittern liegt nicht vor", wenn man Alkoholgenuss ausschliessen kann.

2. Verlauf.

Wie gestaltet sich der Verlauf des Augenzitterns, wenn die Grubenarbeit nach Ausbruch des Leidens fortgesetzt, und wenn sie niedergelegt wird?

a) Das Augenzittern beginnt selten vor dem 20. (2,4 %) und in der Regel vor dem 35. (55,7 %) Lebensjahre (169, S. 5). Die meisten Erkrankungen (71 %) fallen in die ersten 20 Jahre der Grubenarbeit (169, S. 56). Über das allererste Stadium wissen wir nichts Zuverlässiges. Die Kranken selbst sind kaum in der Lage, sich darüber genaue Rechenschaft zu geben, und kommen in dieser frühen Zeit nicht zur Untersuchung. Die meisten fahren noch längere Zeit in der alten Arbeit fort. Unter diesen Umständen ist das Verhalten des Zitterns verschieden. Zunächst ist es meistens gering, intermittierend, nur nach Bücken und im Dunkeln sich zeigend. Später wird es dauernd und erscheint auch im hellen Tageslicht. Zu Anfang tritt es gewöhnlich nur bei erhobenem Blick auf, später auch bei geradem und gesenktem. Schliesslich verschont es keine Blickrichtung mehr. Die Amplitude, anfänglich winzig, wird allmählich grösser. Ob auch die

Zuckungszahl sich im Laufe der Zeit mit der übrigen Verschlimmerung ändert, bedarf noch der Erforschung.

Ob aber der Werdegang des Zitterns immer ein allmählicher ist, oder ob auch plötzliche heftige Verschlimmerungen vorkommen, ist unentschieden. Ich glaube aber, dass letzteres für manche Fälle zutrifft. Woran das liegt, ist schwer zu ermitteln. Einmal wechseln die Arbeitsbedingungen, besonders die Höhe der Flötze, die Temperatur usw. oft ganz beträchtlich. Bezüglich des persönlichen Faktors kann man annehmen, dass der Lichtsinn allmählich sinkt; der Faktor O (Labyrinthreizung) scheint jedoch plötzlichen Schwankungen unterworfen zu sein, sei es unter dem Einfluss der Arbeitsbedingungen, sei es infolge alkoholischer Exzesse, sei es infolge noch unbekannter Einflüsse. Sicher ist, dass die Verschlimmerung des Zitterns der Zeitdauer der Grubenarbeit durchaus nicht parallel zu gehen braucht. Es kommen auch bei Fortsetzung der Grubenarbeit nicht nur Stillstände, sondern sogar ganz bedeutende Besserungen vor. Ich habe in den acht Jahren meiner Tätigkeit Leute getroffen, die früher heftiges Zittern darboten, einige Jahre später, gelegentlich einer Brillenuntersuchung, nur geringes oder gar kein Zittern zeigten, obwohl sie in der Grube geblieben waren. Es ist also etwas Sprunghaftes im Verlauf des Zitterns. Zur Erklärung wird man zunächst daran denken, dass diese Kranken sich günstigere Arbeitsbedingungen verschafft haben.

Ich verfolgte einen Steiger (Fall 36, S. 31 und 168) vom 8. I. 1912 bis 12. VIII. 1914. Das Zittern blieb während dieser Zeit, wie es zu Anfang war, ganz gering, nur bei starker Hebung einsetzend, trotz Fortdauer der Grubenarbeit[1]).

b) Ein Teil der Kranken verlässt nach mehr oder minder langer Dauer des Zitterns die Grube, sei es um $1/_2$ Jahr zu feiern und dann invalidisiert zur Tagesarbeit überzugehen, sei es um nach eingetretener Besserung oder Genesung innerhalb der ersten sechs Monate in die Grube zurückzukehren. Welche Veränderungen gehen im Zittern vor sich nach Ausschaltung der schädlichen Arbeitsbedingungen? Nach

---

[1]) Es ist überhaupt selten, dass Steiger trotz niedrigen Lichtsinns an schwerem, kontinuierlichem Augenzittern unterhalb der Horizontalen erkranken (vgl. S. 32). Auch hieraus kann man schliessen, dass die die Wesenseigenschaften des Augenzitterns gestaltende Ursache nicht in der schwachen Grubenbeleuchtung zu suchen ist, mag letztere für seine Entwicklung auch ganz unerlässlich sein. Denn die Beleuchtung ist für Hauer und Steiger gleich; aber die übrigen und gerade das Labyrinth reizenden Arbeitsbedingungen wirken auf die Steiger viel weniger als auf die Hauer.

Nuel (145) heilen die frischen Fälle übertage in einigen Wochen; die schlimmen in Monaten oder einem Jahre; die extremen, besonders bei alten Hauern, sind unheilbar. Ähnlich äussert sich Llewellyn (174, S. 20 und 108). Über das erste halbe Jahr fortlaufender Beobachtung können wir zuverlässigen Stoff sammeln, und es empfiehlt sich, auch hier mit Mass und Zahl zu arbeiten.

Fall 802. 32 Jahre alt, 162,7 cm. Lichtsinn 20000 R. E. Seit 1899 in der Grube. 1907 zuerst wegen Augenzitterns 4 Monate, 1911 3 Monate gefeiert. Danach besser. Jetzt warme Arbeit, bei der das Zittern wieder auftrat. Seit 3 Monaten ist es schlimm.

28. XI. 1914. Lebhaftes Zittern im Tageslicht; R. schräg mit Rotation gegen Uhrzeiger, L. wagerecht mit Rotation gegen Uhrzeiger; auch bei gesenktem Blick.

14. XII. Das Zittern soll jetzt schlimmer sein, als früher bei der Arbeit. Patient bekommt jetzt regelmässig $2 \times$ täglich 0,25 g Adalin.

29. III. 1915. Bei Tageslicht + Glühlampe[1]) Z. $\uparrow + 25^0 + 25^0 \downarrow$ Ruhe erst unterhalb $- 40^0$ bei allerstärkster Senkung.

  6. IV. Z. $\uparrow + 28^0 + 28^0 + 28^0 \downarrow - 35^0 - 32^0 - 35^0$.
12. IV. Z. $\uparrow + 27^0 + 30^0 + 30^0 \downarrow - 28^0 - 28^0 - 28^0$.
  3. V. Z. $\uparrow + 25^0 + 26^0 + 26^0 \downarrow - 38^0 - 39^0 - 39^0$.
10. V. Z. $\uparrow + 27^0 + 28^0 + 28^0 \downarrow - 39^0 - 39^0 - 39^0$.
  1. VI. Z. $\uparrow + 29^0 + 29^0 + 29^0 \downarrow - 38^0 - 38^0 - 38^0$.
Invalide entlassen.

Bei diesem Fall wird im ersten halben Jahr trotz Verabreichung von Adalin keine deutliche Besserung erreicht. Die sich über 2 Monate erstreckenden Messungen ergaben am Schluss fast genau die gleiche Verteilung des Zitterns über das Blickfeld wie am Anfang. Es ist somit ein Beispiel für die Konstanz des einmal ausgebildeten Zitterns.

Fall 836. 32 Jahre alt, 164,7 cm. Seit 1901 in der Grube; seit $^1/_2$ Jahr Zittern.

11. III. 1915. R. Raddrehung, L. wagerecht.
25. III. Z. $\uparrow - 10^0 - 20^0 - 10^0 \downarrow - 40^0 - 40^0 - 40^0$.
  1. IV. Z. $\uparrow - 14^0 - 13^0 - 14^0 \downarrow - 34^0 - 35^0 - 34^0$.

Bekommt jetzt täglich $2 \times {}^1/_2$ Teelöffel Tinct. Strychn. 10,0, Tinct. Chin. comp. ad 100,0.

  8. IV. Z. $\uparrow - 12^0 - 13^0 - 12^0 \downarrow - 23^0 - 22^0 - 21^0$.
15. IV. Z. $\uparrow - 9^0 - 11^0 - 11^0 \downarrow - 19^0 - 21^0 - 21^0$.
22. IV. Z. $\uparrow - 0^0 - 3^0 - 3^0 \downarrow - 18^0 - 18^0 - 18^0$.
29. IV. Z. $\uparrow - 5^0 - 5^0 - 5^0 \downarrow - 27^0 - 27^0 - 27^0$.
14. V. Z. $\uparrow - 6^0 - 7^0 - 7^0 \downarrow - 23^0 - 23^0 - 23^0$.

---

[1]) Messung, wenn nichts anders bemerkt, bei Tageslicht + Glühlampe an einer $1^1/_2$ m entfernten Skala.

20. V. Z. ↑ — 5⁰ — 4⁰ — 6⁰ ↓ — 29⁰ — 28⁰ — 28⁰.
27. V. Z. ↑ — 8⁰ — 10⁰ — 8⁰ ↓ — 25⁰ — 28⁰ — 29⁰.
 4. VI. Z. ↑ — 4⁰ — 5⁰ — 8⁰ ↓ — 24⁰ — 24⁰ — 20⁰.
10. VI. Z. ↑ — 2⁰ — 2⁰ — 2⁰ ↓ — 23⁰ — 23⁰ — 26⁰.
17. VI. Z. ↑ — 4⁰ — 5⁰ — 0⁰ ↓ — 23⁰ — 24⁰ — 22⁰.
15. VII. Wünscht die Arbeit wieder aufzunehmen.
Z. ↑ + 8⁰ + 4⁰ + 4⁰ ↓ — 12⁰ — 13⁰ — 11⁰.

Auch dieser Fall (Strychninbehandlung) ist ein Beleg für grosse Regelmässigkeit während der ersten 3 Monate. Der Befund am letzten Tage, der viel besser ist, als die vorgehenden, erweckt den Verdacht auf Alkoholgenuss.

Fall 585. 45 Jahre alt, 180 cm. 1912 wegen Augenzitterns gefeiert. Damals beiderseits Zittern kreisförmig mit Uhrzeiger, sehr schnell, bei stärkster Senkung, verbunden mit Lidkrampf. Alkoholiker.

27. XI. 1914. Feiert jetzt wieder. Zittern bei erhobenem Blick. Nimmt regelmässig 0,25 Adalin 2 × täglich.

9. XII. Morgens 2 Schnäpse. Kein Zittern.

16. XII. Heftiges Zittern im Tageslicht.

13. I. 1915. Zittern bei Senkung. 17. II. und 10. III. dasselbe.

1. IV. Messung an der Skala. Bei Weitsehen zittern die Augen sehr heftig noch bei stärkster Senkung (unterhalb — 40⁰); bei Nahesehen tritt dort Ruhe ein (Einfluss der Akkommodation; siehe S. 123).

7. IV. Nie Ruhe. 10. IV. Z. ↑ — 35⁰.

13. IV. Heller Sonnenschein. Z. ↑ — 37⁰ — 37⁰ — 37⁰ ↓ — 40⁰ — 40⁰ — 40⁰.

21. IV. Z. ↑ — 36⁰ — 37⁰ ↓ — 39⁰.

 6. V. Z. ↑ — 29⁰ — 25⁰ — 23⁰ ↓ — 29⁰ — 28⁰ — 27⁰.
12. V. Z. ↑ — 30⁰ — 32⁰ — 30⁰ ↓ — 34⁰ — 34⁰ — 33⁰.

21. V. Patient wünscht, wieder in die Grube zu gehen, weil er keinen Anspruch auf Invalidenrente hat.

Er wird durch sein starkes, nie aussetzendes Zittern und den begleitenden heftigen Lidkrampf (siehe Fig. 47) ausserordentlich belästigt und gehört zu den allerschlimmsten Fällen, die meines Erachtens für eine gewisse Zeit völlig arbeitsunfähig sind. Geringe Besserung beginnt bei ihm erst im 5. Monat, trotz Adalindarreichung.

Fall 182. 34 Jahre alt, 165 cm. Seit 1899 in der Grube, seit 1908 Augenzittern. 1909 zuerst gefeiert.

10. XII. 1914 wieder bei mir. War zum Heere eingezogen und 11 Wochen im Lazarett. Jetzt noch heftiges Zittern bei tiefer Senkung; R. schräg nach oben aussen, L. schräg ellipsenförmig gegen Uhrzeiger. R. > L. 2 × täglich 0,25 Adalin.

 8. IV. Z. ↑ — 27⁰ — 27⁰ — 25⁰ ↓ — 28⁰ — 28⁰ — 27⁰.
22. IV. Z. ↑ — 19⁰ — 17⁰ — 13⁰ ↓ — 22⁰ — 18⁰ — 17⁰.
29. IV. Z. ↑ — 15⁰ — 14⁰ — 13⁰ ↓ — 19⁰ — 17⁰ — 15⁰.
13. V. Z. ↑ — 7⁰ + 7⁰ + 7⁰ ↓ — 10⁰   0⁰ — 1⁰.
27. V. Z. ↑ + 13⁰ + 12⁰ + 13⁰ ↓ + 6⁰ + 3⁰ + 4⁰.
10. VI. Z. ↑ + 9⁰ + 12⁰ + 12⁰ ↓ + 6⁰ + 6⁰ + 7⁰.

Invalide entlassen.

Das Zittern ist über 6 Monate nach Abkehr von der Grube noch recht schlimm, bessert sich in den nächsten 2 Monaten ganz bedeutend, indem es sich nach oben zurückzieht.

Fall 575. 44 Jahre alt, 165 cm. Seit 1886 in der Grube, seit 1904 an Augenzittern leidend, 1912 zuerst gefeiert (vgl. S. 163).

12. III. 1915. Starkes Zittern bei gesenktem Blick, kreisförmig gegen Uhrzeiger, nicht ganz regelmässig in der Folge.

3. IV. Z. ↑ — 35° — 35° — 22° ↓ — 39° — 36° — 38°.

9. IV. Z. ↓ bei tiefster Senkung (— 40°) noch vorhanden. Nimmt brausendes Bromsalz.

15. IV. Z. ↑ — 24° — 23° — 23° ↓ — 25° — 25° — 25°.
21. IV. Z. ↑ — 27° — 23° — 23° ↓ — 27° — 24° — 25°.
 5. V. Z. ↑ — 23° — 19° — 17° ↓ — 28° — 24° — 26°.
12. V. Z. ↑ — 17° — 17° — 19° ↓ — 20° — 27° — 27°.
20. V. Z. ↑ — 21° — 19° — 22° ↓ — 27° — 30° — 29₀.
 2. VI. Z. ↑ — 21° — 13° — 12° ↓ — 31° — 30° — 30°.
16. VI. Z. ↑ + 2° + 5° + 7° ↓ — 12° — 10° — 15°.
30. VI. Z. ↑ — 7° — 7° — 5° ↓ — 11° — 12° — 10°.
22. VII. Z. ↑ + 4° + 3° + 5° ↓ — 10° — 3° — 1°.
26. VIII. Z. ↑ + 12° + 8° + 8° ↓ + 5° + 1° + 3°.
 9. IX. Z. ↑ + 6° + 3° + 3° ↓ — 12° — 9° — 8°.

Invalide entlassen.

Das Zittern, anfangs sehr schlimm, wird nach 4 Wochen etwas besser, bleibt dann 6 Wochen stehen (grosse Gleichmässigkeit) und beginnt dann, deutlich sich nach oben zurückzuziehen.

Fall 843. 28 Jahre alt, 158,7 cm. Seit 6 Jahren in der Grube, 2 Jahre Schlepper, 2 Jahre Lehrhauer, dann Hauer. Spürt das Zittern erst seit 2 Wochen! (Heisse Arbeit.)

6. V. 1915. Zittern beiderseits Raddrehung.

Z. ↑ + 8° + 9° + 11° ↓ — 11° — 18° + 1°.
10. V. Z. ↑ + 9° + 10° + 10° ↓ — 31° — 30° — 24°.
14. V. Z. ↑ + 16° + 17° + 19° ↓ — 5° — 6° + 7°.

17. V. In den letzten 2 Stunden angeblich 3 Glas Bier getrunken.

Z. ↑ + 36° + 37° + 36° ↓ + 31° + 33° + 36°.
18. V. Z. ↑ + 10° + 11° + 12° ↓ — 26° — 28° — 18°.
21. V. Z. ↑ + 6° + 7° + 11° ↓ — 19° — 18° — 24°.
27. V. Z. ↑ + 7° + 12° + 14° ↓ — 9° — 7° — 8°.
31. V. Z. ↑ + 10° + 13° + 18° ↓ — 10°   0° + 7°.
 2. VI. Z. ↑ + 11° + 13° + 17° ↓ — 8° + 4° + 8°.
 4. VI. Z. ↑ + 11° + 17° + 18° ↓ — 4° + 4° + 12°.
 7. VI. Z. ↑ + 12° + 16° + 18° ↓ + 8° + 10° + 11°.
11. VI. Z. ↑ + 21° + 23° + 23° ↓ + 9° + 11° + 11°.
15. VI. Z. ↑ + 16° + 19° + 21° ↓ + 7° + 10° + 10°.
18. VI. Z. ↑ + 17° + 23° + 24° ↓ + 9° + 16° + 14°.
30. VI. Z. ↑ + 22° + 22° + 23° ↓ + 16° + 15° + 16°.

20. VII. Z. ↟ + 20⁰ + 21⁰ + 22⁰ ↡ + 12⁰ + 13⁰ + 14⁰.
27. VII. Z. ↟ + 17⁰ + 22⁰ + 23⁰ ↡ + 13⁰ + 15⁰ + 14⁰.
3. VIII. Z. ↟ + 26⁰ + 26⁰ + 26⁰ ↡ + 17⁰ + 22⁰ + 18⁰.
17. VIII. Z. ↟ + 26⁰ + 27⁰ + 28⁰ ↡ + 22⁰ + 22⁰ + 25⁰.
7. IX. Z. ↟ + 28⁰ + 28⁰ + 28⁰ ↡ + 23⁰ + 23⁰ + 25⁰.

21. IX. Kein Zittern im Hellen und Dunkeln. Will vor einer Stunde 1 Glas Bier (?) und 2 Zigaretten genossen haben.

28. IX. Z. ↑ + 28⁰ + 28⁰ + 28⁰ ↓ + 21⁰ + 22⁰ + 24⁰.

Vom 1. X. arbeitsfähig.

Abgesehen von einigen Gaben von Strychnin und Adalin experimenti causa in der Sprechstunde hat Patient zu Hause kein Medikament bekommen. Das ganz frische Zittern dieses jugendlichen Bergmanns geht anfangs tief unter die Horizontale herunter; im 2. Monat zieht es sich bereits über dieselbe zurück und verschwindet in weiteren 3 Monaten schrittweise nach oben, ohne aber vollständig zu heilen.

Fall 129. 50 Jahre alt, 164,7 cm. Seit dem 16. Jahre in der Grube. 1900 Beginn des Augenzitterns, mehrmals gefeiert und invalidisiert.

1. V. 1915. Bis jetzt vor der Kohle. Zittern schnell und kleinschlägig. Zuckungsbahn fraglich.

Z. ↑ — 5⁰ — 3⁰ — 3⁰ ↓ — 5⁰ — 30⁰ — 39⁰.

Bekommt keine Medizin.

6. V. Z. ↑ — 27⁰ — 19⁰ — 23⁰ ↓ — 39⁰. Am Schluss auch bei tiefster Senkung noch Zittern.

8. V. Z. ↑ — 35⁰ — 33⁰ — 37⁰ ↓ — 39⁰. Zuletzt bei tiefster Senkung keine Ruhe.

15. V. Z. ↓ bei — 39⁰ noch andauernd.

22. V., 29. V. und 5. VI. ebenso.

19. VI. Z. ↑ — 20⁰ — 33⁰ — 34⁰ ↓ — 39⁰ keine Ruhe. Wird bei dieser Stellung der Augen ein Lidschlag auf Befehl ausgeführt, so bricht das Zittern plötzlich ab.

Patient will am 27. VI. zur Arbeit gehen.

Fall 478. 45 Jahre alt. Seit 1889 in der Grube; seit 1909 Augenzittern, 1911 gefeiert.

20. V. 1915. Starkes Zittern. Bahn wechselt. Keine Medizin.

21. V. Z. ↑ + 22⁰ + 21⁰ + 22⁰ ↓ — 26⁰ — 36⁰ + 6⁰.
22. V. Z. ↑ + 25⁰ + 22⁰ + 21⁰ ↓ + 17⁰ + 16⁰ + 18⁰.

Werden die Augen bis + 28⁰ gehoben, so bleibt das Zittern ↓ bis — 30⁰.

25. V. Z. ↑ + 18⁰ + 18⁰ + 18⁰ ↑ + 11⁰ + 11⁰ + 11⁰.
27. V. Z. ↑ + 22⁰ + 22⁰ + 20⁰ ↑ + 14⁰ — 28⁰ — 28⁰.
29. V. Z. ↑ + 25⁰ + 23⁰ + 22⁰ ↑ + 12⁰ + 12⁰ + 12⁰.

Nach 3 × Bücken Z. ↑ + 28⁰ + 28⁰ ↓ — 29⁰! + 8⁰; also schnelle Beruhigung des durch Bücken veranlassten Erregungszustandes.

4. VI. Z. ↑ + 27⁰ + 28⁰ + 27⁰ ↑ + 23⁰ + 13⁰ + 22⁰.

Nach 3 × Bücken Z. ↓ — 30⁰ ↑ + 28⁰ ↓ + 25⁰.

7. VI. Z. ↑ + 29⁰ + 30⁰ + 30⁰ ↓ + 20⁰ + 24⁰   0⁰.

18. VI. Z. ↑ $+ 26^0 + 27^0 + 25^0$ ↓ $+ 10^0 + 13^0 + 13^0$.

Nach 3 × Bücken Z. ↑ $+ 29^0$ ↓ $+ 20^0$.

16. VII. Z. ↑ $+ 24^0 + 22^0 + 21^0$ ↓ $- 5^0 + 7^0 \quad 0^0$.

30. VII. Z. ↑ $+ 26^0 + 28^0 + 27^0$ ↓ $+ 19^0 + 18^0 + 21^0$.

13. VIII. Z. ↑ $+ 33^0 + 33^0 + 30^0$ ↓ $+ 27^0 + 23^0 + 15^0$.

Am 15. VIII. zur Arbeit.

Diese und ähnliche Beobachtungen lehren uns, dass das mehrere Jahre alte, voll ausgebildete, d. h. auch im Tageslicht bestehende, kontinuierliche Zittern sich während der halbjährigen Krankfeierzeit entweder gar nicht oder nur unerheblich bessert. Bemerkenswert ist, dass manche Kranken in der ersten Zeit sogar über Verschlimmerung klagen. Da übertage die Ursache des Augenzitterns wegfällt, ist die Erklärung schwierig. Auch Llewellyn hat dies beobachtet (174, S. 18), weshalb er den Augenzitterern rät, anstatt müssig zu sein, sofort übertage zu arbeiten, wobei die Heilungsaussichten besser seien. Der Befund ist bei zahlreichen Fällen wochen- und selbst monatelang fast genau gleich, weshalb ich an den Feststellungen einiger Autoren über einen grossen Unterschied in der Häufigkeit des Zitterns bei der Tag- und Nachtschicht Zweifel äussern möchte. Was etwaige Änderungen der Zuckungszahl angeht, so fehlt es mir noch an fortlaufenden Untersuchungen. Bei Fall 851 zählte ich am 22. VII. 246 bis 252, am 28. IX. 255 bis 258 Augenzuckungen in der Minute bei geradem Blick und Glühlampenbeleuchtung im Dunkelzimmer.

Plötzliche Besserungen, die nicht selten gegen Schluss des halben Jahres zu verzeichnen sind, wenn die Kranken den Wunsch haben, in die Grube entlassen zu werden, sind verdächtig für Alkoholgenuss. Ein Teil der Krankfeiernden kehrt nach einigen Monaten der Ruhe zur unterirdischen Tätigkeit zurück. Ein anderer Teil wird nach 26 Wochen gegen Zahlung einer Rente invalidisiert und geht zu einer Arbeit in den oberirdischen Betrieben der Zeche über. Von ihnen sehen wir einzelne gelegentlich einer Begutachtung wieder. Die meisten verschwinden aus unseren Augen. Eine weitere Beobachtung dieser Fälle wäre für die Erforschung des Augenzitterns sicher sehr wertvoll. Indem nämlich das Zittern sich allmählich auf einfachere Grundlagen zurückzieht, treten manche theoretisch wichtige Eigenschaften, z. B. seine Beziehungen zur Beleuchtung, zur Körperlage, zur seitlichen Blickrichtung klarer hervor. Bis zum Schluss des ersten Jahres scheint das Zittern rasch an Heftigkeit abzunehmen. Die Genesung vollzieht sich umgekehrt wie die Entstehung. Zunächst verschiebt sich das Zittern im Tageslicht immer mehr gegen die obere Grenze des

Blickfeldes und hört hier schliesslich ganz auf. Dabei wird die Amplitude immer kleiner und die Schwingungsrichtung undeutlicher, bis sie nicht mehr erkennbar ist. Eine Zeitlang später beruhigt es sich auch im Dunkeln. Darauf ist es aber noch geraume Zeit durch heftiges Bücken im Dunkeln hervorzurufen. Diese Anfälle werden immer kürzer und sind endlich so flüchtig, dass man genau aufpassen muss, um sie überhaupt zu sehen. Bei den meisten Fällen gelingt es nach etwa zwei Jahren auch unter Aufbietung aller diagnostischen Hilfsmittel nicht mehr, das Leiden nachzuweisen. Freilich ist ein einziger negativer Befund nicht beweisend.

Bei manchen Fällen vollzieht sich die Genesung indes zögernder, wie aus folgender Statistik über die Invaliditätsdauer von 50 Fällen meiner Praxis aus den Jahren 1908 und 1909 hervorgeht.

Die Invalidität einschliesslich der Krankfeierzeit dauerte:

unter 6 Monate bei		1 Fall
über 6—12 Monate bei		1 „
„ 12—18 „	„	12 Fällen
„ 18—24 „	„	12 „
„ 24—30 „	„	9 „
„ 30—36 „	„	8 „
„ 36—42 „	„	4 „
„ 42—48 „	„	1 Fall
„ 48—54 „	„	2 Fällen
		50 Fälle.

Die kürzeste Dauer betrug 4, die längste 52, der Durchschnitt 24,8 Monate.

Einige Fälle von langwieriger Dauer bei oberirdischer Beschäftigung, zum Teil schon invalidisiert, bevor ich meine Tätigkeit bei der Knappschaft begann (1. VII. 1908), seien angeführt.

Fall 10. Gefeiert vom 15. II. 1908 bis 15. VIII. Wird invalidisiert. Zittern wagerecht, vielleicht etwas schräg.

20. III. 1909. Zittern im Dunkeln bei geradem Blick.

21. IX. Lebhaftes Zittern im Dunkeln.

11. III. 1910. Nach Bücken starkes Zittern von mässiger Dauer.

7. IX. Nach 20 $\times$ Bücken kein Zittern; nach 30 $\times$ Bücken rechts einige Schwingungen, links nichts.

12. III. 1911. Sonntag morgens sofort Zittern im Dunkeln bei erhobenem Blick ohne Bücken.

7. IX. 1912. Kein Zittern nach Bücken im Dunkeln. Reaktiviert.

Fall 34. 34 Jahre alt. 1898 Beginn des Augenzitterns. 1900 invalidisiert.

4. VIII. 1908. Das Zittern soll sich in der ganzen Zeit kaum ge-

bessert haben. Er ist schon mal versuchsweise eingefahren; unten war das Zittern aber viel schlimmer.

$$S \ R. \ -7\,D \atop L. \ -6\,D = \ ^4/_{10}.$$

Bei geradem Blick Ruhe; bei stark gehobenem lebhaftes wagerechtes Zittern (also nach 8 Jahren noch nicht geheilt).

Fall 40. 37 Jahre alt. 1905 nach 18 jähriger Hauertätigkeit invalidisiert. Starkes Zittern bei Tageslicht.

25. VII. 1906. Geringes Zittern.

4. VIII. 1907 abends. Lebhaftes Zittern.

19. VIII. 1908. Bei stark erhobenem Blick langsames, kleinschlägiges, wagerechtes Zittern.

25. I. 1909. Bei starker Hebung leises Zittern.

Fall 35. 36 Jahre alt. 158 cm. Seit 1889 in der Grube, seit einem Jahr Sehstörung.

5. VIII. 1908. Grobschlägiges, senkrechtes Zittern bei gesenktem Blick.

3. II. 1909 invalidisiert.

25. X. 1909. Kein Zittern (Foetor alcoholicus), reaktiviert.

19. II. 1910. Kann in der Grube nicht arbeiten. Heftiges Zittern. Wird wieder invalidisiert.

18. VIII. 1913. Im Dunkeln noch geringes Zittern, reaktiviert. Wird dann Zimmerhauer.

16. IX. 1915. Wegen einer Brille bei mir. Bei der Arbeit spürt er meistens kein Zittern mehr. Hier nach 5 und 10 $\times$ Bücken kein Zittern. Lichtsinn 18182.

Fall 99. 40 Jahre alt. Seit 1894 in der Grube. 1901 6 Wochen wegen Augenzitterns gefeiert. 1906 invalidisiert. Den Akten entnehme ich folgendes:

7. VI. 1907. Deutlicher Nystagmus bei Tageslicht.

11. XII. 1907. Langsames, grobschlägiges Zittern.

14. III. 1908. Lebhaftes Zittern.

23. VI. Lebhaftes, feinschlägiges Zittern.

19. XII. Zuerst von mir untersucht.

Am linken Auge bei geradeaus gerichtetem Blick meistens Zittern, wagerecht, von kleinem Ausschlag. Am rechten Auge ist es niemals mit Sicherheit wahrzunehmen.

7. IV. 1909. Zittern auf beiden Augen nachweisbar, links viel deutlicher als rechts, wagerecht.

26. X. Rechts ganz leises unbestimmtes, links deutliches wagerechtes Zittern.

2. VI. 1910. Rechts zunächst kein Zittern; links wagerechtes Zittern von grossem Ausschlag auch bei gesenktem Blick. Nach Bücken auch rechts geringes Zittern.

17. VIII. 1911. Links Zittern bei mittlerer Blicksenkung, rechts kein Zittern nach 10—15 $\times$ Bücken.

25. II. 1912. Rechts bei erhobenem Blick vielleicht geringe Unruhe; links starkes wagerechtes Zittern. Im binokularen Spiegel steht der rechte Sehnerv still, während der linke zittert. Der Kranke, der 6 Jahre lang der unterirdischen Beschäftigung fern geblieben ist, ohne geheilt zu werden, ging im März 1912 wieder in die Grube.

Letzte Untersuchung am 26. X. 1915. Rechts kein Zittern oder nur ganz andeutungsweise, links lebhaftes wagerechtes Zittern auch bei tiefer Blicksenkung.

Fall 50. 40 Jahre alt. 168,5 cm. Beginn des Zitterns 1905.

29. VIII. 1908 bei mir. Ganz ausserordentlich schlimmes Zittern, auch bei gesenktem Blick. Will nicht feiern, weil ihm dann die Mittel fehlen, seinen Sohn auf dem Gymnasium zu unterhalten.

19. II. bis 17. VII. 1909 wegen heftigen Zitterns bei tiefster Blicksenkung krank gefeiert. Dann wieder in der Grube als Schiessmeister tätig.

Vom 10. VIII. 1914 ging er zu einer oberirdischen Beschäftigung über. Ein kurzer Versuch im September 1915, die Grubenarbeit wieder auf-

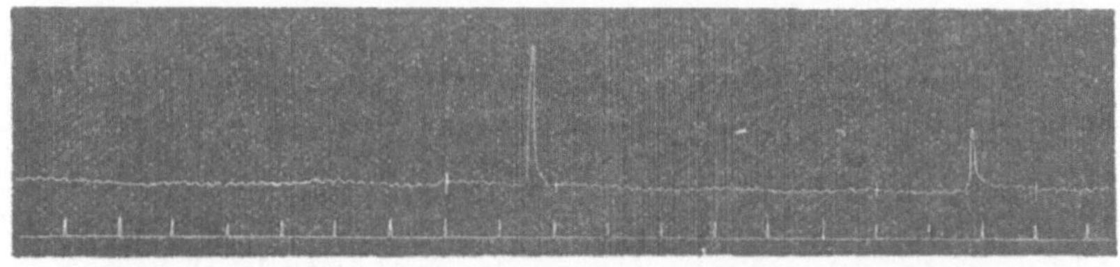

Fig. 117. Fall 50. Zittern bds. schräg nach oben rechts. Blick geradeaus; bei Glühlampe im Dunkelzimmer 292,5 ⨉ in 1 Min.

zunehmen (7 Schichten), scheiterte. Am 13. IX. sah ich ihn wieder. Das Zittern war im Tageslicht und im Dunkeln intermittierend. Er ist nach mehr als 13 monatlicher Invalidität, wie die Kurve (Fig. 117), die bei geradeaus gerichtetem Blick im Dunkelzimmer bei Glühlampenlicht aufgenommen ist, lehrt, noch recht lebhaft; 292,5 ⨉ in 1 Minute.

Fall 157. 35 Jahre alt. 21 Jahre in der Grube; seit 5 Jahren Augenzittern. 1907 5 Monate gefeiert.

7. V. 1909. Bei gesenktem Blick wagerecht ellipsenförmiges Zittern.

6. VI. invalidisiert.

19. III. 1910. Erst nach mehrmaligem Bücken kurzes, heftiges, rotierendes Zittern.

10. XI. 1910. Nach 20 ⨉ Bücken kurzes Zittern von kleinem Ausschlag und unklarer Richtung.

9. II. 1911. Foetor alcoholic. (2 Schnäpse); kein Zittern nach Bücken.

20. II. Nach 25 ⨉ Bücken kurzes heftiges Zittern.

24. V. Ebenso.

10. XI. Kein Zittern nach Bücken; reaktiviert.

25. VI. 1912. Kann die Grubenarbeit nicht mehr aushalten. Schnelles Zittern nach Bücken. Feiert bis 29. VII. Begibt sich wieder in die Grube.

24. VI. 1914. Nichts zu finden (Alkohol?).

25. VI. Im Dunkeln diskontinuierliches Zittern. Die Zuckungen sind manchmal klein, manchmal gross; rechts kreisförmig gegen Uhrzeiger, links schräg ellipsenförmig gegen Uhrzeiger.

Fall 158. 50 Jahre alt. Seit 1890 iu der Grube. Seit einem Jahr Augenzittern.

8. V. 1909. Heftigstes kreisförmiges Zittern; auch bei gesenktem Blick.

8. XI. invalidisiert.

21. III. 1913. Im Dunkeln nach Bücken kurzer Anfall.

Ergebnis. Das Augenzittern der Bergleute ist unter der Voraussetzung, dass die Grubenarbeit aufgegeben wird, heilbar. Die Genesung beginnt nach etwa 3—6 Monaten, ist in der Regel gegen Ende des ersten Jahres so weit gediehen, dass oberirdische Tätigkeit dadurch nicht mehr behindert ist, und wird meistens am Schluss des zweiten Jahres vollkommen. In einzelnen Fällen lässt sie indes 5, 6, ja 8 und mehr Jahre auf sich warten. Der Rest des Leidens, der sich nach so langen Jahren noch findet, ist aber fast immer (Fall 99 ausgenommen) für den Träger belanglos. Worauf diese Hartnäckigkeit beruht, bleibt noch zu erforschen. Ich habe den Eindruck dass wagerechtes Zittern im allgemeinen langwierig ist. Der das Augenzittern begleitende Lidkrampf beruhigt sich eher. In einzelnen Fällen habe ich ihn jedoch jahrelang in fast unverminderter Stärke verfolgen können.

Wenn die geheilt erscheinenden Augenzitterer nach Aufhebung der Invalidität in die Grube zurückkehren, sind Rückfälle ausserordentlich häufig, und viele von ihnen pendeln zwischen Krankfeiern, Invalidität und Arbeit untertage zeitlebens hin und her. Manche vertragen jedoch später die bergmännische Tätigkeit besser als in einem früheren Lebensabschnitt.

3. Klagen.

Um ein durch Fragen unbeeinflusstes Bild der Beschwerden zu gewinnen, liess ich etliche Leute ihre Meinung zu Hause aufschreiben und gebe in folgendem einige Berichte mit geringfügigen Änderungen der Rechtschreibung und des Stiles wieder.

Fall 746 (S. 124 erwähnt) schreibt:

„Ich habe das Augenzittern jetzt schon 6 Jahre, und es ist jetzt in 2 Monaten viel schlimmer geworden durch warme Arbeit. Komme ich in die Grube, dann sehe ich bald nichts mehr. Ich darf da überhaupt nicht auf eine Stelle sehen, sonst geht alles rund. Am Tage ist es auch so. Komme ich vom Licht in den Keller oder Stall, wo es nicht so hell ist, so sehe ich für die erste Zeit auch nichts. Am schlimmsten ist es abends, wenn es anfängt, grau zu werden. Dann wackelt alles vor den Augen. Noch schlimmer ist es, wenn ich etwas krank bin."

Fall 743, 41 Jahre alt, Augenzittern seit 2 Jahren (bds. Raddrehung 306 ✕) äussert sich so:

„Das Zittern ist ziemlich gleich, ob hell oder dunkel. Wenn ich auf der Strasse bin, darf ich nicht weiter als 4—5 m voraussehen, sonst schwingt alles. Wenn ich anfahre und unten den Korb verlasse, muss ich ganz vorsichtig sein, sonst laufe ich die Leute am Schacht um. Wenn's nach der Arbeit durch die Strecken und Berge geht, muss ich darauf bedacht sein, immer erster zu sein, der Lampen wegen. Wenn ich dazwischen bin, muss ich am Stempel anfassen und in gebückter Haltung marschieren, um nicht den Kopf kaput zu stossen. Bei der Arbeit muss die Lampe immer hinter mir stehen, dass ich mehr im Schatten arbeite. Einen Nagel kann ich nicht einschlagen, weil die Lampe dabei näher sein muss. Es ist mir schon vorgekommen, dass ich in der Strecke vor Pferde und Wagen gelaufen bin. Übergearbeitet habe ich schon lange nicht mehr; eher Schichten verspielt. Wenn ich aus der Grube in die Lampenbude komme, kenne ich meinen Bruder nicht, wenn er an mir vorbeigeht. In der Waschkammer musste ich mein Kabel extra zeichnen, weil ich sonst die Nummer nicht finden konnte. Es ist kein Unterschied im Zittern, ob die Arbeit warm oder kühl ist. Morgens früh sind die Zitterbewegungen nicht gerade so stark wie tagsüber und abends."

Fall 730 (vgl. S. 142) beschreibt seine Beschwerden folgendermassen:

„Vor zwei Monaten gewahrte ich, dass meine Augen in der Grube, bei Lampenlicht zitterten, und ich nicht mehr so deutlich sehen konnte, wie früher, hauptsächlich auf der Mittagsschicht. Nachdem ich mittags den Strahlen der Sonne ausgesetzt war, spürte ich sofort das Zittern in der Grube. Wenn ich abends zur Schicht gehe, bemerke ich, dass meine Augen zittern. Um dieses zu verhüten, muss ich den Blick möglichst vom Erdboden fernhalten. Wenn ich meine Grubenlampe auf der Zeche empfangen habe, sind meine Augen zuerst ganz betäubt, und das Zittern tritt erheblich hervor. Bei meiner Einfahrt in die Grube, wo es noch ziemlich kühl ist, vermindert sich das Zittern etwas. An der Arbeitsstelle, wo es schon warm ist, kann ich gut spüren, dass die Augen bei warmer Temperatur mehr zittern, als bei kühler. Nach anstrengender und aufregender Arbeit tritt das Zittern wieder deutlich hervor. Von allerhand Stellungen meines Körpers, die bei der Arbeit vorkommen, ist die gebückte Haltung für die Augen am schlimmsten. Sobald ich die Stellung ändere, lässt das Zittern merklich nach. Beim Wenden des Blickes von einer Seite zur andern tritt eine kurze Ruhe der Augen ein (Grosshirneinfluss!). Wenn ich mir einen Gegenstand genau besehen will, muss ich meinen Blick seitwärts oder nach unten wenden, kann das Zittern jedoch vermeiden, wenn ich ihn kurz vor meine Augen halte (Akkommodation!). Wenn ich am Ende der Schicht zum Schacht komme, wo alle Leute mit ihren Lampen sind, und der Lichtschein mir direkt ins Auge fällt, so kann ich manchmal gut bekannte Leute nicht erkennen. Am Ende der Schicht sehe ich am schlechtesten. Bei der Ausfahrt und Ankunft am Tage muss ich die Augen zuerst halb zumachen, denn das Tageslicht verblendet die Augen. Bei einer Erkältung ist das Zittern meines Erachtens etwas schlimmer. Am hellen Tage sehe ich ganz gut. Übertage vernehme ich das Zittern abends in der Dämmerung und bei Lichtwechsel."

Fall 771 (Knappschaftsältester), 44 Jahre, Zittern bds. schräg ellipsenförmig mit Uhrzeiger; 312 $\times$ in der Minute) gibt folgende Darstellung am 11. IX. 1914:

„Seit 1890 bin ich unterirdisch beschäftigt, seit 1893 mit Kohlegewinnungsarbeiten. Im Laufe der Jahre habe ich viele Klagen von Bergleuten über Augenzittern gehört, ohne jedoch den Einfluss dieses Leidens auf die Berufsarbeit würdigen zu können, bis ich 1914 selbst mit diesem Leiden behaftet wurde.

Im Anfang dieses Jahres empfand ich, dass es mir unerträglich wurde, wenn ich — besonders in gebückter Haltung — Wege in der Grube zurücklegen musste, und Leute mit ihren Grubenlampen vor mir hergingen. Ich zog es daher vor, die Wege soviel als möglich allein oder beim Zusammentreffen mit andern mich als erster vorzudrücken. Eines Tages, vor 6—8 Monaten, bemerkte ich bei der Arbeit, dass die Lampenflamme meines Mitarbeiters bei einer Entfernung von 4—5 m eine runde Wendung annahm. Diese Bewegungen wiederholten sich von Tag zu Tag, und je weiter die Grubenlampe von mir entfernt war, desto grösser bildete sich ein Bogen. Da erst fiel mir ein, dass das wohl der Anfang von Augenzittern sei. Jede genaue Beobachtung bei der Arbeit wurde immer schlechter, so z. B. bemerkte ich beim Füllen des Fördergefässes, wenn ich einen Blick in die Lampe tat, dass ich dann nicht mehr entscheiden konnte, ob es voll war oder nicht. Wenn ich einen längeren Weg in gebückter Haltung zurückgelegt hatte und mich dann an einer höheren Stelle wieder aufrichten konnte, war ich gezwungen, mich festzuhalten, da ich vor Schwindel umzufallen drohte. Eine besondere Qual war es mir, wenn ich an einer Stelle vorbei ging, wo sich mehrere Leute mit Grubenlampen befanden. Ich musste mich dann an den Stössen festhalten. In letzter Zeit war es mir auf dem Wege von und zur Arbeitsstelle nicht möglich, ganz bekannte Personen zu erkennen, es sei denn an der Sprache. Selbst das Sonnenlicht können die Augen nicht vertragen. So bekam ich nach der Morgenschicht nach Verlassen der Förderschale Schwindel und taumelte hin und her. Von den zur Anfahrt dort Stehenden vermochte ich keinen zu erkennen, bevor ich mich eine gewisse Zeit in aufrechter Stellung befunden hatte. Nach der Mittagsschicht, bei künstlichem Licht, war mir das Passieren des Weges vom Schachte zum Waschraum bei weitem beschwerlicher. Besonders schwierig war mir die Arbeit, bei der ich mich viel auf- und abbücken musste, weil da ständig Schwindel auftrat, und das Beobachten der Arbeit unmöglich wurde. In letzter Zeit hatte ich, besonders nach der Schicht, ständig unheimliche Kopfschmerzen. Der Weg von der Zeche nach Hause war mir besonders empfindlich, wenn ich gegen künstliches Licht oder hellen Sonnenschein ging. Die Beschwerden des Augenzitterns einem Laien richtig begreiflich zu machen, halte ich für unmöglich."

Fall 791 (Steiger), vgl. 31:

„Nachdem ich im August 1910 auf der Zeche Prosper II als Grubenbeamter angestellt war, merkte ich bis vor 2—3 Monaten nicht, dass meine Sehkraft nachgelassen hatte. Eines Morgens, als ich mein Revier befahren hatte und nachträglich die Bahn der elektrischen Lokomotivförderung revidierte, schien mir das Licht einer entgegenkommenden Lokomotive verschwommen zu sein. Ich versuchte dasselbe bei andern Lokomotiven, mit demselben Erfolge. Nach einigen Wochen bemerkte ich dies auch an den Sicherheitslampen der Leute. Von da an schonte ich meine Augen, wo es nur angängig war. Aber jeden Morgen bei der Grubenarbeit wurde das Licht undeutlicher, besonders wenn ich abends bei Lampenlicht gelesen oder geschrieben hatte. Beugte ich meinem Kopf rückwärts, so gingen vom Licht Strahlen aus. Nach einigen Tagen bewegten sich die Lichter in senkrechter und wagerechter Linie, bis sich dieselben später in tollem Wirbel im Kreise drehten. In der vergangenen Woche wurde das Tanzen des Grubenlichtes so stark, dass ich mehrere Male die Augenlider schliessen musste, um dann nach einigen Minuten etwas sehen zu können . . ."

Diese Berichte enthalten die auch sonst geäusserten Klagen, die sich besonders auf Kopfschmerzen, Schwindel, schlechtes Sehen bei der Grubenarbeit, in der Dämmerung und Dunkelheit auf dem Wege zur Zeche und Steigerung aller Beschwerden bei anstrengender Tätigkeit, zumal in gebückter Haltung erstrecken. Besonders häufig ist die Klage über den durch die Scheinbewegungen veranlassten Tanz der Grubenlampen, der um so unangenehmer empfunden wird, je zahlreicher die Lampen sind, die dem Augenzitterer vorangetragen werden. Beim Marsch im Querschlag müssen nämlich die Augen längere Zeit geradeaus gerichtet oder gehoben werden, weil die Hindernisse meistens von oben drohen. Sind die Querschläge niedrig, so erzwingen sie neben starker Blickhebung noch eine gebückte Körperhaltung, zwei Dinge, die das Zittern besonders leicht in Szene setzen. Die Anwesenheit zahlreicher Lampen bringt den Kranken die Scheinbewegungen alsdann in recht aufdringlicher Art zum Bewusstsein, was in der Dunkelheit wegfällt. Manche führen den Ausbruch des Zitterns auf die Arbeit in grosser Hitze zurück, eine Annahme, die mangels geeigneter Versuchsbedingungen experimentell noch nicht gestützt werden konnte.

4. Arbeitsfähigkeit.

Die Wichtigkeit dieser Frage für die Kranken und für die Bergwerke erhellt aus der Hartnäckigkeit und Häufigkeit des Leidens. Letztere wird geschätzt:

1891 von Court (162, S. 3)   auf 34,75 $^0/_0$,
1894 „ Nieden (79, S. 43)   „ 5,7 $^0/_0$,
1910 „ Libert (145, S. 103)   „ 18,7 $^0/_0$,
1910 „ Roger (145, S. 104)   „ 17,5 $^0/_0$,
1910 „ Lindemann (145, S. 107) „ 5,0 $^0/_0$,
1910 „ Romiée (145, S. 8)   „ 21,0 $^0/_0$,
1913 „ Dransart (184, S. 5)   „ 15,0 $^0/_0$.

Dransart berechnet die Zahl der Augenzitterer in Nordfrankreich auf 15000, Romiée in Belgien auf 15600, Ohm (169, S. 4) im westfälischen Kohlenrevier auf 11500, Riseley in Yorkshire auf 25000.

Romiée (145, S. 29) teilt mit, dass im ganzen Kohlenbecken in 10 Jahren 4200 Arbeitstage infolge von Nystagmus verloren gingen, das ist ein Feiertag auf 18245 Arbeitstage.

Im Revier von Marihaye, wo genaue Erhebungen angestellt sind, und wo wegen Nystagmus mehr gefeiert wird als anderswo, findet man bei 2700 Arbeitern mit 8100000 Arbeitstagen in 10 Jahren 1882 Feiertage wegen Nystagmus, das ist ein Verlust von 1 auf 4303.

Llewellyn (174, S. 16) schätzt die in England durch das Augenzittern verursachten Kosten auf 2 Millionen Mark jährlich.

Die Ansicht der Autoren über die Arbeitsfähigkeit.

Nuel-Lüttich (104 u. 145) wendet sich gegen diejenigen, die den Nystagmus seiner Häufigkeit und seinem Einfluss auf die Arbeitsfähigkeit nach als eine quantité négligeable hinstellen. Meistens verursache er keine, in vielen Fällen teilweise und ausnahmsweise völlige Arbeitsunfähigkeit. Nystagmus sei immer eine ernste Krankheit in dem Sinne, dass der Hauer, der seine Arbeit fortsetzt, Verschlimmerung seines Leidens bis zu einem mehr oder minder ausgesprochenen Grade von Erwerbsunfähigkeit zu fürchten habe. Letztere liege vor, wenn die Zuckungen bei schwacher Hebung auftreten. Sie sei ausgesprochen und selbst vollständig, wenn Zittern des Kopfes hinzutrete und besonders in den Fällen von wahrer Neurose. Die Arbeitsunfähigkeit könne aber nicht allein nach der Blickhebung, die das Zittern hervorruft, abgeschätzt werden. Man müsse auch die Dauer des Zitterns in Rechnung stellen. Die frisch Erkrankten seien schlimmer daran, als die älteren Fälle. Nuel hält eine Angewöhnung für möglich. So sei ihm ein Mann mit 40 Jahre altem Augenzittern bekannt, der keine Scheinbewegungen mehr empfunden habe. Die Sehschärfe, die während der Augenruhe meistens normal sei, falle während des Zitterns auf $^1/_3$—$^1/_{12}$—$^1/_{100}$.

Roger-Houdeng-Aimeries (145) hat im Bassin du Centre 1249 Arbeiter mit Nystagmus behaftet gefunden, von denen keiner in Behandlung war. Nur einer beklagte sich, nicht arbeiten zu können. Fast alle Nystagmiker seien die besten Arbeiter. Alle behaupteten, dass der Nystagmus ihnen keinen Nachteil bringe. Mehr als 50 % wüssten nichts von ihrer Krankheit. Er kommt zu dem Schluss: „Le nystagmus n'est pas une maladie, mais une adaptation de l'oeil à un travail approprié."

Dransart-Somain (145) unterscheidet eine leichte (bei 10 %) und eine schwere (bei 0,25 %) Form des Nystagmus. Nur letztere ziehe Arbeitsunfähigkeit nach sich von einigen Tagen bis zu 6 Monaten, bis zu einem Jahr (durchschnittlich 30 Tage). Auf 40 000 Bergleute kämen jährlich 3000 Feiertage.

Nach Romiée-Lüttich (145) ist der Nystagmus gutartig und beeinflusst die Leistungen des Arbeiters nur sehr ausnahmsweise.

Llewellyn (174, S. 18), der bei 35,2 % der unterirdisch Beschäftigten Nystagmus feststellte, hält die Krankheit im allgemeinen für belanglos (trivial) und äussert sich dann: ... severe cases are unable to do any work of a marketable value, cases of ordinary severity can do any work on the surface that does not involve much stooping; while latent or trivial cases can work underground. Leichte Fälle könnten bald in die Grube zurückkehren, gewöhnliche nach einem Intervall übertage von 3—12 Monaten. Ausnahmefälle sollten jedoch nicht in die Grube zurückgehen, z. B. sehr junge Leute, Leute mit beginnendem Star und hohen Brechungsfehlern und Fälle mit ungewöhnlicher Heftigkeit, d. h. mit Zittern auch unterhalb der Horizontalen.

Court (162) sagt, dass Hunderte mit Nystagmus in der Grube ihren vollen Lohn verdienen.

Nach Stassen (115, S. 8) gibt es Fälle von Nystagmus, die nicht nur zur Grubenarbeit, sondern auch zu irgendwelcher Verrichtung übertage unfähig sind.

Riseley (167) erwähnt, dass manche die Rückkehr in die Grube erlauben, sobald das Zittern geschwunden ist, andere 6 Monate später, wieder andere überhaupt nicht.

Die Ansichten der Autoren über die Arbeitsfähigkeit der Augenzitterer gehen also weit auseinander. Wenn über die Bewertung der Einäugigkeit oder Linsenlosigkeit noch keine Übereinstimmung erzielt ist, so braucht man sich über verschiedene Einschätzung eines so schwankenden Leidens, wie es das Augenzittern ist, zumal bei der Begutachtung eines Einzelfalls, nicht zu wundern. In einer allgemeinen Erörterung sollten aber so extreme Meinungen, wie die Rogers, nicht geäussert werden. Denn eine gewisse Einigkeit dürfte zu erzielen sein, wenn man sich nur an die objektiven Zeichen hält und von den Klagen der Leute zunächst mal ganz absieht, weil sie vielfach nicht zuverlässig sind. Manche Leute haben Grund, sie abzuschwächen, und andere, sie zu übertreiben.

Es ist ja Tatsache, dass Leute mit schlimmem Augenzittern jahrelang Grubenarbeit verrichten. Zur Beobachtung des Arztes gelangen sie vielfach erst aus ganz andern Gründen, z. B. gelegentlich einer Augenverletzung oder einer Brillenbestimmung. Etwaige Beschwerden stellen sie in Abrede oder geben sich für vollständig arbeitsfähig aus. Manche leugnen das Bestehen der Krankheit selbst bei lebhaftem Zittern, z. B. der Fall von Fig. 15, was sicher subjektiv unwahr ist. Wie erklärt sich das? Sie wollen das Krankfeiern vermeiden (vgl. Fall 50, S. 262). Sie wissen eben, dass sie zur Heilung ihres Leidens die Grubenarbeit mit der Tagesarbeit, die länger dauert und nur halb so gut bezahlt wird — ein Nachteil, der durch die Invalidenrente nicht aufgewogen wird —, vertauschen müssen, dass ferner die Heilung viele Monate erfordert, und dass nach Rückkehr in die Grube der Rückfall nicht lange auf sich warten lässt[1]). So fügen sie sich ins Unvermeidliche und arbeiten weiter, solange es irgend geht. Die Frage ist für uns nicht, ob sie unten arbeiten können, sondern wie sie arbeiten. Wir werden gleich sehen, unter welchen Umständen sich ihre Tätigkeit vollzieht.

Es wäre also verfehlt, auf Grund derartiger Beobachtungen ein allgemein günstiges Urteil über die Arbeitsfähigkeit der Augenzitterer zu fällen, ebenso wie wir ja auch die Unfallrenten nicht nach Beispielen bemessen, die mit einem geringen Rest von Sehvermögen schwierige Arbeiten verrichten[2]).

Den schlimmen Fällen, die unten weiter arbeiten, stehen andere gegenüber, die bei geringfügigem Zittern lebhafte Klagen äussern. Es ist daher die Meinung ausgesprochen, dass die Arbeitsfähigkeit der Augenzitterer nicht allein durch die motorische Unruhe der Augen bestimmt werde, sondern auch noch durch weitere, allerdings noch

---

[1]) Wenn die Unfallrenten bei Einäugigkeit oder Maculae corneae traumat. an die Bedingung geknüpft wären, die Grube zu verlassen, so würden wohl die meisten darauf verzichten.

[2]) Ich sah z. B. einen Mann, der auf beiden Augen nur über exzentrisches Sehen verfügte und damit Dachdeckerarbeiten ausführte.

unbekannte Faktoren. Llewellyn (174, S. 22) bemerkt in diesem
Sinne: „. . the incapacity cannot be estimated by the physical signs
present."

Zu den letzten Fällen ist zunächst zu bemerken, dass es vorkommt, dass Leute gern feiern wollen, z. B. beim Grubenwechsel nach
der Kündigung, oder wenn sie Streit mit ihrem Vorgesetzten oder
Verdruss über eine nicht zusagende Arbeit haben. Unter diesen Umständen erinnern sie sich gern ihres Augenzitterns, auch wenn es gering ist, und übertreiben dann ihre Beschwerden.

Was die sogenannten latenten Fälle angeht, so möchte ich sie in
zwei Gruppen teilen. Zu der ersten gehören die mit wirklich geringem,
für die Arbeit zunächst noch belanglosem Zittern. Zu der zweiten
sind die Fälle mit schwerem, aber intermittierendem Nystagmus zu
rechnen, z. B. Fall 808, der S. 167 bereits erwähnt ist. Nach-

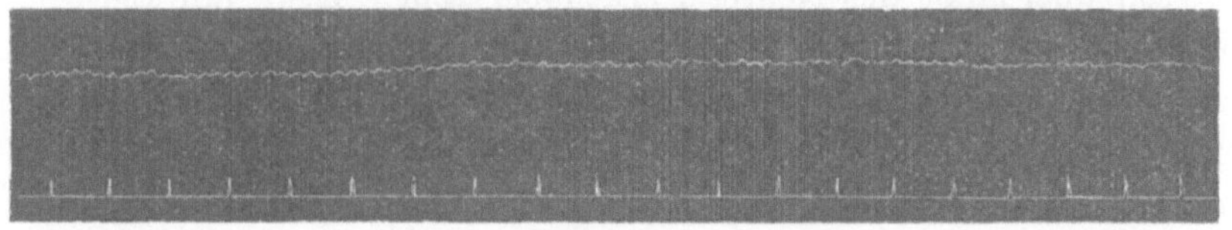

Fig. 118. Fall 808. R. schräg ellipsenförmig mit Uhrzeiger; L. kreisförmig mit
Uhrzeiger. Blick — 20 °. Bei Glühlampe im Dunkelzimmer 276 × in 1 Min.

dem er am 23. III. 1915 zur Arbeit entlassen war, kehrte er bereits
am 10. IX. 1915 mit lebhaften Klagen zurück. Am 25. IX. trat
im Tageslicht nach Bücken kein Zittern auf. Im Dunkelzimmer zunächst ebenfalls kein Zittern. Wenn man jetzt die Untersuchung ab-
bräche, so würde man die Klagen der Kranken nicht genügend begründet finden. Ganz anders wird das Schauspiel, wenn man ihn eine
Weile im Dunkeln warten lässt. Dann setzt nach 6—8 Minuten aller-
schlimmstes Zittern ein, das alle Blickrichtungen beherrscht und im
Dunkeln beliebig lange fortdauert. Die Kurve des Zitterns bei — 20°
ist in Fig. 118 zu sehen. Unter diesen Verhältnissen ist der Zustand
des Mannes wahrhaft bemitleidenswert. Eine halbe Stunde später wird
eine 16 kerzige Glühlampe angemacht, worauf das Zittern bei geradem
Blick sich nach zwei Minuten beruhigt. Lässt man auf das bestehende
Zittern in unveränderter Körper- und Augenstellung das Tageslicht
einwirken, so ist das Zittern schon nach 35 Sekunden mit einem Lidschlag zu Ende.

Derartige Beobachtungen, die nicht selten sind, müssen uns abhalten, die Diagnose auf latentes Zittern vor Erschöpfung aller dia-

gnostischen Hilfsmittel zu stellen. Gelingt es in wiederholten gründlichen Untersuchungen (in nüchternem Zustande!) nicht, die physikalischen Zeichen des Augenzitterns nachzuweisen, so kann man im allgemeinen schweres Augenzittern ausschliessen.

Llewellyn (174, S. 22) legt grosses Gewicht auf den seelischen Faktor (mental Factor) als Ursache der Arbeitsunfähigkeit. Der Grad der Beschwerden und der Arbeitsunfähigkeit hänge in hohem Grade von der seelischen Verfassung, von der Anwesenheit oder Abwesenheit einer nebenlaufenden Neurose ab.

So richtig es ist, dass die Reaktion auf körperliche Beschwerden von Mensch zu Mensch verschieden ist, was nicht nur für den Nystagmus, sondern auch für andere Krankheiten gilt, so gefährlich ist es meines Erachtens, diesen vagen Faktor in die Begutachtung einzuführen, weil er der Simulation Tür und Tor öffnet. An welchen Zeichen soll überhaupt die Neurosis erkennbar sein? Etwa am Lidkrampf oder am Zittern des Kopfes, der Hände oder des übrigen Körpers? Ich betrachte diese Zeichen als koordiniert, als Ausfluss einer Steigerung eines Erregungszustandes im Labyrinth, der wahrscheinlich mit Nystagmus anfängt.

Halten wir uns daher zunächst an die objektiven Zeichen, d. h. an die Zitterbewegungen der Augen und der Lider, und fragen wir uns: Welchen Einfluss haben sie auf Sehschärfe und binokularen Sehakt?

Aus einer früheren Statistik (S. 11) ergibt sich, dass die meisten Augenzitterer zurzeit der Ruhe über normale Sehschärfe und binokularen Sehakt verfügen. Sobald aber die Augen anfangen, zu zittern, sinkt die Sehschärfe, und zwar proportional der Schnelligkeit, Amplitude und Bahn der Zuckungen. Es kommen alle Zwischenstufen von fast normal bis weniger als $\frac{1}{10}$ vor. Man muss sich aber peinlichst davon überzeugen, dass die Augen während der Prüfung ununterbrochen zittern. Natürlich kann man nicht erwarten, dass der Sehwert dabei ganz konstant ist. Die Schwingungsrichtung wird um so unangenehmer empfunden, je mehr sie von der Geraden abweicht, und je verworrener sie ist.

Da Schwingungsrichtung und Amplitude auf beiden Augen meistens verschieden, die Scheinbewegungen also nicht gleichmässig sind, sondern durcheinander wirbeln, so ist zu erwarten, dass die binokulare Sehschärfe sich noch schlechter gestaltet, als die monokulare, was auch der Fall ist. Aus dem dissoziierten Charakter des Augenzitterns der Bergleute folgt weiter, dass der binokulare Sehakt aufgehoben ist. Ich habe keinen Bergmann gefunden, der zurzeit des Zitterns die Fallprobe bestanden hätte. Natürlich muss man auch hier aufpassen, dass das Zittern ohne Pause ist[1]).

Die Tabelle 21 enthält ausser Angaben über die Richtung und Dauer der Zuckungen und die tiefste Augenstellung, bis zu der ↓ das Zittern beobachtet wurde, die Sehschärfe zurzeit des Zitterns und der Ruhe (ohne Glas). Diese Erhebungen sind bei Leuten gemacht, die feierten und ganz unbeeinflusst waren.

Man findet also Verminderungen der Sehschärfe bis auf $^1/_{80}$. Dazu kommt noch die Belästigung durch die Scheinbewegungen, weshalb z. B. ein Augenzitterer mit $S = {}^1/_6$ in gewissem Sinne schlimmer daran ist, als ein anderer Augenkranker mit gleicher, aber stationärer Herabsetzung der Sehschärfe. Mit Nuel ist anzunehmen, dass die Empfindlichkeit gegen die Scheinbewegungen im Anfang am schlimmsten ist, ohne dass jedoch später die Sehschärfe steigt. Wer sich eine Vorstellung von dem Sehen der Augenzitterer machen will, der bewege seine Brille etwa $300 \times$ in der Minute in dem richtigen Ausmass hin und her, auf und ab, oder kreisförmig, und zwar womöglich auf beiden Augen verschieden. Er wird dem Spiel sehr bald ein Ende setzen.

Mit der Kenntnis der Sehschärfe zurzeit des Zitterns, die man auch objektiv nach dem ganzen Befund einigermassen abschätzen kann, hat man eine wichtige, aber für sich allein noch nicht genügende Grundlage für die Beurteilung der Arbeitsfähigkeit. Es kommt nun zunächst weiter auf die Ausdehnung des Zitterns über das Blickfeld an. Einer, der nur bei starker Blickhebung von Augenzittern befallen wird, ist unvergleichlich besser daran, als ein anderer, der bei keiner Blickrichtung von ihm verschont bleibt. Es ist ferner zu berücksichtigen, ob das Zittern kontinuierlich oder intermittierend, ob es nur im Dunkeln oder auch im Hellen, ob es nur bei anstrengender Tätigkeit, z. B. in gebückter Haltung, oder auch bei ruhigem Verhalten auftritt. Am schlimmsten ist daran, wer schnelles, starkes, kon-

---

[1]) Das Sehen bei angeborenem Zittern ist öfter Gegenstand der Untersuchung gewesen. Scheinbewegungen fehlen hier. Die Sehschärfe ist gewöhnlich herabgesetzt, und der binokulare Sehakt nicht vorhanden [vgl. Lafon (202)]. Ich beobachtete einen 36 jährigen Schneider mit kleinschlägigem, angeborenem Rucknystagmus von $^1/_2$ mm Ausschlag und mit ungefähr 120—140 Zuckungen in der Minute, der fast normale Sehschärfe hatte und während des Zitterns die Fallprobe bestand. Das ist jedoch eine seltene Ausnahme und nur möglich bei vollkommen assoziiertem Nystagmus.

tinuierliches, bis zu tiefer Blicksenkung sich erstreckendes Zittern bei ruhiger Haltung im Tageslicht hat.

Die letzten in Tabelle 21 aufgeführten Leute befanden sich meines Erachtens in einem geradezu qualvollen Zustand. Dass sie dabei Grubenarbeit verrichten, ist für mich unbegreiflich und stellt ihrer Willenskraft ein glänzendes Zeugnis aus. Die Erklärung ist in der dira necessitas zu suchen. Fall 105 z. B., der zu den schlimmsten von mir beobachteten Fällen gehört und bereits viele Jahre an Augenzittern leidet, mehrfach gefeiert hat und invalidisiert worden ist, hat sich 1913 bei der Arbeit untertage einen Finger abgehauen. Er sagte, es sei kein Spass, mit Augenzittern in der Grube zu arbeiten. Man tue es, solange es gehe. Ein anderer zeigte mir seine blutunterlaufenen Fingernägel.

Zu den vom Augenzittern selbst abhängigen Folgen für den Sehakt kommt noch die Belästigung durch den Lidkrampf, die bei starker Ausbildung recht schlimm ist; ferner die durch das Kopf- und sonstige Körperzittern, endlich die durch die Herabsetzung des Lichtsinns.

Zum Schluss gebe ich eine Statistik über die Zahl der Krankfeiernden und Invalidisierten aus meiner Praxis während der Jahre 1908—1914 (Tab. 22). Um gleichzeitig den Einfluss der Jahreszeit auf das Augenzittern, worauf ich später näher eingehen will, festzustellen, habe ich in diese Statistik nur die Leute aufgenommen, die einzig und allein des Zitterns wegen zu mir kamen. Es kommt ja auch vor, dass Leute zunächst wegen einer Verletzung oder Entzündung in Behandlung treten und nach deren Heilung wegen Augenzitterns sich entschliessen, weiter zu feiern. Ihre Zahl ist aber gering. In sechs Jahren feierten also 521 und wurden invalidisiert 307 Bergleute wegen Augenzitterns bei einer Belegschaft von etwa 15000 Mann. Bedenkt man, dass die Krankfeierzeit fast immer mehrere Monate, bei den später Invalidisierten aber in der Regel ein halbes Jahr, die Invaliditätsdauer aber durchschnittlich zwei Jahre beträgt, so erkennt man den grossen Verlust an Verdienst für die Bergleute und an produktiver Arbeit für die Werke.

Zusammenfassung. Die Frage der Arbeitsfähigkeit der Augenzitterer ist ein Problem, wie es schwieriger dem ärztlichen Gutachter in der sozialen Medizin nicht gestellt wird. Es ist unumgänglich notwendig, sie restlos zu klären, bevor den Kranken durch Ausdehnung der Unfallversicherung auf gewisse Gewerbekrankheiten im Sinne des bekannten Antrags eine Entschädigung gewährt werden soll. Um grosse Ungleichheiten in der Beurteilung seitens der einzelnen Gutachter zu

Tabelle 21.

Listen-Nr.	Zahl in der Minute	Amplitude		Schwingungs-
		R.	L.	R.
712		klein	klein	schräg
679		„	etwas grösser	„
648	260	mittel	„	Raddrehung
738		„	mittel	ungeordnet, bald schräg, bald
560		klein	klein	schräg ellipsenförmig mit U.
680	168	ziemlich gross	ziemlich gross	schräg ellipsenförmig gegen U.
436	langsam	„	kleiner	Raddrehung
420	272,5	mittel	mittel	schräg
734	300	„	„	wagerecht
205		„	„	schräg
469		gross	gross	schräg ellipsenförmig gegen U.
481		?	?	senkrecht mit heftigstem
676		gross	gross	schräg ellipsenförmig
691	336	mittel	grösser	kreisförmig mit U.
683		gross	gross	kreisförmig gegen U.
678		sehr gross	sehr gross	schräg
299	312	„	„	kreisförmig mit U.
681		„	„	ganz
105		„	„	Raddrehung
744	270	„	„	schräg ellipsenförmig gegen U.

Tabelle 22. Arbeitsunfähigkeit

	1908		1909		1910		1911	
	krank-feiernd	invali-disiert	krank-feiernd	invali-disiert	krank-feiernd	invali-disiert	krank-feiernd	invali-disiert
Januar			5	4	10	6	8	7
Februar			11	5	15	11	19	13
März			7	4	9	5	6	4
April			7	6	9	4	7	4
Mai			13	8	14	9	8	6
Juni			13	10	16	7	14	10
Juli	7	5	12	9	12	9	10	9
August	9	8	5	5	8	5	6	1
September	4	4	14	13	5	4	5	2
Oktober	6	6	6	5	11	8	9	2
November	7	6	10	9	6	6	6	3
Dezember	12	7	18	17	9	8	2	0
Gesamtzahl	45	36	121	95	124	82	100	61

vermeiden, müssen ganz präzise Richtlinien aufgestellt werden, die den grossen Verschiedenheiten des Leidens von Fall zu Fall Rechnung tragen.

Die Arbeitsunfähigkeit der Augenzitterer kann nach zwei Ge-

Tabelle 21 (Fortsetzung).

richtung L.	Zittern bleibt ↓ bis	Sehschärfe bei Augenzittern		Sehschärfe bei Augen-ruhe	
		R.	L.	R.	L.
schräg	starke Senkung	$^4/_{10}$	$^4/_{11}$	$^4/_4$	$^4/_8$
„	— 38°	$^4/_{10}$	$^4/_{12}$	$^4/_4$	$^4/_4$
„	— 13°	$^4/_{11}$	$^4/_{18}$	$^4/_4$	$^4/_4$
kreisförmig gegen U.	starke Senkung	$^4/_{12}$	$^4/_{24}$	$^4/_4$	$^4/_4$
schräg	— 4°	$^4/_{18}$	$^4/_7$	$^4/_4$	$^4/_4$
kreisförmig gegen U.	— 42°	$^4/_{12}$—$^4/_{15}$—$^6/_{30}$	$^4/_{10}$—$^4/_{18}$—$^6/_{30}$	$^4/_4$	$^4/_4$
Raddrehung		$^4/_{24}$	$^4/_{12}$	$^4/_4$	$^4/_5$
schräg	tiefe Senkung	$^4/_{24}$	$^4/_{24}$	$^4/_4$	$^4/_4$
wagerecht	Senkung	$^4/_{24}$	$^4/_{24}$	$^4/_4$	$^4/_7$
schräg ellipsenförmig gegen U.	— 40°	$^4/_{24}$	$^4/_{36}$	$^4/_{10}$	$^4/_8$—$^4/_7$
„	— 65°	$^6/_{50}$	$^6/_{50}$	$^4/_4$	$^4/_4$
schräg					
Lidkrampf	?	$^6/_{50}$	$^6/_{50}$	$^4/_5$	$^4/_8$
gegen U.	— 30°	Finger : 6 m	Finger : 4 m	$^6/_6$	$^6/_6$
senkrecht	— 29°	„ : 4 „	$^4/_{18}$	$^4/_4$	$^4/_4$
kreisförmig gegen U.	— 42°	„ : 4 „	Finger : 4 m	$^4/_{12}$	$^4/_4$
schräg	— 63°	„ : 3 „	„ : 4 „	$^4/_{18}$	$^4/_4$
schräg ellipsenförmig mit U.	— 41°	„ : 3 „	„ : 4 „	$^4/_5$	$^4/_5$
ungeordnet	— 36°	„ : 3 „	„ : 3 „	$^6/_{10}$	$^6/_{10}$
Raddrehung	nie Ruhe	Fing.:$1^1/_2$-2m	Fing.:$1^1/_2$-2m	$^6/_{15}$	$^6/_{15}$
schräg ellipsenförmig gegen U.	— 48°	Finger : $^3/_4$ m	Finger : $^3/_4$ m	$^4/_4$	$^4/_4$

und Invalidität.

1912		1913		1914		Gesamtzahl der Krankfeiernden		Gesamtzahl der Invalidisierten	
krank-feiernd	invali-disiert	krank-feiernd	invali-disiert	krank-feiernd	invali-disiert		%		%
5	3	6	1	4	1	38	7,3	22	7,2
11	3	3	2	5	1	64	12,3	35	11,4
23	4	6	1	6	3	57	10,9	21	6,9
3	0	3	1	3	0	32	6,1	15	4,9
6	2	1	0	1	0	43	8,3	25	8,2
4	0	5	0	11	2	63	12,1	29	9,5
3	1	2	0			46	8,8	33	10,8
1	1	2	0			31	6,0	20	6,5
0	0	1	0			29	5,6	23	7,5
4	2	2	1			38	7,3	24	7,8
1	0	7	3			37	7,1	27	8,8
1	1	1	0			43	8,3	33	10,8
62	17	39	9	30	7	521		307	

sichtspunkten betrachtet werden: unter Berücksichtigung der Gruben-arbeit einerseits, des allgemeinen Arbeitsmarktes anderseits. Die Arbeit in der Grube, besonders die der Hauer, bietet dem Augenzitterer die ungünstigsten Bedingungen. Im Einzelfall muss man sich fragen, in welchem Grade steht er bei seiner Beschäftigung unter der Einwirkung seines Leidens, und wie beeinflusst es seinen Sehakt? Ein Teil der Augenzitterer ist in einem gewissen Stadium gewiss fähig, Grubenarbeit zu verrichten. Es fragt sich nur, ob es nicht wünschenswert ist, sie aufzugeben wegen der Gefahr der Verschlimmerung, bzw. wann die Gefahr besteht, dass sich so ausserordentlich bösartige Formen des Augenzitterns entwickeln, wie sie früher durch einzelne Beispiele bezeichnet worden sind.

Was die Tauglichkeit der Augenzitterer zur Arbeit übertage angeht, so gibt es einzelne Fälle von so schwerem Augenzittern, dass sie zu jeglicher, auch nur mässige Anforderungen an das Sehen stellenden Verrichtung wenigstens einige Monate lang vollkommen unfähig sind. Ein anderer Teil ist bei der Arbeit übertage mehr oder minder behindert. Sehr viele Augenzitterer sind aber zu jeglicher Beschäftigung im Tageslicht tauglich.

5. Behandlung.

Der Stand der Behandlung des Augenzitterns ist zurzeit noch nicht erfreulich. Aufgabe der Zukunft ist es, das bisher Gebräuchliche auf seinen Wert zu prüfen und nach Besserem zu suchen. Die Wahl geeigneter Gegenmittel wird erst möglich sein, wenn über das Wesen der Krankheit Klarheit geschaffen ist. Während man sie früher für ein Ermüdungszeichen ansah, haben die neueren Forschungen wohl ergeben, dass sie ein Reizsymptom ist, weshalb ich in erster Linie Beruhigungsmittel vorschlage.

Von Medikamenten werden bis jetzt die Tonica wie Strychnin, Eisen, Chinin (Dransart, Nieden, Snell), Beruhigungsmittel wie Brom (Nieden, Snell), Atropin und Eserin (Romiée), die Hypophosphite (Tomlin) und die Ameisensäure (Arch. Stanley Percival) verordnet. Ein Beweis für ihre Wirksamkeit ist in der Literatur nicht zu finden. Er kann auf zwei Wegen beigebracht werden, durch den Einzelversuch und die Statistik. Den ersten habe ich seit 1913 beschritten (181), indem ich, ausgehend von dem bekannten beruhigenden Einfluss des Alkohols, eine Reihe ihm chemisch verwandter Stoffe, welche zur Gruppe der Sedativa und Hypnotica gehören, durchprüfte. Es zeigte sich, dass manche schon in kleinen Gaben von 0,25—0,5 schweres Augenzittern vorübergehend vollständig unterdrücken, bei andern weniger gut, bisweilen in diesen Mengen auch gar nicht wirken. Man vergleiche darüber S. 158. Damit wäre ihre zeitweise Darreichung angezeigt, indem es ärztliche Aufgabe ist, Beschwerden zu lindern, die bei schlimmem Augenzittern recht gross sind. Die Kernfrage aber ist, ob sie sich zu längerer Darreichung eignen, und ob sie fähig sind, das Leiden abzukürzen. Aus der beruhigenden Wirkung im Einzelversuch kann man dies nicht ohne weiteres schliessen. Denn es ist sicher, dass der Alkohol sich zur Behandlung nicht nur nicht eignet, wenn er auch das Zittern zeitweise aufhebt, sondern direkt schädlich ist, indem er den labyrinthären Reizzustand verschlimmert und wahrscheinlich auch den Lichtsinn abstumpft. Man kann aber entgegenhalten, dass die Hemmung des Augenzitterns im Einzelversuch bei manchen Sedativa schon nach kleinen, beim Alkohol aber erst nach ganz beträchtlichen Gaben eintritt. Ferner lässt man sich in der übrigen Heilkunde ja auch nicht abhalten, von diesen Mitteln trotz ihrer Beziehungen zum Alkohol recht umfangreichen Gebrauch zu machen. Kleine Änderungen im Molekül ändern eben die physiologische Wirkung. Aus der grossen Reihe der Sedativa und Hypnotica, die früher angeführt sind, scheint sich vor allem das Adalin, eine Verbindung von Brom, Harnstoff und Äthylgruppen, für längere Verordnung zu eignen. Es liegt darüber bereits eine grössere Literatur vor, die seine Unschädlichkeit feststellt. Ich erwähne daraus nur, dass Gudden (Münch. med. Wochenschr. 1912. Nr. 2) es als ideales Sedativum und Hypnoticum für die allgemeine Nervenpraxis bezeichnet, und es unter anderem auch bei motorischen Erregungen (Manie, Dementia praecox) anwendet. Wenn eine sedative Wirkung gewünscht wird, gibt er 3—4 × tgl. 0,25—0,5 in kaltem Wasser (langsame Resorption), als Schlafmittel 1—1,5 auf einmal in heissem Getränk. Das Adalin wird rasch wieder aus dem Organismus entfernt. Es sei noch bemerkt, dass bei zu klein gewählten Dosen bei fast allen bekannten Hypnotica dem Schlaf ein Excitationsstadium vorausgeht.

Ich habe den Leuten zunächst für 14 Tage 10 Tabletten à 0,5 verordnet, und zwar monatelang, zum Teil mit Pausen, mit der Bestimmung, zunächst täglich $2 \times \frac{1}{2}$ Tablette zu nehmen. Sie nahmen es gern, was auch daraus hervorging, dass manche es sich später, wie ich in Erfahrung brachte, aus eigenen Mitteln kauften. Ich hatte den Eindruck, dass sich einzelne Fälle überraschend schnell besserten, andere wieder nicht. Ich betone aber gleich, dass ich zunächst das Adalin durchaus noch nicht empfehle. Die Beurteilung einer Arzneiwirkung auf ein so wechselndes, sprunghaftes Leiden, wie das Augenzittern, dessen spontaner Verlauf in keinem Falle sich mit einiger Sicherheit voraus berechnen lässt, ist ausserordentlich schwierig und kann nicht kritisch genug sein, wenn man nicht den Fehler machen will, eventuell ein nutzloses oder schädliches Mittel in die Behandlung des Augenzitterns einzuführen. Ein sicheres Urteil lässt sich meines Erachtens nur in folgender Versuchsanordnung gewinnen. Man gebe z. B. dem einen Augenzitterer Strychnin, dem zweiten Brom, dem dritten Adalin, dem vierten nichts. Man stelle die Prüfung der verschiedenen Mittel bei genauester Untersuchungstechnik, und zwar nicht hintereinander, sondern gleichzeitig an, da die Jahreszeit für den Verlauf des Augenzitterns nicht gleichgültig ist. In grösseren Versuchsreihen wird sich dann der Vorrang eines Mittels vor dem andern offenbaren. Mir stand in der jetzigen Kriegszeit kein hinreichendes Material hierfür zur Verfügung, so dass ich mein Urteil auf später verschiebe. Eine Reihe Einzelbeobachtungen sind bereits früher mitgeteilt.

Vorlagerung. In meiner ersten Abhandlung habe ich die Vorlagerung der Interni bei Augenzittern empfohlen und drei Beispiele angeführt. Seither habe ich sie noch nicht wieder ausgeführt, weil es schwer ist, ältere Leute zur Operation zu überreden, weil ein Erfolg der Vorlagerung nicht sicher in jedem Fall zu erreichen ist, und besonders weil das tiefere Eindringen in das Problem gezeigt hat, dass sie nur einer nebensächlichen Indikation genügt, die nicht einmal in jedem Falle gegeben ist.

Das Licht. Unser mächtigster Bundesgenosse im Kampfe gegen das Augenzittern ist das Sonnenlicht. Früher ist eine Reihe experimenteller Belege für den beruhigenden Einfluss, den das Licht auf das Augenzittern ausübt, beigebracht.

Die Bedeutung des Lichtes tritt auch in der Statistik über die Beziehungen des Krankfeierns und der Invalidisierung zur Jahreszeit (S. 272) hervor. Ein Auszug daraus ist folgende Zusammenstellung:

	Krankfeiernde		Invalidisierte		Verhältnis der Invalidisierten zu den Krankfeiernden
	Zahl	%	Zahl	%	
Januar-März	159	30,5	78	25,5	49 %
April-Juni	138	26,5	69	22,6	50 %
Juli-September	106	20,4	76	24,8	72 %
Oktober-Dezember	118	22,7	84	27,4	71 %
	521		307		58,9 %

Der erste Teil der Statistik lehrt, dass die meisten Augenzitterer im dunkelsten Vierteljahr (Januar bis März) krankfeiern. Im zweiten Vierteljahr sinkt ihre Zahl etwas, im dritten beträchtlich, im vierten steigt sie wieder an. Die Ziffern stimmen mit denen Dransart-Llewellyns (174, S. 37) ziemlich genau überein (vgl. S. 126). Man kann daraus schliessen, dass der Ausbruch des Augenzitterns häufiger in die dunkle Jahreszeit fällt, als in die helle, und dass die Beschwerden der Kranken in der ersten am grössten sind, weshalb sie sich zum Krankfeiern gezwungen sahen.

Weiter lassen sich auch Unterschiede erkennen, wenn man das Verhältnis der Invalidisierten zu dem Krankfeiernden betrachtet. Es ist von Juli bis Dezember fast um die Hälfte grösser, als von Januar bis März. Nehmen wir an, dass die Rückbildung des Augenzitterns in der zweiten Hälfte der Krankfeierzeit (26 Wochen) anfängt, so scheint sie sich schneller zu vollziehen, wenn diese Periode mit der hellen Jahreszeit (April bis September) zusammenfällt, so dass die Leute, die von Januar bis Juni anfangen zu feiern, eher Aussicht haben, an der Invalidität vorbeizukommen, als die übrigen. Doch sind das noch Vermutungen, die an einem grösseren Beobachtungsmaterial zu kontrollieren wären.

Wir müssen also den Augenzitterern raten, sich möglichst oft und möglichst lange dem heilsamen Einfluss des Sonnenlichtes auszusetzen, und werden uns darin nicht beirren lassen, wenn einzelne über Belästigung durch grelle Beleuchtung klagen.

6. Verhütung.

Die Verhütung des Augenzitterns ist in Anbetracht seiner Verbreitung, seiner Einwirkung auf Wohlbefinden und Arbeitsfähigkeit, seiner Langwierigkeit ein wichtiges soziales, technisches und finanzielles Problem. Können nun auf Grund der bisherigen Forschungsergebnisse bestimmte Vorschläge in dieser Hinsicht gemacht werden? Ja. Vorbeugende Massregeln können an zwei Punkten angreifen, nämlich an den inneren (Veranlagung) und den äusseren (Arbeitsbedingungen) Ursachen.

Die Veranlagung ist früher durch die Formel $V = \dfrac{O}{L}$ ausgedrückt worden, worin $O =$ Ohrlabyrinthreizung, $L =$ Lichtsinn ist. O kann bis jetzt noch nicht näher umschrieben werden. L ist im allgemeinen eine angeborene, mit dem Lebensalter sinkende Grösse. Es scheint, dass sie durch Alkoholmissbrauch ungünstig beeinflusst wird, ebenso wie der Reizzustand des Labyrinths. Eine grosszügige Bekämpfung des Alkoholismus würde also auch hier Segen stiften.

Die Frage, ob junge Leute mit niedrigem Lichtsinn von der

Grubenarbeit auszuschliessen sind, ist ernster Erwägung wert, jetzt aber noch nicht spruchreif, abgesehen davon, ob es technisch möglich ist, diese langwierige Untersuchung in grösserem Umfange durchzuführen. Durch Verarbeitung eines grösseren Materials muss erst noch eine breitere Grundlage gewonnen werden. Wertvoll scheint es mir da, zunächst mal die Söhne der Augenzitterer, wenn sie sich zur Grubenarbeit melden, zu untersuchen. Wenn auch das Zittern selbst nicht vererbt werden kann, so ist doch mit Rücksicht auf die Häufung des Leidens in einzelnen Familien eine Vererbung der Veranlagung, z. B. in bezug auf niedrigen Lichtsinn, durchaus wahrscheinlich.

Die äusseren Ursachen des Augenzitterns ($A =$ Arbeitsbedingungen) kann man auf eine der Veranlagung entsprechende Formel bringen, nämlich:

$$A = \frac{R}{B},$$

worin R die Summe der das Labyrinth reizenden Faktoren, B die Beleuchtung darstellt. Zu R gehören gemäss gewissen Eigenschaften des Augenzitterns ohne Zweifel das Bücken in den niedrigen Querschlägen und Flözen und die Erschütterungen des Körpers beim Hacken der Kohle. Sie sind unvermeidbar; es sei denn, dass manche menschliche Leistung noch durch Maschinenkraft ersetzt werden kann.

Der ungemein wichtige Anteil der Beleuchtung an der Erzeugung des Augenzitterns ist durch umfangreiche Untersuchungen, besonders englischer Ärzte, sicher gestellt.

Court (vgl. S. 47) fand schon 1891 z. B., dass von Bergleuten, die mit Sicherheitslampen arbeiteten, fast der dritte Teil, von denen, die sich der Fackeln oder Kerzen bedienten, fast niemand erkrankt.

Butler (161) und andere haben bestätigt, dass der Nystagmus in Gruben mit offenem Licht fast unbekannt ist. Deshalb sprach sich der Kongress englischer Augenärzte in Oxford 1912 dahin aus, dass the charakter of the illumination is the chief factor in the production of Coal miners' Nystagmus (Riseley, 167, S. 9).

In hiesigen Gruben ist schon lange die Wolfbenzinlampe in Gebrauch, so dass hier Vergleiche nicht möglich sind. Die Beobachtung des Augenzitterns lehrt aber auch uns mit aller Deutlichkeit, dass jede Verbesserung der Beleuchtung die Häufigkeit des Leidens einschränken wird. Die Erfahrungen der englischen Ärzte geben uns gewisse Fingerzeige, welchen Umfang die Verbesserung der Grubenbeleuchtung haben muss, wenn sie wirksam sein soll. Butler (161) gibt die Stärke eines offenen Lichts, z. B. einer Talgkerze auf $80^0/_0$, die einer reinen Sicherheitslampe auf $44^0/_0$ einer Normalkerze an. Llewellyn (174, S. 55) schätzt die Beleuchtung in einer Grube mit Kerzen 5—10 $\times$ höher, als in einer solchen mit Sicherheitslampen. Nun könnte man einwenden, dass unsere Wolfbenzinlampe bereits eine Stärke von 1,0—1,5 HK besitzt, dass aber die Zahl der Augenzitterer noch gross genug ist. Es ist aber zu erwidern, dass ihre Leuchtkraft im Laufe der Schicht durch Verschmutzung ganz beträchtlich sinkt. Alles in allem genommen scheint es mir, dass eine Grubenlampe, die auch unter ungünstigen Umständen eine Lichtstärke von etwa 2—3 HK behält, die Erkrankungsziffer des Augenzitterns beträchtlich verringern wird. Das Ideal dürfte die elektrische Grubenlampe sein, da ihre Leuchtkraft wesentlich konstanter ist, als die der Benzinlampe.

Die Haupterrungenschaften.

1. Durch Vervollkommnung des gesamten Untersuchungsverfahrens wird die Erforschung des Augenzitterns der
Bergleute auf eine sichere Grundlage gestellt. Das wich-
tigste Ergebnis ist eine einfache und zuverlässige Vorrichtung zur graphischen Registrierung der Augen- und Lidbewegungen.

2. Vorlegung einer reichhaltigen Sammlung von Kurven,
die den wechselvollen Charakter des Leidens erläutern.

3. Ausmessung der Einzelzuckung, die den Nachweis
des Phasenunterschiedes zur Folge hat.

4. Genaue Auszählung der Zuckungen in vielen Fällen.

5. Das Gesetz der Konstanz der Zuckungsdauer in einem
längeren Zeitraum unter gleichen Bedingungen bei einer
gewissen Inkonstanz aufeinander folgender Zuckungen.

6. Das Gesetz der isochronen binokularen Zuckungsdauer.

7. Der Einfluss des Lichtes auf den Muskeltonus wird
experimentell bewiesen. Er offenbart sich in einer Dämpfung des Ausschlags und in einer Herabsetzung der Dauer
der Zuckungen.

8. Die Beziehungen des Zitterns zur Blickrichtung
werden durch den Begriff des Zitterfeldes und des Differenzwinkels genauer umschrieben.

9. Experimentaluntersuchungen über den Einfluss des
Alkohols und verwandter Stoffe.

10. Die Schädigung des Lichtsinns und der Labyrinth-
funktionen durch den Alkoholismus werden wahrscheinlich gemacht.

11. Die bisherigen Kenntnisse über den Einfluss körperlicher Bewegungen werden durch eine bessere Technik
vertieft und nachgewiesen, dass bestimmte Bewegungen und
Lagen des Körpers wirksamer sind, als andere.

12. Das Anklingen eines Zitteranfalls ist durch eine Zunahme der Amplitude und Dauer der Zuckungen, das Ende durch deren Abnahme gekennzeichnet.

13. Die ersten Kurven des Lidkrampfes werden beigebracht.

14. Die Verwandtschaft des Augenzitterns der Bergleute mit dem Dunkelnystagmus der Hunde und Katzen, dem Pendelzittern bei kleinen Kindern, dem Zittern der Greise und gewissen Zittererscheinungen der Gliedmassen wird auf Grund des Ablaufs und der Zahl der Zuckungen, zum Teil mit Hilfe der Registrierung, nachgewiesen.

15. Auf der Grundlage des gesammelten Stoffes wird eine wohlbegründete Theorie des Augenzitterns der Bergleute entwickelt, und zwar:

<blockquote>

a) Das Zittern wird als eine mangelhafte Tetanisierung einzelner Muskeln, bzw. Muskelgruppen, die sich infolge von Lichtmangel entwickelt, gedeutet;

b) der labyrinthäre Ursprung des Augenzitterns der Bergleute, der von einigen früheren Forschern schon behauptet, aber nicht bewiesen ist, wird mit hinreichenden Gründen sichergestellt;

c) das Bestehen einer Hemmungsinnervation der Augenmuskeln von seiten des Grosshirns wird graphisch nachgewiesen.

</blockquote>

16. Die ersten Versuche, das Dunkelzittern der Tiere durch Zerstörung des Labyrinths zu beseitigen, werden unternommen, aber noch nicht ganz zum Abschluss gebracht.

17. Die Veranlagung zum Augenzittern wird der Labyrinthreizung direkt, dem Lichtsinn umgekehrt proportional gesetzt.

18. Die schädlichen Arbeitsbedingungen bestehen in den Faktoren, die das Labyrinth reizen, und in der mangelhaften Grubenbeleuchtung.

19. Für eine Verhütung des Augenzitterns bietet eine Verbesserung der Grubenbeleuchtung günstige Aussichten.

20. Die Kenntnis der Beziehungen des Schielens zum Ohrlabyrinth wird erweitert.

Autorenverzeichnis.

Schrifttum.

1861 1) Décondé, Note sur le nystagmus. Arch. belg. de méd. u. Ann. d'ocul.
1871 2) Schröter, P., Acquirierter Nystagmus bei Bergleuten. Klin. Monatsbl.
f. Augenheilk. S. 135—138.
1874 3) Oglesby, On a peculiar form of nystagmus. Brit. med. Journ. Jan.
 4) Noël, Léon, Nystagmus intermittent. Ann. d'ocul. LXXII. p. 211.
 5) Nieden, A., Über Nystagmus als Folgezustand von Hemeralopie. Berl.
klin. Wochenschr. Nr. 47. 23. Nov.
 6) Schenkl, Adolf, Ein seltener Fall von acquiriertem Nystagmus.
Prager Vierteljahrsschr. f. prakt. Heilk. Bd. CXXII. S. 97—103.
 7) Mooren. Ophth. Mitteil. S. 109.
 8) Rode, Über den Nystagmus. Diss. Halle, Juli.
1875 9) Graefe, Alfred. Handb. d. Augenheilk. 1. Aufl. Bd. VI. S. 231.
10) Bell, Taylor Charles, Observation on Miners Nystagmus. The Lancet. 12. Juni. p. 821.
11) Snell, Simeon, Erwiderung auf vorigen Artikel. Ebenda. 10. Juli.
12) Byrom, Bramwell, Newcastle on Tyne, Case of Nystagmus in a
Coal-Miner associated with palpitation and profuse sweating. The Lancet. 27. Nov.
1876 13) Baer, Über Nystagmus der Bergleute. Deutsche med. Wochenschr.
Nr. 13. S. 147.
14) Graefe, Alfred, Nystagmus der Bergleute. Ebenda. Nr. 22. S. 260.
15) Baer, Nystagmus der Bergleute. Eine Entgegnung. Ebenda. S. 324.
1877 16) Rayaud, Essai clinique sur le nystagmus. Thèse de Paris.
17) Dransart, Du nystagmus chez les mineurs. Ann. d'ocul. T. LXXVIII.
S. 109.
18) v. Reuss, Über den Nystagmus der Bergleute. v. Graefe's Arch. f.
Ophth. Bd. XXIII, 3. S. 241.
19) Dransart, Du nystagmus chez les mineurs. Étude clinique et pathogénique. p. 48. Coccoz, Paris.
1878 20) Nieden, A., Über 40 Fälle von Nystagmus der Bergleute. Deutsche
Zeitschr. f. prakt. Medizin von Fränkel. Nr. 46.
21) — Über Nystagmus der Bergleute. Korrespondenzbl. d. ärztl. Vereine
Rheinlands und Westfalens.
22) Bell, Taylor Charles, Cases of miners' nystagmus. Lancet. Mai.
p. 644.
23) Romiée, Recherches sur le nystagmus. Le Scalpel. 7. Juli. Liège.
Auch als besondere Schrift. Paris. 77 Seiten.
24) Warlomont, E., Du nystagmus et particulièrement du nystagmus des
houilleurs. Examen critique. Presse méd. belge. Nr. 31 u. Ann. d'ocul.
T. LXXX. p. 88.
25) Romiée, Du nystagmus des houilleurs. Réponse à l'examen critique
de M. Warlomont. Presse méd. belge. Nr. 34.
26) Raehlmann, E., Über den Nystagmus und seine Ätiologie. v. Graefe's
Arch. f. Ophth. Bd. XXIV, 4. S. 237.
1879 27) Dransart, Nystagmus des mineurs. Ann. d'ocul. T. LXXXII. p. 177.
28) Wilbrand, H., Das Verhalten des Gesichtsfeldes beim angeborenen
Nystagmus und bei dem sogenannten Nystagmus der Bergleute. Klin.
Monatsbl. f. Augenheilk. 17. Jahrg. S. 125.

29) **Wilbrand, H.**, Eine physiologisch-pathologische Erklärung des Nystagmus. Klin. Monatsbl. f. Augenheilk. S. 419 u. 461.

30) **Renton**. Glasgow. Un cas de nystagmus des mineurs, erwähnt Ann. d'ocul. T. LXXXII.

1881 31) **Nieden, A.**, Über Pathogenese und Ätiologie des Nystagmus der Bergleute auf Grund von Untersuchungen von ungefähr 7500 Bergleuten. Berl. klin. Wochenschr. S. 681 und Transactions of the internat. med. Congress. London. III. p. 70.

32) **Eales**. Brit. med. Journ. p. 159.

33) **Syke**. Ebenda. 16. Juli.

1882 34) **Dransart**, Du nystagmus et de l'héméralopie chez les mineurs. Ann. d'ocul. T. LXXXVIII. p. 150.

35) **Oglesby**, Miners' Nystagmus. Transactions of the ophth. soc. of the United Kingdom. The Lancet. II. p. 103.

36) **Brailey**. Diskussion dazu.

37) **Priestley-Smith**, On miners' nystagmus. Lancet II. p. 103.

38) **Hallermann, A.**, **Eulenburg**, Handb. d. öffentl. Gesundheitspflege. Bd. II. S. 539.

1884 39) **Snell, Simeon**, Miners' nystagmus. Brit. med. Journ. II. p. 121.

40) **Priestley-Smith**. Diskussion.

41) **Snell, S.**, Miners' (collier's) nystagmus. Ebenda. p. 343.

42) **Wilbrand, H.**, Über den Nystagmus. Deutsche med. Ztg. S. 235.

1887 43) **Jeaffreson, C. S.**, Abstract of a clinical lecture on miners' nystagmus. Brit. med. Journ. 16. Juli.

44) **Bell, Taylor Charles**, Miners' nystagmus. Brit. med. Journ. II. p. 483.

45) **Taylor, Sidney J.**, Miners' nystagmus. Brit. med. Journ. II. p. 633.

1890 46) — Miners' nystagmus and the safety lamp. Brit. med. Journ. II. p. 480.

47) **Dransart**, De la suspension dans le nystagmus des mineurs et la névrorétinite. Journ. d'oculistique du Nord de la France. Nr. 2. p. 38.

1891 48) **Thompson, Tatham**, Miners' nystagmus among the South Wales colliers. Brit. med. Journ. I. p. 287. 7. Febr.

49) **Snell, S.** Diskussion dazu. Ebenda. S. 288.

50) — Nystagmus in a compositor. Ophth. Review. p. 254.

51) — Miners' nystagmus. Brit. med. Journ. I. p. 67.

52) **Dransart**, Du nystagmus des mineurs. Journ. d'ocul. du Nord de la France. p. 37. August.

53) **Snell, S.**, Le nystagmus chez un compositeur. Ebenda. p. 59.

54) — Du nystagmus des mineurs. Ebenda. p. 65. November.

55) **Ducourtieu de Méricourt**, Note sur le nystagmus de mineurs aux mines de Courrières. Ebenda. p. 85.

56) **Cocking**, Société médico-chirurgicale de Sheffield. 17. Dezember (aus Ann. d'ocul. T. CVII).

57) **Court**, A rapport of the examination of the eyes of coal miners. Brit. med. Journ. p. 78. 11. Juli.

58) **Smith, J. A.**, Miners' nystagmus. Ebenda. I. p. 476.

59) **Jones**. Ebenda. p. 519.

1892 60) **Dransart**, Sixième Contribution à l'étude du nystagmus des mineurs. Analyse critique du travail du Dr. Court. Journ. d'ocul. du Nord de la France. p. 97. Febr.

61) **Romiée**, Étude sur le nystagmus des houilleurs. Ann. d'ocul. T. CVIII. p. 21, 109, 196, 265 und Revue générale d'opht. Nr. 5.

62) — Étude sur le nystagmus des mineurs. Journ. d'ocul. du Nord de la France. p. 45. August.

63) — Étude sur le nystagmus des houilleurs. G. Bertrand, Liège.

64) **Dransart**, Travail du mineur nystagmique considéré comme cause d'accidents. Journ. d'ocul. du Nord de la France. p. 67. November.

65) — Étude sur le nystagmus des houilleurs par le Dr. Romiée. Compte rendu analytique et critique. Ebenda. p. 76.

66) **Snell, S.**, Miners' nystagmus and its relation to position at work and

— 287 —

the manner of illumination. 143 Seiten mit zahlreichen Abbildungen. Bristol: John Wright & Co. London: Simpkin, Marshall, Hamilton, Kent & Co., Lim.

67) — Miners' nystagmus. Ophth. Review. p. 382.

68) Bell, J. H., Early history of miners' nystagmus. Brit. med. Journ. II. p. 834.

69) Cocking, W. F., A case of miners' nystagmus associated with double spasmodic torticollis. Ebenda. p. 835.

70) Court, J., Defective illumination as the cause of the nystagmus and other ocular disorders observed in miners. Ebenda. p. 836.

71) Snell, S., Fatigue of ocular muscles owing to constrained attitude at work as the main cause of nystagmus. Ebenda. p. 838.

72) Hewetson, H. B., Leeds, The combined influence of attitude and deficient illumination in miners' nystagmus. Ebenda. p. 838.

73) Thompson, J. T., The importance of imperfect illumination as a factor on the production of nystagmus. Ebenda. p. 839.

74) Priestley-Smith, Attitude and deficient illumination both important factors in the production of miners' nystagmus. Ebenda. p. 840.

75) Ewald, Physiologische Untersuchungen über das Endorgan des Nervus octavus.

1893 76) Pechdo, Du nystagmus des mineurs. Recueil d'opht. p. 428.

77) Snell, Le nystagmus des mineurs et la recherche du feu grisou. Question pratique. Journ. d'ocul. du nord de la France. Mai.

78) Sherrington, Further Experimental Note on the Correlation of Action of Antagonistic Muscles. Proceedings of the Royal Society. Vol. LIII. S. 407.

1894 79) Nieden, A., Der Nystagmus der Bergleute. Wiesbaden, Bergmann. 140 Seiten mit Abbildungen.

80) v. Stein, St., Die Lehren von den Funktionen der einzelnen Teile des Ohrlabyrinths. Aus dem Russischen übersetzt von v. Krzywicki. Jena.

1895 81) Thévenon, Contribution à l'étude du nystagmus chez les mineurs. Thèse de Lyon.

1896 82) Snell, Acquired nystagmus in other occupations than that of coal mining. Ophth. Review. p. 188.

1897 83) Raudnitz, R. W., Zur Lehre vom Spasmus nutans. Jahrbuch für Kinderheilkunde. Bd. XLV. S. 145 u. 416.

84) Razemon, Contribution à l'étude des traumatismes oculaires chez les mineurs. Thèse de Lille.

1898 85) Graefe, Alfred, Motilitätsstörungen. Graefe-Saemisch. 2. Aufl. Bd. VIII.

1899 86) Sommer, R., Lehrbuch der psycho-pathologischen Untersuchungsmethoden. Berlin.

1900 87) De Lapersonne, Du nystagmus des mineurs. Echo méd. du Nord. 15. April.

88) Trombetta, E., Il nistagmo. Nuova teoria patogenetica e nuovo metodo di cura. Clinica moderna. VI. Nr. 31—35.

89) — e Ostino, Nistagmo e canali semicircolari. Studio sperimentale e clinico. Firenze, Luigi Nicolai.

1902 90) Peters, Ist der Nystagmus der Bergleute labyrinthären Ursprungs? Arch. f. Augenheilk. Bd. XLIV. S. 301.

91) Trombetta, Ulteriori esperimenti sull genesi del nistagmo. Annali di ottalm. e Lavori della clinica ocul. di Napoli. Vol. XXXI. p. 763.

92) Raudnitz, R. W., Demonstration des experimentellen Nystagmus. Verh. d. 19. Vers. d. Ges. f. Kinderh. Karlsbad. S. 131.

1903 93) Peters, Bemerkungen zu den Mitteilungen von Raudnitz über experimentellen Nystagmus. Arch. f. Augenheilk. Bd. XLVII. S. 1.

94) Raudnitz, Zu den Bemerkungen des Herrn Prof. Peters über experimentellen Nystagmus. Arch. f. Augenheilk. Bd. XLVIII. S. 99.

95) Trombetta e Ostino, Ulteriori esperimenti sulla genesi del nistagmo. Annali di Ottalmol. Vol. XXXIII. p. 694.

1904 96) Schreiber, Ein Fall von acquiriertem Nystagmus bei einem Bergmann. Münch. med. Wochenschr. S. 630.
1906 97) Reid, A. Ch., Miners' Nystagmus. Brain. p. 363.
1907 98) Bárány, Physiologie und Pathologie des Bogengangapparates. Leipzig
und Wien.
99) Horn, Über Dunkeladaptation bei Augenhintergrundserkrankungen.
Inaug.-Diss. Tübingen.
100) Nuel, Du nystagmus des houilleurs. Bulletin de l'académie royale
de méd. 27. VII.
101) Peters, Is miners' nystagmus of labyrinthine origin? Archives of
Ophthalmology. Vol. XXXVI. Nr. 5.
102) Bielschowsky, Motilitätsstörungen. Graefe-Saemisch. II. Aufl.
1908 103) Hirsch, Willkürlicher Nystagmus. Zentralbl. f. prakt. Augenheilk.
S. 106.
104) Nuël, Du nystagmus des houilleurs. Bulletin de la Société Belge
d'Ophtalmologie Nr. 24. p. 40.
105) Pohl, Quelques considérations sur le nystagmus des mineurs. Ebenda.
p. 50.
106) Dastot, H., Coppez, Bettrémieux, Leplat, Nuël, Rutten,
van der Straeten, Pohl. Ebenda in der Diskussion. S. 53—59.
107) Dransart et Faméchon (Somain), Du nystagmus professionell des
mineurs au point de vue médicolégal. — Erreurs à éviter dans les exper-
tises nécessitées par les accidents du travail chez les mineurs. Ebenda.
p. 59—86.
108) — Contribution à l'étude du nystagmus des mineurs. Bruxelles, Hayez.
54 Seiten.
109) Romiée, Du nystagmus des houilleurs. Bulletin de la Société Belge
d'ophtalmologie. Nr. 25. p. 68.
110) Coppez, H., Rutten, Romiée, Nuël, Delantsheere, Peeters,
van der Straeten. Ebenda in der Diskussion. S. 85—109.
111) Rutten, Présentation de malades nystagmiques. Société belge d'Ophtalmologie. 26. IV.
1909 112) Joteyko, La pathogénie du nystagmus des mineurs. Théorie ner-
veuse. Extrait de revue psychologique fasc 2.
113) Sauvineau, Encycl. franç. d'ophtalmologie. VIII.
114) Bárány, Zur Theorie des Bogengangapparates. Zeitschr. f. Sinnes-
physiologie.
115) Stassen, Un cas grave de nystagmus. Société médico-chirurgicale de
Liége. 1. VII.
116) Benoit et Stassen, Nystagmus professionnel intermittent greffé sur
une irritation anormale du labyrinthe. Société médico-chirurgicale de
Liége. 4. XI.
117) Levinsohn, Über die Beziehungen der Grosshirnrinde beim Affen
zu den Bewegungen des Auges. v. Graefe's Arch. f. Ophth. Bd. LXXI.
S. 313.
118) Stargardt, Über Störungen der Dunkeladaptation. v. Graefe's Arch.
f. Ophth. Bd. LXXIII. S. 77—164. 14. XII.
119) Dransart, Notice sur le nystagmus des mineurs dans le nord de la
France. Extrait des Comptes Rendus de l'Association Française pour
l'Avancement des Sciences. Paris.
120) — Pathogénie du nystagmus des mineurs. (Soc. d'opht. de Paris.) Recueil
d'opht. p. 99.
121) Romiée, Du nystagmus des mineurs. (Soc. Belge d'opht.) Revue générale d'opht. p. 359.
122) — Nouvelles recherches sur le nystagmus des houilleurs. (Soc. franç.
d'opht. de Paris.) Recueil d'opht. p. 63.
123) Butler, T. Harrison, Miners' Nystagmus. The Ophthalmoscope. p. 524.
124) Buys et Coppez, Tracés graphiques du nystagmus. (Bericht über d.
Verhandl. d. ophth. Sektion des XVI. intern. med. Kongresses in Buda-
pest.) Zeitschr. f. Augenheilk. S. 265.

125) Buys de Coppez, Graphic records of nystagmus. Ophthalmoscope. p. 808.

126) Snell, Untersuchungen über die Fähigkeit nystagmuskranker Bergleute, die sog. „Wetterhaube" an der Schutzlampe zu erkennen. Presidents Address to the 76 Annual Meeting of the British Med. Assoc. Sheffield. 1908. Referat in ärztl. Sachverständigen-Zeitung. Nr. 7.

127) Rutten, Névrose nystagmique provoquée par un traumatisme. Bullet. de la Soc. belge d'opht. 28. Nov.

1910 128) Bartels u. Ziba, Über Regulierung der Augenstellung durch den Ohrapparat. v. Graefe's Arch. f. Ophth. Bd. LXXVI, 1. S. 1.

129) Bartels, Über Regulierung der Augenstellung durch den Ohrapparat. II. (Weitere Mitteilung.) Schielen und Ohrapparat. Ebenda. Bd. LXXVII, 3. S. 531.

130) Coppez, H., La nystagmographie. Arch. d'opht. XXX. p. 693.

131) Hirsch, Die Berufskrankheiten des Auges. Wiesbaden, Bergmann.

132) Percival, Arch. Stanley, Miners' nystagmus and formic acid. Ophth. Review. p. 229.

133) Ohm, Joh., Akkommodationskrampf und Augenzittern der Bergleute. Klin. Monatsbl. f. Augenheilk. Bd. XLVIII, 1. S. 608.

134) Ohlemann, Miners' nystagmus and formic acid. Ophth. Review. p. 340.

135) Weekers, L., Recherches sur l'adaptation rétinienne des houilleurs et des nystagmiques. Arch. d'opht. Dec.
— Nystagmus professionnel et névrose. Clinique Ophth. p. 538.

136) Benoit et Stassen, Quelques notes sur le nystagmus des houilleurs. Société médico-chirurgicale de Liége. 3. III.

137) Stassen, Quelques notes sur le nystagmus des houilleurs. Extrait du bulletin médical des accidents du travail. 15. III.

138) Behr, Der Reflexcharakter der Adaptationsvorgänge, insbesondere der Dunkeladaptation und deren Beziehungen zur topischen Diagnose und zur Hemeralopie. v. Graefe's Arch. f. Ophth. Bd. LXXV. S. 201 bis 283.

139) Rutten, Contribution à l'étude pathogénique du nystagmus des houilleurs. Communication faite à la Société belge d'ophtalmologie. Mai.

140) — Présentation d'un houilleur nystagmique. Communication faite à la société belge d'ophtalmologie. 25. IX.

141) Dransart et Famechon, Sur le nystagmus des mineurs dans le bassin houiller du nord de la France pendant des années 1908—1909. Société belge d'ophtalmologie. 25. IX.

142) Rutten, Présentation de deux houilleurs atteints de névrose nystagmique aiguë provoquée par traumatisme et d'un houilleur nystagmique grave non accidenté. Extrait du bulletin médical des accidents du travail.

143) Nagel, Zwei Apparate für die augenärztliche Funktionsprüfung. Zeitschr. f. Augenheilk. Bd. XVII, H. 3.

144) Rutten, Contribution à l'étude pathogénique du nystagmus des houilleurs. Imprimerie médicale et scientifique. L. Severeyns, Bruxelles, rue botanique 34.

145) Actes du IIe congrès international de maladies professionnelles. Bruxelles, 10—14. IX.
Séance du 12. IX. Le nystagmus des houilleurs. Discussion: Libert, Roger, Rutten, Lindemann, Dransart, Stassen, Weekers, Declerfayt, Giglioli, Shufflebotham.
Rapports et communications.
Moret, Contribution à la pathogénie du nystagmus des houilleurs.
Nuel, Rapport sur le nystagmus des houilleurs.
Romiée et Thibert, Du nystagmus des houilleurs.

1911 146) Orlando Orlandini, Studi sulle anomalie dei movimenti associati degli occhi e sul nistagmo. Ospitale civile di Venezia. Pavia.

147) Bielschowsky, Über angeborene und erworbene Blickfelderweiterungen. Ophth. Ges. in Heidelberg.

148) L. u. R. Hessberg, Gutachtliche Betrachtung zur Entstehungszeit

des sogenannten Nystagmus der Bergleute. Zeitschr. f. Versicherungs-medizin. Nr. 10.

149) Rutten, Contribution à l'étude pathogénique du nystagmus des houilleurs. L'écho médical. 17. IX.

150) — Quels sont les signes qui différencient le nystagmus des mineurs des autres nystagmus? Société belge d'ophtalmologie. 26. XI. Diskussion: Coppez.

151) — Contribution à l'étude pathogénique du nystagmus des houilleurs. L'écho médical du nord. Lille.

152) Province de Liége, La lutte contre les maladies professionnelles, le nystagmus des houilleurs. Imprimerie industrielle et commerciale, Liége, Math. Thone, rue de la commune 13.

153) Bartels, Über Regulierung der Augenstellung durch den Ohrapparat. Mitteilung III. Kurven des Spannungszustandes einzelner Augenmus-keln durch Ohrreflexe. v. Graefe's Arch. f. Ophth. Bd. LXXVIII, 1. S. 129.

154) Bartels u. Shin-izi-Ziba, Über Regulierung der Augenstellung durch den Ohrapparat. IV. Mitteilung. Die stärkere Wirkung eines Ohrapparates auf das benachbarte Auge. v. Graefe's Arch. f. Ophth. Bd. LXXX, 2. S. 207.

155) Freund, E., Der Nystagmus der Bergleute. Prag. med. Wochenschr. Nr. 21. S. 265.

156) Tomlin, Herbert, Coal-Miners' nystagmus. The Medical Chronicle. Octob.

157) Raudnitz, R. W., Versuche über experimentellen Spasmus nutans und über die Einwirkung von Harnzersetzungsprodukten auf junge Hunde. Jahrbuch für Kinderheilkunde. Bd. LXXIII, 3. S. 259.

1912 158) Benoit, L'hyperesthésie du labyrinthe est la cause du nystagmus des ouvriers houilleurs. La presse oto-laryngologique, Belge. Mars.

159) Ohm, Neues über das Augenzittern der Bergleute. 29. Vers. rhein.-westf. Augenärzte in Essen am 9. Juni. Siehe Klin. Monatsbl. f. Augenheilk. Juli.

160) Court, Report of the examinations of the eyes of coal-miners wor-king in collieries. Sheffield.

161) Butler, Miners' nystagmus (The opening address in a discussion on miners' nystagmus at the Oxford ophthalmological congress). 19. VII.

162) Court, Miners' nystagmus. Ebenda.

163) Elworthy, Colour and light in relation to miners' nystagmus. Ebenda.

164) Llewellyn, On miners' nystagmus. Ebenda.

165) Cridland, Coal-miners' nystagmus. Ebenda.

166) Browne and Mackenzie, The etiology and treatment of miners' nystagmus. British medical journal. 5. X.

167) Stanley Riseley, Address to the Sheffield and District Medical and Surgical Society, at Sheffield. 10. X. 1912.

168) Grégoire, Maladies professionnelles, rapport de la commission spé-ciale. Au conseil provincial. 11. X.

169) Ohm, Das Augenzittern der Bergleute, sein Krankheitsbild und seine Entstehung dargestellt an mehr als 500 selbst beobachteten Fällen. v. Graefe's Arch. f. Ophth. Bd. LXXXIII, 1. S. 1—98 und Sonder-ausgabe bei Engelmann, Leipzig. Oktober.

170) Dransart et Vanhoutte, Du nystagmus des mineurs. Discussion: Coppez, Benoit, Moret, van Lint, Moret, Dransart. Bulletin de la société belge d'ophtalmologie. 24. XI.

171) Coppez, Sur le nystagmus des houilleurs. Journal médical de Bru-xelles. Nr. 49. 5. XII.

172) Rothfeld, Beitrag zur Kenntnis der Abhängigkeit des Tonus der Extremitätenmuskeln von der Kopfstellung. Versuche mit Narkose. Arch. f. d. ges. Physiol. CXLVIII.

173) Rothfeld, Über den Einfluss akuter und chronischer Alkoholvergif-tung auf die vestibularen Reaktionen. Neurol. Zentralbl. Nr. 11.

— 291 —

174) Llewellyn, Miners' nystagmus, its causes and prevention. London, Nov.
175) Court, Defective illumination as the cause of nystagmus and other ocular disorders observed in miners. Sheffield, July.
176) — Miners' nystagmus. Sheffield.
177) Sonntag und Wolff, Anleitung zur Funktionsprüfung des Ohres.
178) Rodger, Miners' nystagmus.
1913 179) Une maladie professionnelle type: Le nystagmus des houilleurs. Concours médical. Nr. 3. p. 156. 19. I.
180) „Verhandlungen" des Reichstages, 5. II. und des preuss. Abgeordnetenhauses, 1. III.
181) Diskussion zu 159. Stülp, Hessberg, Ohm. 30. Vers. rhein.-westf. Augenärzte in Düsseldorf am 9. Februar. Siehe Klin. Monatsbl. f. Augenheilk. März.
182) Butler, Referat, Ophthalmoscope, Februar und April. S. 263.
183) Coppez, Le nystagmus (Tremblement oculaire). Paris, Steinheil.
184) Dransart, Notes sur le nystagmus des mineurs. Société franç. d'opht. Mai.
185) Dransart et Vanhoutte, Notes sur la force de fusion des muscles oculaires. Extrait de l'ophtalmologie provinc. Juin.
186) Ohm, Einige Probleme in der Erforschung des Augenzitterns der Bergleute. Vortrag gehalten in der rhein. Ges. f. wissenschaftl. Forschung in Bonn. 1. VI.
187) Buys, Contributo allo studio del nistagmo da rotazione. Congresso della società italiana. 17.—21. IX. 1912.
188) Rothfeld, Die Physiologie des Bogengangapparates. Ges. deutscher Naturforscher und Ärzte. IX.
189) — Über die Wirkung einiger Körper aus der Gruppe des Chloroforms auf die vestibularen Augenreflexe. Arch. f. d. ges. Physiol. Bd. CXLIX.
190) Ohm, Ein Beitrag zur Behandlung des Augenzitterns der Bergleute. Zentralbl. f. prakt. Augenheilk. XII.
191) Bielschowsky, Über die relative Ruhelage der Augen. Ophth. Ges. Heidelberg.
192) Lindemann, Nystagmus der Bergleute in Herold, Hygiene der Bergarbeiter, Leipzig.
193) Benoit, Syndrome bulbaire des ouvriers houilleurs. Extrait du bulletin de la société belge d'ophtalmologie. Nr. 34. Liége.
194) Bárány und Rothfeld, Untersuchungen des Vestibularapparates bei akuter Alkoholintoxikation und bei Delirium tremens. Deutsche Zeitschr. f. Nervenheilk. Bd. L.
195) Schackwitz, Apparat zur Aufzeichnung der Augenbewegungen beim zusammenhängenden Lesen (Nystagmograph). Zeitschr. f. Physiologie. Bd. LXIII. 7. X.
196) Dransart, Notes sur le nystagmus des mineurs dans le nord de la France.
197) Buys e Hennebert, Movimenti di reazione di origine vestibolare sotto l'influenza della corrente galvanica. Arch. ital. di otologia. XXIV, 3.
198) Katz, Preysing und Blumenfeld, Handbuch der speziellen Chirurgie des Ohres und der oberen Luftwege.
1914 199) Rothfeld, Über die Beeinflussung der vestibularen Reaktionsbewegungen durch experimentelle Verletzungen der Medulla oblongata. Extrait du bulletin de l'academie des sciences de Cracovie. Janvier.
200) Buys, Une forme spéciale de nystagmus par mouvements brusques de la tête. La presse oto-laryngologique belge. Nr. 1. Janvier.
201) Buys, Du fonctionnement des centres du nystagmus. La clinique. Nr. 2. Janvier.
202) Lafon, La vision des nystagmiques. Annales d'oculistiques. Janvier.
203) Igersheimer, Über Nystagmus. Klin. Monatsbl. f. Augenheilk. März-Mai.

204) Rutten, Réponse au questionnaire relatif à l'enquête sur le nystagmus des mineurs actuellement ouverte en France par le service des mines. Discussion sur le nystagmus à l'Association belge de médicine sociale, 29. XI. 1913 und 28. III. 1914: Rutten, Glibert, Dewatripont, Capart, Roger.

205) Rothfeld, Das „Oto-Ophthalmotrop", ein Apparat zur Demonstration der vom Ohrlabyrinthe ausgelösten kompensatorischen Augenbewegungen. Berliner klin. Wochenschr. Nr. 6.

206) Ohm, Die beruflichen Augenverletzungen der Bergleute in einem fünfjährigen Zeitraum. Monatsschr. f. Unfallheilkunde, Nr. 4 und 5, und Sonderausgabe bei Vogel, Leipzig.

207) — Zur graphischen Registrierung des Augenzitterns der Bergleute und der Lidbewegungen. Zeitschr. f. Augenheilk. Heft 1.

208) Paton, Nystagmus with rhythmical head-movement. Proc. of the roy. soc. of med., London, Vol. VII, Nr. 6, sect. of neurol. ophthalm. a. otol. p. 19—84.

209) Pooley, Two cases of miners' nystagmus. Ebenda.

210) Discussion on nystagmus, ebenda:
Spicer (p. 20), Taylor (29), Scott (33), Llewellyn (42), Makenzie (49), Harmann (56), Coulter (61), Harris (63), Abrahams (64), O'Malley (69), Grimsdale (73), Cridland (74), Mac Nab (75), Layton (77), Gunn (79), Parsons (81), Jenkins (81), Pooley (82).

211) Bartels, M., Über willkürliche und unwillkürliche Augenbewegungen (Nystagmus der Blinden, Prop"2"reflexe, Blickbewegungen der Tiere). Klin. Monatsbl. f. Augenheilk. Bd. LIII. S. 358.

212) Rutten, Déclanchement d'un accès nystagmique généralisé chez un mineur par simple fixation de la tête. (Société belge d'ophtalmologie. Nr. 37—38. Avril.)
Diskussion: De Lantsheere, Gallemaerts, van Lint, Coppez.

1915 213) Kunz u. Ohm, Über photographische Messung des Augenabstandes und der Pupillen bei Bewegung der Augen von unten nach oben in der mittleren Blickrichtung. v. Graefe's Arch. f. Ophth. Bd. LXXXIX.

214) Ohm, Beiträge zur Kenntnis des Augenzitterns der Bergleute.
I. Veranlagung. v. Graefe's Arch. f. Ophth. Bd. LXXXIX, 3. S. 505.
II. Das Krankheitsbild. 1. Teil. Ebenda. Bd. XCI, 1. S. 101.
1916   2. Teil. Ebenda. Bd. XCI, 2. S. 189.
III. Theoretisches. Ebenda. Bd. XCI, 3. S. 325.
IV. Praktisches. Ebenda. Bd. XCII, 1. S. 1.

215) — Augenzittern der Bergleute und Unfall (gutachtliche Äusserung). Zeitschr. f. Augenheilk. S. 265.